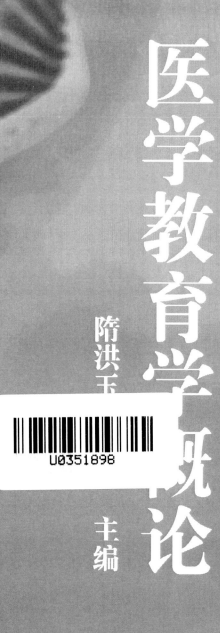

医学教育学概论

隋洪玉 主编

知识产权出版社

图书在版编目（CIP）数据

医学教育学概论 / 隋洪玉，李晶主编 . —北京：知识产权出版社，2019.8
ISBN 978-7-5130-3230-8

Ⅰ . ①医… Ⅱ . ①隋…②李… Ⅲ . ①医学教育 – 概论 Ⅳ . ① R-4

中国版本图书馆 CIP 数据核字（2019）第 163996 号

内容提要

本书从医学课程、医学教学方法、医学教育评价及医学教育研究等方面，较为系统地阐述了医学教育的构架与发展。共包含七章内容，分别为绪论、医学课程、医学教学、医学教育媒体与网络教育、医学教育评价、医学教育研究、毕业后医学教育与继续医学教育。本书对学生掌握各种学习方法、提高自主学习能力、培养终身学习能力等方面具有一定的现实价值。本书可作为高等医学院校相关专业本科生及研究生的教学用书，也可作为医学教育工作者的自学用书和培训教材。

责任编辑：许　波　　　　　　　　责任印制：孙婷婷

医学教育学概论
YIXUE JIAOYUXUE GAILUN

隋洪玉　李　晶　主编

出版发行：知识产权出版社 有限责任公司	网　　址：http://www.ipph.cn
电　话：010-82004826	http://www.laichushu.com
社　　址：北京市海淀区气象路 50 号院	邮　　编：100081
责编电话：010-82000860 转 8380	责编邮箱：xubo@cnipr.com
发行电话：010-82000860 转 8101/8029	发行传真：010-82000893/82003279
印　刷：北京中献拓方科技发展有限公司	经　　销：各大网上书店、新华书店及相关专业书店
开　　本：720mm×1000mm　1/16	印　　张：16.5
版　次：2019 年 8 月第 1 版	印　　次：2019 年 8 月第 1 次印刷
字　　数：278 千字	定　　价：68.00 元

ISBN 978-7-5130-3230-8

本书编委会

主　编：隋洪玉　李　晶
副主编：于璐溪　温　禹　姚　潍　吕　超

前　言

医学是人类在长期与疾病做斗争的实践过程中产生和发展的，为了把长期积累起来的医疗经验传给下一代，便逐渐产生了医学教育，随着知识量的扩大和对医疗人员需要量的增加，渐渐形成了规范的医学教育。医学教育是按社会需求有目的、有计划、有组织地培养医药卫生人才的教育活动，也是一个培养医学人才时三阶段连续统一的终身教育过程。

近年来，随着科学技术的飞速发展，医学也随之进入高科技医学时代，这就为医学教育改革提出了迫切要求。2017 年 7 月出台的《国务院办公厅关于深化医教协同进一步推进医学教育改革与发展的意见》为我国医学教育事业做出了顶层设计，明确指出要"遵循医学教育规律，推进医学教育改革与发展"；2018 年 5 月，全国医学教育发展中心在北京成立，旨在汇集全国医学教育专家学者，加强医学教育研究，推进医学教育改革与发展。诸如这些有力举措必将有效助推我国医学教育事业的科学化改革，也必将有效助推健康中国和教育强国战略的稳步实施。当前我国已经建立起全球最大的医学教育体系，但是在医学教育理念、学科建设和教育研究等方面还略滞后于医学教育实践。因此，了解全球医学教育发展现状并掌握其理论精华和最新教育理念，对于推动我国医学教育事业的快速发展具有重要意义。

本书共分为七章。第一章是绪论，阐述了医学教育的概念和特征及其发展进程。第二章是医学课程，介绍了医学课程的开发、设计及整合。第三章是医学教学，阐释了医学教学的方法及相关理论在医学教学中的应用。第四章是医学教育媒体与网络教育，主要介绍了现代教学媒体、多媒体技术、网络教育在医学教育领域中的应用。第五章是医学教育评价，阐述了医学教育评价的原则与方式，通过不同的评价方式促进教师专业知识、专业技能及专业精神等内在专业结构的更新与发展。第六章是医学教育研究，系统介绍了医学教育研究的性质、特征、类型、意义、方法及课题的设计与实施、研究结果的表达等内容。第七章是毕业后医学教育与继续医学教育，阐述了毕业后医学教育的任务及范畴、继续医学教育的原则及制度，并介绍了现代信息技术与继续医学教育相结合的远程继续医学教育。

本书的几位编者认真总结了国内外医学教育改革和发展的宝贵经验，在保证系统性的基础上对编写内容进行了精选，内容的选择和取舍直接面向教学需求，力求重点突出、概念准确、通俗易懂。由于学科精深，时间仓促，加之作者水平有限，本书难免会有疏漏之处，恳请广大读者给予批评指正。

本书各编委负责内容为：第一章、第四章由李晶编写，第二章由姚潍编写，第三章由于璐溪、温禹、吕超编写，第五章、第六章、第七章由隋洪玉编写。

目 录
CONTENTS

第一章 绪 论

第一节 医学教育概述 …………………………………………… 001

第二节 中国医学教育的历史 …………………………………… 004

第三节 现代医学教育的发展 …………………………………… 008

第二章 医学课程

第一节 医学课程的开发 ………………………………………… 013

第二节 医学课程的设计 ………………………………………… 022

第三节 医学课程的整合 ………………………………………… 028

第三章 医学教学

第一节 医学教学方法概论 ……………………………………… 034

第二节 临床教学 ………………………………………………… 048

第三节 反思性教学 ……………………………………………… 069

第四节 相关理论在医学教学中的应用 ………………………… 076

第四章 医学教育媒体与网络教育

第一节 现代教学媒体 …………………………………………… 102

第二节 多媒体技术与网络教育 ………………………………… 106

第三节 多媒体课件 ……………………………………………… 116

第五章 医学教育评价

第一节 医学教育评价的原则与发展 ························· 144

第二节 课堂教学质量评价 ···································· 151

第三节 学业成绩评价 ··· 160

第四节 操作技能评价 ··· 172

第五节 文档评价 ··· 177

第六章 医学教育研究

第一节 医学教育研究的基本理论 ······························ 185

第二节 医学教育研究的过程与设计 ···························· 195

第三节 医学教育研究结果的表达 ······························ 206

第四节 医学教育研究方法 ···································· 214

第七章 毕业后医学教育与继续医学教育

第一节 毕业后医学教育 ······································ 226

第二节 继续医学教育 ··· 234

参考文献 ··· 245

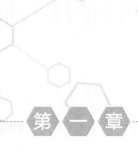

第一章

绪　论

第一节　医学教育概述

一、教育学概述

（一）教育学的概念及主要内容

1. 教育学的概念和任务

教育学（Pedagogy）是研究人类教育现象并解决教育问题、揭示一般教育规律的一门社会科学。它的任务是研究培养人的教育活动，揭示教育客观规律，阐明各种教育问题，论述并建立适应社会需要、符合教育规律的教育理论体系，并以此指导学校教育实践。

2. 教育学的研究对象及主要内容

教育是广泛存在于人类生活中的社会现象，教育学是有目的地培养社会人的活动，是通过对各种教育现象和问题的研究揭示教育的一般规律。因此，教育学的研究对象是人类教育现象和问题以及教育的一般规律。

教育学的主要内容是探讨教育的本质、目的、方针、制度，各项教育工作的任务、内容、过程、方法、组织形式，学校管理的规律等，它具有客观性、必然性、稳定性、重复性。

19 世纪中叶以后，马克思主义的产生，近代心理学、生理学的发展，为科学化教育奠定了辩证唯物主义哲学和自然科学基础；现代生产和科学技术的发展，教育实践的广泛性、丰富性，更进一步推动了教育学的发展。在教育科学形成和发展的过程中，首先出现的是研究教育的一般规律的教育学，其后逐渐出现研究教育某一方面、某一领域、某一层次的特殊规律的分支学科，如教育管理学、教育心理学、医学教育学、初等教育学和高等教育学等。作为高等医学教育工作者，主要是学习高等教育学及医学教育学等方面的知识，掌握高等教育的规律、熟悉医学教育的特点，自觉依据教育理论来开展医学教学实践。

（二）教育的功能和特点

1. 教育的功能

高等教育是通过有目的、有计划和有组织的教育活动来传授知识、训练能力和培养道德品质的，从而促进受教育者在德、智、体、美等方面的全面发展。其功能具体表现在以下三个方面：

（1）高等教育的政治功能。在教育目的上，需要明确培养人才的类型及其服务方向，即培养什么样的人才及人才为谁服务；在教育过程中，需要进行思想教育，如培养民族精神，树立正确的人生观、价值观、世界观及理想目标等。在不同的历史阶段和不同的社会制度下，高等教育的政治功能的性质、重点、范围、内容并不完全相同。

（2）高等教育的经济功能。高等教育可以向大学生传授新技术和新知识，并培养高层次的技能，对学生的知识能力和素质起到塑造和定型作用。高等教育主要是通过培养各种专业人才和利用高等学校提供的科学技术成果直接为经济服务，尤其在当今知识经济时代，高等教育的经济功能更为明显。

（3）高等教育的文化功能。高等教育不是知识的简单传输，而是在一定教育思想指导下，将知识经过去粗取精、去伪存真、由此及彼、由表及里的加工制作过程，转变成新的知识体系，同时不断地发现新方法、创造新技术、提出新理论，引导社会走向更高层次的文明境界。

2. 教育的特点

教育最主要的特点是教育的双边活动。教育活动中双方都是人，作为教育对象的人既是受教育的客体，又是具有主观能动性的主体，所以教育者必须针对教育对象的身心发展规律和个性差异，发挥其主动性；而教育者自身必须在教育周期内具有高度责任心和奉献精神，只有发挥双边的能动作用才能达到教育的预期目的。

二、医学教育的概念

医学教育（Medical education）是指按社会需求有目的、有计划、有组织地培养医药卫生人才的教育活动。一般多指大学水平的医学院校教育，但也包括毕业后住院医生和专科医学培训以及继续教育。

医学教育也是一个培养医学人才三阶段连续统一体的终身教育过程。第一阶段称为医学院校教育或基本医学教育，是指学生在医学院校中接受人文科学、基础医学、预防医学和临床医学等多学科教育，并掌握基础知识、基本理论和基本技能的过程；第二阶段称为毕业后医学教育，是指医学生从医学院校毕业后进入医院和医疗机构接受住院医师规范化培训，同时考取国家执业医师执照的过程，这个过程一般需要三至五年的通科培养，合格后再向专门方向发展并成为专科医师或全科医师；第三阶段称为继续职业发展或继续医学教育，是指在完成毕业后医学教育以后，为了跟上医学科学的发展和社会需求，继续不断掌握新技能的终身自我教育过程。这三个不同的阶段之间应紧密衔接，以形成连续、统一的医学教育全过程。

随着现代医学的发展，医学教育也超越了传统观念而形成更为广义的概念，是一个从中学一直延续到临床医生继续教育的连续过程。对于任何行业而言，原始投入也就是原材料至关重要。将医学教育延伸到中学很有意义，因为青年人在中学时代就会开始思考并规划自己的未来，甚至决定是否走上医学职业生涯。医学和医学教育应该在整个社会大环境中来思考和认识，应从诊治患者的医疗职责角度思考医学和医学教育在社会体系中的作用。在不同层次的医学教育中，我们都要强调教学方法，将教育的核心内容放在如何培养学生批判性思维和解决问题的能力上，而不是死记硬背、生搬硬套。我们若在年轻人世界观和人生观形成期指引他们去了解医学，就有可能吸引到更优秀、更聪颖、更具人文精神的年轻人从事医学事业。

三、医学教育的特点

医学教育的最基本特点有以下 4 个方面。

1. 厚基础与长周期

医学是基础科学与实践科学相结合的一门应用科学，随着基础科学与科学技术的发展而不断发展。例如，微生物学的发现促进了医学病原学和免疫学的创立；显微镜的发明促进了细胞学、细胞病理学的创立；消毒、灭菌的发现促进了外科无菌手术学的创立；而医学分子生物学的创建为揭示生命深层次的奥秘奠定了基础。由此可见，在医学教育过程中，不仅要注重对医学生自然科学基础知识掌握能力的培养，还要注重对其创新能力的培养。此外，医学还是一门生命科学，这使之必然具有庞大的知识体系，因而必须做到分科细致方能使学生有效掌握各科之间的相关知识，由此导致医学教育课程多、学时长，需要实行长学制，并且注重终身教育。

2. 实践性与经验性

众所周知，医学是一门实践性很强的学科，医学对象是人，而每个生命个体之间都存在着极大的差异性。生命个体包含着个体的体质与病变，无论是生理情况下个体体质之间的差别，还是病理情况下病体所表现的异常现象，都需要通过大量的实践才能得以认知，特别是在临床阶段，还要掌握人体千变万化的疾病现象。有经验的专科医师口手相传、进行床边教学等方式，是必要的教学手段。因此，医学教育不仅要重视理论知识的讲授，同时还不能忽视临床实践，也就是说医学教育需要理论与实践有益结合，并且要让学生学会在实践中总结经验。医学教育可以指导医学工作的循证医学。

3. 专科性与通科性

随着医学科学的不断发展，基础医学与临床医学的分科越来越细。内科、外科等都分为三级学科，一般大型的综合医院或院校的附属医院的内科分为消化内科、呼吸内科、泌尿内科、血液内科、内分泌代谢内科、神经内科、心血管内科等专科。但是，医学教育的课程是按照内科学、外科学、妇产科学和儿科学设立课程（即按照二级学科来设置课程）的，所以，医科教学中一门课程必须由多位教师来共同组合教授才能完成，包括讲课、带实习生、编教材、写教学大纲、命题考试、开展教学活动等，因此，医科院校的教师要多，而学生相对较少，师生比也较高。

4. 社会性与公益性

医学与人类社会的生产和生活过程密切联系，因此，不仅要开展医院中的临床医疗，还要开展对生产基层单位和生活社区的医疗康复、预防、保健工作。医学兼有自然性与社会性双重属性，在教学中要注重"生物—心理—社会"医学模式的转变，加强对学生人文素质的培养，提高其综合素质。此外，医学的服务对象是人，为人民服务是"天职"，对人民群众的医疗、康复、预防、保健，必须以公益性为主，使人民看得上病、看得起病、看得好病，即人人享有卫生保健的权利。

第二节　中国医学教育的历史

医学是人类在长期与疾病做斗争的实践过程中产生和发展的，为了把长期积累起来的医疗经验传给下一代，便逐渐产生了医学教育，医学教育的发展初期仅是简单的传授，以师带徒的形式多见，随着知识量的扩大和对医疗人员需求量的增长，渐渐形成了规范的医学教育，其产生与发展经历了一个漫长的过程。在这个发展过程中，大致经历了古代医学教育、近代医学教育和现代医学教育。现在我国医学有中医与西医两个体系，因此医学教育也分为中医与西医两种教育体系。

一、中国古代医学教育

中国的古代医学教育是指 1840 年鸦片战争前的医学教育，根据教育方式的不同，可将这个时期的医学教育分为三个阶段：萌芽阶段、师徒式教育阶段和学院式教育阶段。

1. 萌芽阶段

这个阶段起自远古，止于公元前 22 世纪。人类的医疗卫生活动和教育活动还没有从生产劳动和社会活动中分化出来，与其他社会活动相融在一起。当时既没有专职医生，也没有文字和书本，因而，医疗卫生经验和知识的传授是紧密地结合生产劳动和社会生活的，只能靠简单的口耳相传和观察模仿来传授。在原始社会，人们能接受简易的医疗卫生处理，并将积累的经验代代相传。

2. 师徒式教育阶段

此阶段起自公元前 22 世纪，止于公元 5 世纪，即始于奴隶社会，盛行于封建社会初期。奴隶社会开始有了文字，医巫开始与其他劳动者分离。从周朝开始有了专职医生，医生分为食医、疾医、疡医和兽医四种。医学教育主要是师徒式的教学，师长教什么，学生就学什么，没有明确的规范。随着社会生产力的发展，人们逐步积累了医疗卫生活动的经验和知识，丰富了医学教育活动的手段，政府也开始设立专门的医药活动的管理机构，建立了医生的考核制度，为专职医生的出现创造了一定条件，使师带徒式的教育得到了进一步发展。

3. 学院式教育阶段

学院式教育阶段又被称为传统医学教育阶段，从公元 5 世纪到 1840 年鸦片战争前，约长达 1400 年，几乎占了整个封建社会时期。具体来说，在南北朝时期（公元 420 年）就出现了学院式医学教育，比国外最早的医科学校——意大利的萨利诺医科学校还要早 400 多年；而唐宋时期是学院式教育的兴盛时期，也是我国古代医学教育发展的鼎盛时期。隋唐设立中央太医署，专为帝王、王公大臣和太子服务，并负责医学教育；中央、地方州、府、县都有医疗管理机构。北宋时期专门设立了管理医学教育的太医局，改变了医学教育附属于政府机构的次等地位，将医学教育正式纳入国家官学系统。

唐代太医署正式分为医学与药学两大类，医学设立四个专业，分别为医科、针科、按摩与咒禁，对基础课与专业课已有较明确的划分。学生先要学习基础，再学习临床各专业课；教学方式主要采用师徒式教学，注重理论与实践相结合。在学习期间，各阶段都有严格的考试，并实行优胜劣汰的管理制度。

唐宋以后至鸦片战争前，一直沿袭这种教育方式。明代对专业设置进行调整，增设了伤寒科（即流行病），将有宗教色彩的咒禁科取消；同时编写了大量的教科书和教学辅助读物，如《医学入门》《医经小学》等。

二、中国近代医学教育

此期是中医、西医学教育相互并立、相互渗透的阶段，起自 1840 年鸦片战争后，止于 1949 年中华人民共和国成立。

鸦片战争后，中国逐步沦为半殖民地半封建社会，随着帝国主义的入侵和基督教的传入，西方医学和医学教育也大规模地传入我国。1805 年英国东印度公司船医皮尔逊来华开设医药局，而我国的西医教育始于 1834 年美国传教士医学博士帕克在广州开设眼科医局。外国人开办的第一所医学校是 1866 年嘉·约翰在广州创建的博济医学校，该校学制三年，招收男生，开设解剖学、生理学、药学、化学、外科学、内科学和中医学等课程。在这之后相继成立了其他医学校，如 1884 年成立的杭州广济医学校（即现浙江大学医学院的前身），1904 年成立的上海震旦大学医科（即现上海交通大学医学院的前身），1907 年建立的上海德文医学堂（即现华中科技大学同济医学院的前身）等，这些医学校的建立使我国的西医教育获得较快发展。与此同时，一些洋务派效仿西方也办起医学堂和军医学堂，最早的是 1881 年李鸿章在天津创办的医学馆，后改名为北洋医学堂，之后又陆续建立了北洋军医学堂等。但是在辛亥革命之后，由于中国知识分子不满帝国主义教会医学院，开始自办医（药）院校，如颜福庆于 1927 年在上海创办第四中山大学医学院（复旦大学上海医学院的前身）。至 1937 年，据国民政府的统计，全国已有公立和私立医学校及专修科总计 33 所，集中分布在 15 个城市，其中上海有 8 所、广州有 3 所、南京有 2 所。

抗日战争爆发后，我国医学教育受到严重影响，但是仍有许多爱国知识分子、医学家、教育家，辗转南北，历尽艰苦，在抗战后方和革命根据地继续从事医学教育，使我国医学教育力量和科技精华得以保存，到中华人民共和国成立时，我国独立设置的高等医药院校有 22 所。

西方医学的传入使中国传统医学受到猛烈的冲击，清政府、北洋政府及国民政府都在不同程度上轻视和歧视中医。但有志于发展中医药的医学家们，为拯救和继承发展我国这一传统医学，付出了极大的努力，在吸收西医教育先进教育制度的同时，创办了许多近代中医学校，如 1901 年创办的江西中医学堂、1910 年成立的镇江自新医学堂、1917 年建立的上海中医专门学校等，这些都使我国的中医教育得到了发展。因此，在这一百年的时间里，形成了我国传统医学教育和西方近代医学教育相互并立和渗透的局面，为我国现代医学与医学教育的建设和发展奠定了良好基础。

三、中国现代医学教育

这个阶段从 1949 年中华人民共和国成立至今，在中国共产党的领导下，为了适应社会主义现代化建设的需要，中国的医学教育进入了一个崭新的、以探索和建设具有中国特色的社会主义医学教育体系为目标的现代化医学教育发展阶段。这阶段大致可划分为两个时期，即 1949—1976 年、1976 年至今。

1.1949—1976 年

在这 27 年中，我国医学教育得到了巨大的发展，独立医学院校从 22 所发展到 92 所，增长了 3 倍多；在校医学生从 1.5 万多人发展到近 8.3 万人，年招生人数从 6500 人发展到 2 万人。专业由最初的 3 个系科（医学、牙医学、药学）发展到 11 个专业（医学、卫生学、儿科医学、口腔医学、中医学、蒙医学、药学、中药学、护理学、医学检验学、药物化学）。其中，医学专业学制多数为 5 年，少数为 6 年，个别为 8 年；药学类专业学制为 4 年，其他专业多数为 5 年。高等医学专科学校，在中华人民共和国成立初期，为了弥补医药人员匮乏，一度扩大到 90 所，年招生近 9000 人，到 20 世纪 60 年代后逐渐下降，到 1964 年独立设置的专科学校有 10 所，年招生 1800 多人。与此同时，1956 年国务院正式下文，在北京、上海、广东和四川等 4 省市创建 4 所中医学院，这标志着我国中医药教育被正式纳入国家现代医学教育体系。

这期间医学教育的主要成果是扩大规模、增设专业、扩展布局、增强师资力量和改善教学条件，为我国培养了大批医药卫生人才。但是，这一时期医学教育的教训也是沉痛的，主要是全盘否定在我国已经存在的依照英、美、德、日等国的方式创办的学校和我国自办的学校，而统一采用苏联模式，包括教学计划、内容、方法、教材和管理制度等，特别是全国将英语和其他语种教学都改为俄语教学，使医学教育千篇一律，而且专业上片面强调巴甫洛夫学说。究其原因主要有：不注重教育规律、医学教育的特点、我国的国情，不重视学术自身的特点。这些教训值得在今后教学改革中深思并改进。

2.1976 年至今

这一时期是中华人民共和国成立后医学教育建设与发展得最好阶段。通过改革开放，确立了科教兴国的基本国策，制定了一系列的教育政策法规，扩大规模、调整专业，有计划地开展教学改革与教学研究。

在医学教育的各个方面都有所涉及，主要表现为：

（1）吸取国外医学教育的先进经验、教育思想与教育理念更新与转变、明确以人为本的教学思想、确立以学生为主体教师为主导的教学模式、注重医学生的知识能力与综合素质的培养。

（2）强调医学模式的转变、根据社会需要确立培养目标、改革单一的培养模式、更新课程体系与教学内容、提倡多种形式的教材、采用多样化的教学方法、应用现代化的教学手段、提高师资与管理者队伍素质、实行科学与现代化管理、开展教育评估、建立教学研究立项和奖励制度等。在 2001 年教育部和卫生部联合颁布了《中国医学教育改革和发展纲要》（2001—2015 年），明确了医学教育建设与发展的方向，依照该纲要实施的效果从总体上来看发展趋势是好的，取得了较好的效果。但是也有一些问题值得思考，如 2000 年前后，主要的一流医学院校和其他独立设置的医学院校大部分合并到综合性大学或多学科性大学，大规模的合并，其效果如何，尚待观察。总之，医学教育的发展和改革一定要吸取以往的经验教训，不断学习先进的教育方法，遵循教育规律和医学教育的特点来管理医学教育。

第三节　现代医学教育的发展

一、现代医学教育理念

医学是关系到人的健康和生命的科学，研究和服务对象是人，具有极强的专业性和人道性，具有教育成本大、培养周期长、社会关注度高的特点，因而明显有别于其他学科的教育。其应遵循的教育理念如下。

1. 树立学校教育与国家经济和世界发展相适应的办学思想

根据国际新技术革命和国内现代化建设的客观要求，站在世界高等医学教育发展的高度，实行医学教育的全球化，切实加强教育同社会需求和发展的联系。

2. 确立厚基础、宽口径的医学基础教育理念

使我国高等医学教育形成在校的基础教育、毕业后的专业教育和知识能力更新的继续教育三段连续体系，以保证从业医师始终具有与时代相适应的专业能力。因此，高等医学在校教育要实行拓宽口径的通科教育，为医学生进行毕业后教育和继续教育打下坚实的基础。在校的基础教育要拓宽基础知识、淡化专业意识；专业能力要通过毕业后专业教育阶段来完成。

3. 形成理论与实践、知识与能力相统一的观念

培养基础扎实、知识面宽、能力强、素质高的人才。重视实验、临床实践，以此作为医学教育理论与实践的结合点，使基础医学与临床医学在教学中相互渗透，这是培养医学生的认识问题、解决问题、独立思考、综合运用知识能力的重要途径和环节。此外，还应培养学生掌握"学会学习""学会创造"的科学方法，掌握与此相关的技能，并会及时总结医疗实践的经验，具有循证医学的技能。在传授知识、培养能力的同时，使学生的思想素质、文化素质、业务素质和身心素质全面发展，将素质教育与能力培养贯穿于人才培养的全过程。

4. 确立以学生为主体、教师为主导，医术与医德相结合的观点

在教学过程中充分发挥学生的主体作用，让学生积极主动学习，注重学习教师在教学和医疗卫生实践过程中的思维方法、经验与医德；教师应针对学生的情况积极给予引导和帮助，注重学生的个体差异，做到以人为本、因材施教，充分发挥学生的自觉性、独立性和创造性，并采用与此相符的灵活多样的教育方式。另外，在传授医术的同时，更应传授医德、品质，做到以身作则、言传身教。

5. 实施"生物—心理—社会"医学模式，使教学、科研、服务一体化

根据现代医学的发展需要，必须在医学教育的培养目标、课程设置、教学内容、教学方法以及教材中体现医学模式，并深入开展教学改革。把教学、科研和服务有机地结合起来，通过科研培养学生获取知识的能力、实践的能力和创新的能力；通过服务激发学生的社会参与意识、使命感和责任感，了解社会、了解服务对象，为今后的工作打下良好的基础，实现多角度全方位提高人类健康水平的理想。

二、医学教育全球化

人类进入 21 世纪，全球化浪潮席卷社会各个领域，影响人们生活的各个方面，医疗卫生领域同样受到国际化进程的深刻影响。未来，医疗全球化已成定势，医学教育全球化也势在必行。

经济一体化促进了医疗卫生全球化发展，我国加入 WTO 即是全球经济一体化的必然结果，它表明我国经济顺应全球经济一体化发展的潮流并融入国际主流社会。根据 WTO 双边协议内容规定，我国加入 WTO 后，外国机构可根据我国需要与中国伙伴设立合资医院或诊所，外国医生可凭本国颁发的专业证书，经中国卫生部门许可后，在我国提供医疗服务。同样，我国医生得到外国机构认可后，也可在国外从事卫生保健和医疗业务。随着全球经济一体化、互联网的出现以及交通的发展，地球正从球体变成"平面"，地球上的人们共同生活在一个"地球村"内，医学科学也正成为一项全球性的事业，例如，人类基因计划、国际多中心的大规模随机对照临床试验，需要多个国家的科学家共同合作完成。另外，SARS 和艾滋病等疾病跨国界快速传播，印度洋海啸造成重大伤亡，这些都需要各国的医疗机构相互协作，医师相互交流，共同应对。所以，医学全球化已经成为不可阻挡的趋势。

实现医学教育全球化，首先要有创新教育理念与精神；还要积极宣传发动，使医学教育全球化的思想深入人心；同时，着手师资培养，使教师不仅具有全球化教育观念，还具有进行全球化教育的能力和水平；要适时地建立世界各地医学院校公认的育人标准，改革和构建新型高等医学教育体系，有效提高教育质量。为此，国际医学教育组织或研究机构不断地制定出关于本科医学教育的基本要求和国际标准，以此推动全球医学教育质量向着国际认可的水平发展。例如，1999 年 6 月 9 日，经纽约中华医学基金会理事会批准资助，成立了国际医学教育专门委员会（IIME），该委员会的任务是为制定本科医学教育"全球最基本要求"（GMER）提供指导；20 世纪末，世界医学教育联合会（WFME）领导一项医学教育重新定位的全球合作项目，其重点内容是制定并实施全球通用的医学教育标准，即 2003 年发布的《本科医学教育全球标准》；WHO 西太平洋地区办事处制定的区域性医学教育标准《本科医学教育质量保障指南》随即出版；英、美、澳、日等发达国家的医学教育标准经修订后于 21 世纪初相继问世；WFME 于 2011 年启动并于 2012 年完成了《本科医学教育全球标准》的首次修订。《本科医学教育全球标准》和《全球医学教育最基本要求》等医学教育标准的问世，为提高国际领域的医学教育质量提供了蓝本，也为我国现代医学教育进一步融入国际社会提供了机遇。在这种背景下，经教育部和卫生部批准，中国医学教育质量保证体系研究课题组以《中华人民共和国高等教育法》为依据，特别结合了我国现代医学教育的现实，制定了《中国本科医学教育标准》，并于 2008 年下发《本科医学教育标准——临床医学专业（试行）》的通知，要求遵照执行。

三、医学生人文素质教育

医学是一门自然科学与人文科学交叉融合的综合科学，其本质在于对人的关怀，不仅要求医者具有广博的自然医学知识，还必须要从生理、心理、社会、经济等方面把患者视为一个整体，对患者做到尊重、诚信、同情和耐心。党的十九大报告明确提出"实施健康中国战略"，该战略是全面提升中华民族健康素质、实现人民健康与经济社会协调发展的国家战略，是包含经济、社会、文化、生态等多领域多方面的综合战略，这其中，医学人文素质教育为实施健康中国战略提供着重要而不可或缺的有力支撑，因此，在健康中国背景下对医学生的人文素质教育是必行之举。

大学生的基本素质包括思想道德素质、文化素质、专业素质和身体心理素质，其中人文素质是基础。人文素质是一个人外在精神风貌和内在精神气质的综合表现；人文素质教育就是将人类优秀的文化成果，通过知识传授、环境熏陶，使之内化为人格、气质、修养，成为人的相对稳定的内在品格；而医学人文素质教育是一种多层面、全方位的综合教育，是一种文化、精神的渗透，也是一种由外而内潜移默化式的浸润教育。素质教育的核心是人文教育与科学教育的交融，人文素质教育对医学生的成长至关重要，医学教育应以培养具有科学素质和人文素质的人才为目标，不仅要塑造医学生的科学精神，更要塑造医学生的人文精神。按照现代健康观的基本理念，医学不仅要治病，还要医心，使人达到"身体、精神和社会适应方面的完好状态"，这就要求医务人员不但要有精湛的技术，而且要有高尚的品德，具有良好的人文素质。另外，现代医学模式是"生物—心理—社会"，这种医学模式充分体现了医学的自然科学属性和人文科学属性。在这模式下要求医学生达到科学素质与人文素质的统一，医学生只有具备医学、心理学、伦理学、哲学和社会学等多方面知识，才能全面、和谐发展，成为既有较高医疗水平、又有良好心理素质和深厚人文底蕴的高素质医学人才，才能适应新的医学模式、顺应当代医学发展的潮流。

目前，我国医学人文素质教育仍有很大的提升空间，其教育成效不明显，原因是多方面的。一方面，我国医学生是从参加全国统一考试的高中毕业生中直接录取的，基础教育中的人文素质教育比较薄弱，且我国现行的医学教育中大多专注于医学知识和专业技能的培训，对待与医学相关的执业能力普遍重视不够，这在一定程度上导致医务工作者医学人文知识较为薄弱；另一方面，由于人文文化不能直接产生成果，导致一部分医学生认为人文社会科学只是"空头理论"而非实学，致使他们对人文素质教育产生排斥，忽视人文素质的提高。众所周知，人文素质教育绝非单凭加强大学教育、仅靠一朝一夕就能见到成效的，而是与整个民族、社会的品德修养底蕴紧密相连的，包括社会的影响、家庭的影响、中小学的基础教育的影响等。因此，提高全民的修养非常重要，提高医学生的人文素质刻不容缓。

当前对医学院校学生进行人文素质教育，首先，要从医学教育的理念上进行更新，摒弃通过增加课程、增加学时来加强医学生人文素质教育的观念，因为单纯加几堂课是起不到实质作用的。对医学生人文素质的培养是一项系统教育工程，应贯穿于学习的始终，融入各门课程之中，深入到各个教学环节之中。其次，教师要予以高度重视，从努力提高自身的人文素质做起，以身作则，教书育人；其次，要全方位、多渠道地进行人文素质教育，从医学生入学到毕业的全程，融人文素质教育与专业教育于其中，深入进行教育改革；最后，贯彻"生物—心理—社会"模式，切实执行"中国本科医学教育标准"，结合本校的实际，制定实施方案，改进当前政治课的内容和方式，使其对提高医学生的人文素质有利，不搞形式，讲求实效。此外，要鼓励医学生在校期间要开展多种形式的课外人文素质教育活动；要特别重视新生"医学生誓词"的宣誓仪式，将其中的"健康所系，性命相托"作为自己从医的终身座右铭，教师也应熟记、厉行；要把《医学导论》课程作为必修课，使医学生早期接触临床；学生可利用假期进行社会实践活动，了解社会、国情及民情，并为群众服务；鼓励临床学习阶段的医学生多与病人接触谈心，了解患者疾苦，树立为祖国医学卫生事业献身的崇高理想。

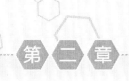

医学课程

第一节　医学课程的开发

一、课程及课程标准

（一）课程

1. 课程的概念

课程（Curriculum）是指学校学生所应学习的学科总和及其进程与安排，是学校为实现培养目标而规定的教学科目，是培养学生知识、能力、素质的载体，也是教学活动最基本的单元。

课程是科学、技术、经济、文化发展的历史总结，也是发展前沿的前瞻反映，在学校教育中处于核心地位，教育的目标、价值主要通过课程来体现和实施，因此，课程改革是教育改革的核心内容。

2. 课程的分类

（1）根据性质的不同，课程可以分为显性课程和隐性课程两类。

①显性课程：也称作常规课程或正式课程等，是指列入学校人才培养方案（教学计划）的学科课程和活动课程，是教育中有计划、有组织的正规课程。该课程在学校教育中起着十分重要的作用，是课程结构的主体，是培养人才的主要依据。

显性课程按照其在人才培养中的地位和作用，又可以区分为核心课程和一般课程。核心课程是指高等学校学生所修课程中最重要、所有学生必须修读的共同学习内容，是整个课程体系的核心，它的设置体现了一所大学的教育理念以及培养人才的价值取向。确立核心课程的模式大致有两种：其一，由学校统一规划一套课程，规定全体学生必修；其二，由学校规划几类课程，每类中再设计若干科目，规定学生在每类中必修若干科目或学分。一般课程也称为外围课程或边缘课程，是指根据培养目标要求，为拓展学生素质、满足学生个体差异与多样化学习需求而设置的一类课程。一般课程与核心课程是相对而言的，二者之间是一种相辅相成、相得益彰的关系，统一于促进学生知识、能力、素质协调发展的进程中。一般课程不像核心课程那样稳定，可以根据时代的发展、科技的进步、文化的不同、条件的改善、生源结构与质量的变化等做出相应的调整，因此，同一专业的核心课程教学内容要求是一致的，但课程体系可以是多样的，可以充分彰显国情的特点、文化的特征和学校的特色。

②隐性课程：也称作隐蔽课程或潜在课程等，是指学校范围内按照一定教育目标规范设计的校园文化要素的统称，学生通过隐性课程可以从中学到的非预期、非计划的知识、价值观、规范和态度等。隐性课程与显性课程一起构成学校课程的主体，是每一位教师和学生在学校内取得成功的关键。隐性课程与显性课程并非相互对立，而是相互联系、相互渗透并相互转化的，二者以合力的形式对受教育者施加影响，共同在学校教育教学活动中发挥着重要作用。

隐性课程以大学精神和校园文化为内核，通过影响学生的文化、心理发挥作用。其内涵和作用机制主要包括五个方面：其一，它是一种广义上的文化，涵盖学校校园文化和教学环境中的某些信息，例如，学校的规章制度、管理体制、管理模式、教师的职业道德规范、师生的行为准则等制度文化；学校领导和机关的工作作风、教职员工的理想信念、行为方式、教学风格以及良好的师生关系、校风、教风、学风等非制度文化；以及学校的建筑雕塑、装备设施、花草树木、校旗校徽等物质文化。其二，它潜有社会、学校、教师，甚至是学生自己的各种非正式期望，包括价值观念和行为规范等。其三，它以间接的、内隐的方式展开，学生通过无意识的心理活动习得。其四，它通过影响学生的价值观念、理想信念、道德情操、审美情趣、思维方式和态度风格等"文化心理层"发挥作用。其五，它作用的方式是通过教育活动、环境氛围所负载的信息进行渗透，是潜移默化的，信息渗透的强弱受制于主客体的心理状态以及一定的环境条件，在教育实际活动中，可以借助一系列方式强化。

隐性课程的特征包括五个方面：其一，涉及范围的广域性，隐性课程是除显性课程之外所有校园文化要素的集合，包括以建筑绿化、人文景观为主体的物质环境及整个校园的文化氛围；包括作为教育者的各学科教师及学校领导、机关工作人员、后勤服务人员以及作为教育对象的学生；包括课堂教学和课外活动。其二，相互联系的非系统性，隐性课程的各种要素之间在影响学生发展的过程中没有明显的逻辑步骤，也没有前后相继的知识联系线条，它们在不同瞬间、不同场合，个人不同情绪背景下提醒、启示、熏陶学生。其三，实施过程的潜在性，隐性课程的教育痕迹不明显，以不明确的、间接的、内隐的方式影响学生，让学生在自觉不自觉中受到感染、鼓励、鞭策和教育。其四，教育效果的难测量性，隐性课程对学生影响的因果关系极为模糊，且主要作用于情感、意志、态度、兴趣等非智力因素，因而难以定量测量。其五，影响作用的长效性，学生自踏进学校大门的第一天起，就不知不觉受到学校隐性课程的感染、熏陶、诱导与教育，从而形成思想意识、意志品德等，这些思想意识、意志品德等一经形成，就不易改变，其效果是长期而深远的。

（2）根据学习时间和学习进度，医学课程可以分为公共基础课程、医学基础课程、医学桥梁课程和临床医学课程四大类。

①公共基础课程：主要包括自然科学、人文和社会科学类课程，一般包括数学、物理、化学、计算机、外语、体育、思想道德修养、法律基础、中国近现代史纲要、毛泽东思想概论、邓小平理论和"三个代表"重要思想概论、马克思主义哲学原理、军事训练、医学伦理学、医学心理学、医学导论等。这些课程由相应的学科完成教学任务，一般在第 1～2 学期完成，少数课程根据循序渐进的原则分别安排在第 3～6 学期完成。

②医学基础课程：主要包括细胞生物学、系统解剖学、局部解剖学、组织胚胎学、生理学、生物化学与分子生物学、病原生物学、医学免疫学、病理学、病理生理学、药理学、医学遗传学等课程。这些课程一般在第 2～5 学期完成，在教学安排过程中按照循序渐进的原则进行：先正常、后异常，先病因、后病变、再处理；我国各医学院校的医学基础课程通常按照以下顺序安排教学：人的正常形态结构功能机制、生物致病因素、病理形态和功能的改变和机制、处理的药理学原理。

③医学桥梁课程：又称为医学专业基础课程，要包括临床病学、临床药理学、临床免疫学、物理诊断学、实验诊断学、医学影像学、手术学、核医学、预防医学、循证医学等，介于基础课程与临床课程之间，发挥衔接和过渡作用。这些课程一般在第 5～6 学期完成，少量课程被安排在第 7 学期。

④临床医学课程：又称为医学专业课程，主要包括内科学、外科学、妇产科学、儿科学、眼科学、耳鼻咽喉—头颈外科学、皮肤性病学、神经病学、

精神病学、传染病学、中医学、口腔医学、康复医学，在一些开展八年制临床医学专业的学校还开设了急诊医学、肿瘤医学、全科医学、社区医学等。这些课程一般在第 6 ~ 7 学期完成，少量课程被安排在第 8 学期或第 10 学期进行。

在以上四大类课程结束后，将安排一年的实习时间，主要是使学生充分掌握临床工作流程、培养学生的临床实践能力和临床思维能力，培养具有良好素质的初级医师。这种素质确保学生毕业后能够在上级医师指导下，从事安全有效的医疗实践，保证他们有较好的基础能够进行终身学习和在医学某一学科领域内进一步深造。

3. 课程管理

课程管理是指为确保成功地进行课程编制、协调、实施、支持、评价和改进而开展的管理活动。课程管理的核心是课程标准，其管理对象包括对课程编制、课程实施和课程评价的管理，以及对课程的支持系统和课程改进过程的管理等。

有目的、有计划地开展课程建设，是高等学校实施课程管理，促进课程教学整体水平提高的重要手段。

4. 课程建设

（1）课程建设的概念。课程建设是指根据课程状态和现有条件，按照课程发展目标逐步完善课程各相关要素，强化知识传授、能力培养、素质提升系统，形成推动课程不断发展的有效机制。

课程建设是高等学校的基础性工作，是教学基本建设的重要内容，也是落实人才培养方案、提高教学质量和水平的重要保证。

（2）课程建设的理论指导。课程论是研究课程设计、编制、实施和评价等的理论，是课程建设的理论指导。课程论归纳起来主要有三大学派：

①学科课程论，主张以学科为中心来编定的课程；②综合课程论，主张整合若干相关联的学科形成更广泛的共同领域的课程；③活动课程论，主张编制课程应与学生的经验发展顺序相一致，在活动中学习，通过活动获得经验，培养兴趣，解决问题，培养科学的思想、态度和思维方法。

（3）课程建设的内容。课程建设的内容十分广泛，包括课程的教学思想与教学目标、课程标准与教材体系、教学内容与教学方法、教育技术与手段应用、教师队伍与专业发展、教学条件与教学管理等要素。其中，思想观念是先导，师资队伍是关键，课程标准是核心，教材建设是支撑，质量控制是保证。

（二）课程标准

1. 课程标准的概念

课程标准是高等学校对课程的总体设计和科学规范，是指导课程教学、加强课程建设的重要文件，是编选教材、组织教学、实施评价的基本依据。

2. 制定课程标准的基本原则

（1）系统性原则。应依据人才培养方案确定的培养目标和质量标准进行课程标准的制订，着眼于学生知识、能力、素质协调发展的基本要求，确立知识与技能、过程与方法、情感态度与价值观"三位一体"的课程教学目标，保证课程标准与人才培养方案的一致性；系统规划教学的准备、组织、实施和评价等环节，统筹安排理论教学、实践教学、课外活动等内容，实现课程教学的最优化设计。

（2）针对性原则。制定课程标准时要尊重学生的个体差异，充分考虑学生的基础、能力和认知特点，遵循课程教学的基本规律，突出课程特色，体现课程教学目标的针对性、教学内容的指向性、教学方法的适用性。

（3）发展性原则。制定课程标准时应紧密跟踪医学、科技、高等教育的发展趋势，推动科研成果向教学转化，优化教学设计，更新教学内容，创新教学方法，增强课程教学对学生全面发展的促进功能，确保学生的健康成长。

（4）操作性原则。课程标准的制定内容要做到结构合理、格式规范、层次清晰、表述准确，以利于教师把握教学应达到的深度与广度和学生理解课程应达到的基本标准，以及教学双方了解教学组织的方式方法。

3. 课程标准的主要内容

课程标准一般包括课程概述、课程目标、内容标准、实施建议、附录等五个部分。

（1）课程概述。主要阐述课程的地位、性质、价值、功能以及课程教学的基本理念和设计思路，以便于教师整体把握课程。

（2）课程目标。主要阐述通过课程学习，在知识与技能、过程与方法、情感态度与价值观念等方面应达到的预期效果。课程目标应面向全体学生，但同时也要充分考虑学生的个体差异，为优秀学生创造充分发挥学习潜能的空间。

（3）内容标准。主要阐述学生学习本课程必须掌握的内容要点及达到的基本要求，包括学习的内容、过程、方法及掌握程度，教学活动安排、方法手段及具体要求，考核评价内容、形式和时间安排等，是课程标准的主体内容，是课程目标的具体化，是评价学习效果的直接依据。

（4）实施建议。主要阐述预修课程的安排建议、课程教学实施的总体方案、教材选编与使用基本设想、考核评价的主要方式、课程资源开发与利用的配套计划、教师与学生在教学过程中所必需的保障条件等。

（5）附录。主要阐述课程教材、讲义、相关参考资料目录、主要教学案例，解释课程标准中的有关专业术语，注明课程标准的主要编写人和审核人等。

二、医学课程开发

（一）医学课程开发的原则

课程开发是课程领域一个常用的重要概念，是指对课程的规划、设计、实施与评价，并持续不断地改进课程的活动与过程，使课程能够适应社会和科学发展的要求。课程开发既包括教学的目标、内容、策略、方法、资源、环境、时间、人员、管理等因素，又包括各种因素之间的相互作用，尤其是课程实施过程中师生的参与和协商。因此，课程开发的重点是强调过程性和动态性。

医学课程开发要以满足社会卫生需求为目标，依托专业发展，体现学校特色，促进教师成长，突出学生个性化的教学需要。因而，医学课程开发要遵循以下原则。

1. 形成性原则

传统的教学中过度强调知识的传授，关注教师如何"教"，却忽略了知识的发生、发展过程，学生只是被动地接受知识。而现代医学教育的理念与传统教学理念最大的不同在于，课程教学更加注重以学生为主体，注重学生在学习新知识的同时全面发展，不仅达到知识与技能目标，还要完成信息沟通、职业道德和信息沟通等核心能力培养。因此，课程开发时要特别关注学生的"学"，重点强调医学教育中的学生主体地位。

2. 综合性原则

课程是为专业培养目标服务的，而不是培养学科专家，因此，课程开发要遵循整合思想，避免课程教学的学科化倾向，突破学科的固有界限，加强学科之间的有机结合，以利于学生解决综合问题能力的养成和综合素质的形成，树立医学的整体观。

3. 创新性原则

医学教育的国际化是推动课程改革的强大动力，因此，新课程开发时必须通过教学内容、教学手段和方法等方面的创新，紧跟时代的步伐，以培养学生的创新意识和创造能力。不仅要在教学形式上给学生耳目一新的感觉，而且还要不断更新教学内容，以反映现代科技发展的新技术和新成果，并力争与国际标准接轨。此外，在教学方法上也要体现创新，使课程具有鲜明的时代精神和时代特色，使学生乐于使用，同时对学生创新意识进行潜移默化的熏陶。

4. 选择性原则

要根据不同时期的社会发展情况和需求、不同地域的经济发展状况和地域特色、不同学校的发展历史和办学特色，确立各自课程开发的方向，选择不同的教学内容、教学策略和方法。课程内容的选择应符合时代发展与地域差别，转变教学的侧重点，以最基础的知识和最基本的技能为核心内容，从知识的不同角度、不同深度为不同的学生创造不同的学习起点，同时，学生也可以根据自身的知识基础和要求选择适于自己的资源进行自主学习。

（二）医学课程开发的类型

从课程开发过程所承担的任务和产生的结果来分析，课程开发大致可以分为课程选用、课程改编、课程整合、课程新编等类型，不同类型的课程开发，完成不同的任务，产生不同的结果。

1. 课程选用

课程选用主要是指在备选的几种课程中选出一种最符合自己需要的课程，是学校参与程度最低的课程开发类型。它只是从各种课程方案、项目中选择一种即可，有现成的教学内容、教材等，但往往在教学资源和教学方法等方面存在差异，从而影响教学质量。根据培养目标在设置课程之初，往往通过课程选用来建立。

2. 课程改编

课程改编主要是指对已开设课程进行修改，或通过对引进课程的改造形成一门适合自己实际需要的课程，是学校课程改革最常见的方式，是转变教育教学观念的最直接体现，也是课程不断完善的重要环节，需要教师、学生的积极参与。改编一般涉及教学目标、教学内容、教学方法、教学评价与课程资源等五个方面的某一方面或几个方面的改变，需要综合考虑学校特色、专业培养目标、教师水平、学生素质、教学资源等因素，重点通过对教学内容的选择和重组、教学方法的改变等，实施课程的改编，使课程适应学校当前教学的需要。

3. 课程整合

课程整合主要是指按照某个重要的主题将两门及以上学科知识体系的知识或技能组织成一门新的课程，它可以弥补以学科为主开发的课程的不足，同时也可以使课程引进最新的主题元素。课程整合要求学校的参与度较高，涉及多课程、教师的协调，往往是学校的整体教学改革行为。

4. 课程新编

课程新编主要是指根据学校的教学资源，体现学校教学理念以及办学特色而开发的全新课程，是参与程度最高的课程开发类型，意味着进行突显学校特色的短期或长期的课程创新工作。

（二）医学课程开发的途径

1. 分析情况

包括外部情况的分析和内部情况的分析。前者指对传统文化的影响、社会经济发展的需求、师资队伍状况、学校发展的定位及办学现状等进行分析，其中最重要的是学校背景（如专业发展历史、学生培养宗旨、办学层次、学校定位、教学资源、师资情况和生源情况等），综合分析学校背景，可以明确学校开发课程的优势和不足，充分利用学校的各种教育资源，因地制宜、因人制宜地开发课程；后者指对学生的资质、能力和需求，教师的价值观、教学态度、沟通技巧、专业知识和社会经验，以及学校的教风学风、教学设施，学校现行课程存在的问题等进行分析，课程计划不仅是教学大纲或教学内容的陈述，而且包括了教学计划中应该有哪些内容出现，因此必须考虑授课所需资源。

2. 制定目标

根据课程分析，明确课程开发的目标，包括一般目标与具体目标。前者指教育的价值与社会的需求等，后者指学生完成相应的课程任务之后，所应具备的知识与能力，尤其是在专业能力、方法能力、社会能力和职业能力等的培养要求。

课程开发必须始于确定的目标。人们往往忽视了课程目标制定的重要性，凭经验和自觉来制定目标，但是如果课程目标与课程实际产生偏差，课程实施的结果就会偏离既定的方向。因此，要深化对职业能力的理解，既要重视外显化、行为化的职业技能、职业资格的要求，也要重视职业能力的内隐性、过程性、动态性的要求。随着社会的发展以及技术的提高，现代医学的观念有了根本性改变，不仅强调疾病的救治、器官的病理改变和重症监护，更加强调健康促进和预防医学。

3. 确立方案

从长期的教学实践效果来看，按照传统医学课程设计的思路进行课程安排，往往导致学生在医学基础课程的学习过程中很难理解所学的内容与未来从医有什么关系，导致学生一旦通过基础学科课程的考试，就容易忘记或忽略所学的知识。随着医学教育的国际化交流的深入，现在提倡的做法是将课程设计的顺序颠倒过来，把学生当作准医生看待，让学生一入学就开始像医生一样思考。依照这种课程设计思路，在教学前期，提倡早期接触临床，促进临床思维的形成，并带着临床问题学习基础医学课程；在教学中期，学生在学习基础医学知识的同时，考虑其如何应用并服务于临床课程；在教学后期，强调在临床实践中应用基础医学知识解决临床问题。

课程计划设计的一个重要部分是确定教学的顺序以实现学习目标，排序时虽不存在绝对正确的顺序，但一定要有清晰地逻辑性。有效地设计课程结构应避免不必要的内容重复，但允许回顾和重新强调。一般来说，第一次介绍课程内容是在简单的水平上，之后进行更深入、更广泛的学习，通常的做法是以正常结构开始，然后转到异常形态，并在阶段性学习之后回顾主题。

4. 决定教育策略

（1）以学生为中心的学习。在此策略中，重要的是学生学习什么，而不是教师教什么，使学生对自己的教育承担更大的责任。

（2）以问题或任务为基础的学习。以问题为导向的教学法（PBL）在医学教育中是一种令人关注的教学方式，是在以信息为导向和以任务为基础的学习之间的连续统一体。在以任务为基础的学习中，学习重点应围绕医生所需完成的一系列工作；而在临床实习阶段则可实施 PBL 法进行教学资源的整合。

（3）整合教学及跨专业教学。医学教育的课程包括人体结构学、生物科学、人文科学及社会行为科学和临床科学的各个学科，各学科都是分开讲授的，医学教育早期强调基础科学的学习，到后期则以临床实践为主。但是，实际上医生们并不能把自己在各个学科中所学到的所有知识和技能全部结合起来并应用到临床工作中去。因此，医学教育改革提倡各学科的整合，组织并实施整合教学，让学生自己整合各个学科知识，并在分析病例、问题和处理方案时，能够将所学到的知识和技能结合运用。

（4）选修课程。在医学院校开设的各类选修课程可以看作是学生选择课程计划内容的一种类型。在选修课程的实施过程中，可以为满足个体学生的需求而设计可选择的课程内容，学生也可以根据他们的学习能力而用不同的时间来学习其中的教学单元，这被称为"适应性课程"，是一种调整教与学关系以适应个体学生不同需求的课程设计方法。

5. 理解并实施

课程开发是一项需要教师和学生的积极参与全面的工作，只有充分获得参与者的认可，才能更好地创造条件和氛围，合理利用各种教育资源，以支持课程开发的实施。在课程的实施过程中，必须高度重视教师与学生的沟通，以确保学生清楚地理解以下几个方面：应该学习什么；学习的范围和能利用的资源；最高效获得学习成果的时机及方法；掌握教学主要内容的情况，若未全部掌握则需明确进一步学习和实践的内容以及如何利用学习经验来满足临床实践应用的需要。

6. 评价及修订

评价是课程开发的重要部分，每一种教学活动都应该得到评价，包括结果和过程的评价，通过拟订评价程序，并根据评价的反馈进行重组和修订课程，将推动课程开发的进一步完善。评价政策和具体方法是课程计划过程的重要部分，在评价中应该强调的问题包括：应该评价什么？应该怎样评价，如应用什么方法？怎样确定学生是否已经达到了适当的能力水平？评价过程的目标是什么？应该什么时候评价学生？谁来评价学生？此外，评价过程中要重视过程评价和结果评价之间的密切联系，而且这种联系在整个课程计划设计中应是可预期和具体化的，并非事后思考。

总之，课程开发是一个持续和动态的课程建设及改进的过程，教师和学生是课程开发的共同体，教师作为课程开发的主导力量和最终实施者而学生则作为教学的主体共同参与课程的开发。以课程开发为基础，整合新的课程主题和多种教育策略，加强核心能力的培养，已成为现代医学教育改革的热点。

第二节　医学课程的设计

医学院校本科生的教学过程是在规定时间内多学科课程相互协调，有计划、有步骤地进行的。因此，在教学之初首先要提出一个完整、可实施的课程计划，而且课程计划的设计必须兼顾教学过程的各个方面。

一、课程目标

课程计划设计始于课程目标的确定，课程目标在整个教学活动过程中起着核心指导的作用，决定着课程与培养目标的衔接、课程教学设计的方向以及课程内容的选择和组织，是课程实施和效果评价的依据，它的好坏直接影响教学成败。因此，在课程目标制定时要在充分调研的基础上采取严谨、认真、求实的态度，征求多方意见，共同商定。

课程目标应包括本专业课程的理论与技能以及相应的素质与能力，应体现在课程教学引发的学生认知、行为、人格等改变的各个方面；课程目标应紧扣培养目标要求，与受教育者已有的知识、能力、素质水平相适应，与学科发展相适应，与学校的教学支撑条件相适应，能够在规定学时内顺利实现；课程目标应在准确理解国家对本门课程基本要求的基础上，从整体上分析把握，目标制订应与时俱进，符合时代和社会发展需求；课程目标应使用概括性的、能引起具体行为的、反映具体学习效果的术语表述，表达用语要求语言简练，通俗易懂，清晰明了。

二、课程计划结构

在设计课程计划时，确定实现学习结果虽没有绝对正确的顺序，但在排序背后要有一个清晰的逻辑，使课程计划的结构更加有效，以便学生能够明确和重视各个具体学习结果之间的相互关系，并可避免不必要的内容重复。

传统教学往往是根据专业学科来组织教学的，这样就导致基础学科与临床学科有明显的分离，教学也很难做到前后联系，培养的学生在知识结构、专业技能和职业素质等方面与当今的社会需求有较大的差距。为了克服这些弊端，在课程结构设计上可采取横向和纵向的课程整合。横向课程整合可通过以系统为主的教学替代以学科为主的教学来实现，教学重点从解剖或生理这样的学科转移到心血管系统和消化系统这样的人体系统；纵向课程整合是早期接触临床的课程模式，它能使学生早期了解与医疗实践有关的职业技能和职业态度。

课程整合时，课程的范围和内容必须由教学指导委员会来协调，基本要求是在同一时间框架内来安排不同学科，但应该是同一人体系统的讲课内容，正式授课之前要有不同学科的教师尝试进行整合式授课。总之，只有对课程设计做了充分准备，课程整合的教学效果才会突显。

三、核心内容

课程内容就其本质来讲，是一个综合、动态的概念，课程标准、教材和教学实际是课程内容的三个基本要素。在教学过程中，教师应根据教学实际，对课程标准、教材内容进行创造性地选择、组织和加工，使静态的知识信息转化为动态的、便于学生内化为自身的认知结构和能力的课程内容。

课程内容选择应遵循以下原则。

1. 学科基本结构原则

在选择课程内容时，不管采取何种形式的课程均应体现学科的基本结构。这样有利于学生的理解掌握，有利于记忆的保持和检索，有利于知识的更新。

2. 知识、能力、素质协调发展原则

在选择课程内容时，既要包括学生在认知领域要掌握的内容，也要包括操作实践领域的内容，以及思想道德素质、科学态度、人文精神等方面的内容。基础医学要重视与临床结合；临床医学要强调分析解决临床实际问题能力的培养，贯穿医德医风教育；数理化等自然科学课程要重视学生逻辑思维能力的培养；人文社会科学课程教学要突出针对性，重视医学伦理与道德教育；信息科学课程要着力提高学生运用现代信息技术手段获取、分析、利用和发布信息的能力。

3. 综合贯通原则

在选择课程内容时，要体现学科之间的联系、学科内部各章节之间的联系；部分学科可以依托学科间的连接点进行整合，培养学生的整体观念和综合能力。

4. 与时俱进原则

在选择课程内容时，要站在学科发展的前沿，不断充实新知识、新理论、新技术、新方法；要主动适应医学教育和医疗服务国际化的趋势，注重双语教学，积极稳妥地推进全英语授课。

近年来，随着医疗技术的飞速发展，临床工作中不断快速涌现大量新技能并迅速成为医疗的常规部分，然而医学院校的本科生课程中却没有及时地注入这些新内容，反而还存在很多陈旧的、不经常应用的知识，这导致医学生的基础学习与临床实践相脱节。因此，世界上很多国家的医学教育机构建议应该减少课程中过时的知识，节省学生精力，掌握更多的核心知识和技能，即核心内容。为了避免因确定的核心内容过多而导致课时反增不减的现象，核心内容的选择和确定并不是从专业或学科的角度出发，而是采用由卫生保健部门根据指标病例确定临床核心问题，这些指标病例可从发表的卫生统计数据中确认或从有经验的医生所做的调查获得。为了更好地适应本科教育的标准，核心内容可因学校不同而有所差异，主要取决于各学校的教学模式和医疗水平，但普遍认为核心内容应占总课程内容的三分之二。

四、学习结果

课程内容限定学习效果，医学生在校学习时间4~6年，如果考虑所有课程内容，学习效果的确定就很宽泛，但从核心课程的角度确定核心内容，随着课程内容越来越少，学习结果可能越来越具体。与能力相关的学习效果有不同的分类，一般认为能力的获得是从知道到掌握的过程，课程设计者必须详细说明哪些技能是必需的，每种技能的表现应达到什么水平。到目前为止，学习效果的确定大多是根据学生能做什么来考虑。英国医学院校的合格毕业生在法律上要求其必须在上级医师严格指导下能承担注册前住院医师的工作，将他们的学习结果确定为在上级医师严格指导下完成工作的能力，然而一些特殊的情况下，需要其能够独立完成一些任务如急救复苏。

五、实施课程计划

在确定了课程内容之后，还须选择有效的学习方法以促使达到预期的学习效果，即学习方法应该由预期的学习结果确定。虽然学习知识的方法很多，但目前医学院校依旧主要采用以教师讲授为主的传统的教学方法，这种方法学生是被动学习；而以针对问题进行小组讨论为主的学习方法是以学生主动学习为主，众所周知，主动学习通常比被动学习效果会更好。因此，与传统的教学方法相比，以针对问题进行小组讨论为主的学习方法在知识的学习方面无明显区别，但在能力培养等方面却有显著的优势。总之，多种教学方法的综合使用会比教条使用单一教学方法效果更佳，故在实施课程计划时可建议采用多种教学方法进行授课。

六、评价

课程教学是一个动态的系统，只有建立畅通的信息反馈渠道，才能确保教学目标的实现。课程评价是调节和控制课程教学质量的主要手段，可以帮助学生了解课程的性质，并告诉学生学习的重心。因此，设计评价是课程计划的组成部分，评价政策和具体方法在课程计划实施之前就应该制定。对"知识"学习结果的评价可以通过让学生回忆某事来检测知识；对"解释"学习结果的评价可与某事比较来测试他们的理解程度；对"技能"有关的学习结果评价，可检测学生对知识的掌握程度，当前主要采用模拟病人进行测试，虽然不全面，但对本科生培训来说已能满足；对研究生培训和继续职业教育项目来说是不够的，还应该间接地从像临床记录和评估等资料中推测出来。与"态度"有关的结果较难评价，现在常用的评价方法是采用自我问卷调查的方式，通过学生给出的答案，初步评价学生的学习态度，该种方法由于没有展示学生的真实感受，易产生偏差，此外还可以通过行为间接评价学习态度。

根据教学评价的目的不同，可以分为"形成性评价"和"终结性评价"两种类型。形成性评价是指教学过程中为掌握教师教学实施质量和学生学习效果，以及时调整教学行为而开展的评价，即通过观察、提问、作业、测试等教学活动，明确教师教学和学生学习过程中存在的问题和改进的方向，并利用这些信息及时调整、改进教师的教学和学生的学习活动，以获得更加理想的教学效果的过程；终结性评价是指课程教学结束后为评估学生学习效果而开展的评价，即对一个学段、一个学科教学的教育质量的评价，其目的是对学生阶段性学习的质量做出结论性评价，评价的目的是给学生下结论或者分等。二者的区别主要表现在以下 4 个方面。

1. 评价目的不同

形成性评价的目的在于提高和保证在实践过程中教育活动的质量，不以区分评价对象的优良程度为目的；终结性评价是在教育活动发生后对于教育效果的判断，它以区分评价对象的优良程度为目的。

2. 评价的时效不同

形成性评价周期短、反馈及时，有利于帮助学习者阶段性了解他们渴望达到的学习目标与现有知识、理解能力、实践能力之间的差距，进而指导他们改进学习态度与学习方法，同时也有利于教师及时转变教学态度、及时调整教学方案与改进教学方法；终结性评价周期长、反馈不及时，学生和教师在教学中存在的问题在考试结束后才暴露出来，即使补救，也是积重难返。

3. 对学生的影响不同

形成性评价注重对学习过程的指导和改进，有利于指导学生把精力集中在学习任务上，而不是单纯地获取正确答案，还有利于学生改进学习态度与方法，尤其对那些获取知识能力差的学生有帮助，激励其通过努力提高学习效果；终结性评价主要用于分等鉴定，若运用不当则会导致学生因长期的失败体验而丧失学习的信心，造成不利于再学习的心理和知识障碍。

4. 对教师的影响不同

形成性评价过程中教师会关心自身的教学方法是否得当，并根据反馈信息及时调整，有助于教师教学水平的提高；终结性评价过程中，教师通常根据评价结果来分析学生的学习情况，很少分析自身的教法是否得当，因而会影响经验的及时总结。

七、课程计划的制订者

随着医学知识的发展，出现了很多新的学科，这就要求新学科要在课程计划中占有一席之地，加之已有学科内容的增加，导致课程计划十分拥挤，这要不仅增加了学生的负担，还会影响学生的学习效果。因此，目前常广泛采纳相关人员的意见，包括教师、教学管理人员及学生，由这些人员共同组成团队，通过讨论和协商对课程计划的内容进行制定。

总之，课程教学是一个复杂的系统，各要素之间是密切相关、相互影响的，任何一个要素的设计不合理，均可能影响人才培养的质量。其中，准确定位课程教学目标是前提，如果偏离或背离培养目标，则课程教学全盘皆输；课程内容的选择、组织和加工是核心，它从根本上决定了学生的知识、能力、素质结构；教学方法与媒体的选用是枢纽，是把知识内化为学生素质和能力的催化剂；课程教学评价是保障，恰当地、及时地组合使用各种评价方法，可以及时调整教与学的行为，使课程教学沿着正确的方向进行。

在课程设计时应正确处理好几个关系：一是共性与个性的关系，课程设计时，既要挖掘每一个学生的内在潜力，使全体学生都能得到进步，又要面向每一个有差异的个体，努力实现教学内容多元化、教学进度层次化教学方法多样化，促进学生的个性发展；二是主体与主导的关系，教师要摆脱传统教学思想观念的束缚，真正把学员摆在主体的位置，发挥教师的主导作用，引导学生积极、主动地参与教学过程，使课程教学成为引导学员学习知识启发思维、培养能力提高素质的过程；三是学会与会学的关系，教师不仅要教会学生一定的知识和技能，更重要的是要教会学生掌握学习的方法，使学生在求知过程中发展思维，学会独立探索和创新的本领；四是传承与创新的关系，课程教学设计中，在强调知识传承的同时，要给学生留有充足的独立思考的时间和空间，让学生主动参与发现问题、提出问题、分析问题和创造性解决问题的过程。

第三节　医学课程的整合

现代社会的快速发展对医学教育提出了更高要求，传统的"学科式"医学教育模式逐渐暴露出一些不足，如过分强调各学科知识体系的完整性导致学科间课程内容的部分重复，完全"分段式"教学导致基础医学理论与临床实践的脱节现象，过分重理论知识传授的课堂讲述方式导致学生自主学习能力和动手能力较差等。2008 年教育部卫生部关于印发《本科医学教育标准—临床医学专业（试行）》的通知（教高〔2008〕9 号）要求"医学院校应积极开展纵向或（和）横向综合的课程改革，将课程教学内容进行合理整合"。至此，一门新的课程应运而生，即医学整合课程。

一、整合课程的概念及分类

1. 整合课程的概念

整合课程是把本来具有内在联系而又人为被割裂的内容重新进行整合，打破课程传统的知识框架和不同学科间的壁垒，加强学科之间及新旧知识之间的联系。通过课程整合，使具有内在逻辑或价值关联的原有分科课程内容以及其他形式的课程内容整合在一起，使学生形成一个较为完整的知识框架，并养成深刻理解和灵活运用知识，整体解决现实问题的习惯。

从课程的表现形态、组织方式、教育职能、目的或个体心理机制等不同视角对整合课程的内涵进行定义，可得到如下三种关于整合课程的概念：整合课程是由两门或两门以上学科领域构成的一门学科；整合课程是依据一致性原则，将学科间的相近的内容、方法、原理等要素进行统一整理而形成的一种课程；整合课程是使学生在了解各门学科之间关系的基础上对知识形成整体印象的一种课程。实际上，这三种界定都只是从一个侧面认定了整合课程的一种属性。

2. 整合课程的分类

目前，对于整合课程的分类主要是从"整合的尺度"，即整合的范围和整合的程度进行分析，然后根据整合课程组织内容的不同方式进行分类。

现代学校课程一般可分为六类，分别为：科目本位课程即分科课程、相关课程、融合课程（或称合科课程）、广域课程、核心课程及经验本位课程。在上述六种分类中，除第一种"科目本位课程"以外，余下均为跨越学科界线的课程，即都属于整合课程的类型。

二、整合课程的形成与发展

自 20 世纪以来，现代科学的发展呈现出整合化和协同化的发展趋势，交叉科学、边缘科学不断涌现，实现了科学门类之间的部分整合。在科学发展呈现出的整合化与协同化态势影响下，学校课程也需要实现有机地整合。

整合课程作为一种课程模式主要经历了三个阶段。

1. 整合课程发展的初创期

从 19 世纪末至 20 世纪 40 年代，欧美教育界分别发起了"新教育运动"和"进步主义教育运动"。形成了最初的活动课程、合科教学、核心课程、融合课程等。

2. 整合课程发展的低落期

从 20 世纪 50 年代末至 60 年代，学校课程整合化运动进入低迷状态。

3. 整合课程发展的迅猛期

20 世纪 70 年代以来，社会发展和科学技术进步等因素对学校教育提出了新的挑战，整合课程作为一种教育改革与发展策略被纳入教育改革与发展的相关文件中。如联合国教科文组织在 20 世纪 80 年代关于对教学内容发展趋势进行专门研究所形成的专题报告《从现在到 2000 年教学内容发展的全球展望》中提出：以"课程设计和学习过程组织中的平衡"为题进行"课程整合"；其次，深入到学科之间的关系，概括阐述了"跨学科性"整合课程的命题；最后，设计出了实现课程整合的"课程计划的方法论框架"。在这一时期出现了大批研究整合课程的理论专著，并在理论研究方面取得了丰硕的成果，整合课程进入了一个新的空前迅猛发展的历史阶段。出现了核心知识课程、STS（科学—技术—社会）教育、融合课程等整合化的课程模式。

三、医学整合课程

医学整合课程一般是指打破学科界线，将不同却有内在联系的科目或相关联的教研室相互结合甚至融为一体的一种课程模式。它将传统学科，如解剖学、组织学、放射线学、内科学、外科学等按一定的特点相互组织起来，特别是通过问题或病例将它们相融，形成一种新的结构，使学生在学习过程中形成一个完整的医学知识框架。

1. 医学整合课程的表现形式

医学整合课程一般可分为水平整合和垂直整合。水平整合是在相互平行的学科之间进行整合，一般局限于基础学科领域和临床学科领域内，如解剖、生理和生物化学之间或是内科和外科之间的整合；垂直整合是将传统模式中不同教学阶段的学科结合起来，一般是基础医学学科与临床学科的整合，其可贯穿整个课程结构，前期注重基础科学，后期则强调临床科学。此外，也存在人文科学和生物、心理、社会科学同基础科学与临床科学的纵向整合。

在实际应用中的整合模式较为复杂、形式多样，水平整合和垂直整合往往并存。一般来说，医学整合课程模式可分为：

（1）学科间的正常人体学课程整合。

（2）以器官为中心的课程整合，包括两种，即正常结构与功能的水平整合，从正常到异常的垂直整合。

（3）以疾病为中心的课程整合。

（4）以临床症状为中心的课程整合。

（5）混合式课程整合。

目前，整合性课程主要应用于基础医学科学领域，其表现形式主要是理论教学，最常用的方法是建立跨学科的整合，把教学内容按器官系统，或是从分子生物学到细胞、组织和器官系统来组织。一些学校第一学年按正常人体生物学、第二学年按异常人体生物学来组织；还有一些院校在单一课程中按正常和异常实施垂直整合。

近年来，随着医学整合课程的飞速发展，试验或实践教学学科间的内容和形式的整合也越来越受到重视，医学院校也比较普遍地进行开设。例如，"人体功能学实验"的诞生，其主要由人体生理学、病理生理学和药理学三个学科组成，这样的整合有利于综合性和设计性试验的开设，可促进学生的能力培养，并减少试验内容的重复，更有效地利用教学资源，从而提高教学效果。同时，越来越多的学校建立了实验或实践教学中心，为试验和实践教学内容和形式的整合创造了良好的条件。另外，世界范围内有一些学校在临床医学专业课程后期实习阶段，打破传统的学科轮转实习模式，开始尝试采用"纵向整合实习"的方式实施教学。这种模式主要基于连续性教学以及以病人和学生为中心的理念，其主要优点是让学生从整体上把握医学概念，而不是学科概念观察单一病人的复杂问题，从而可以了解整个疾病的过程和更广泛的临床问题，提高学生的学习效果和效率。

2. 实施医学整合课程的经验与启示

医学整合课程实施多年并已得到广泛的应用，在此过程中积累了许多经验教训和启示。

（1）可避免不必要的重复，并有可能压缩课堂教学的时间。

（2）PBL 教学更有利于基础科学和临床科学整合。

（3）同临床见习期强化基础科学教育相比，把临床同基础科学联系更有利于知识掌握。

（4）把人文科学、社会科学和行为科学整合到基础科学课程中去是一个重要但仍未得到很好解决的问题。

（5）在实施诸如《医学与社会》课程时，参加临床实践也许是成功地将生物心理社会问题和人文科学整合到医疗实践中去的主要途径。

（6）学生的评价制度应当同整合课程的结构相一致。

（7）为支持跨学科整合课程的实施，对各种资源的需求不应估计过低。

（8）实施整合课程，要有坚强的领导，要克服各学科之间的隔阂。

3. 医学整合课程的优点

对医学课程进行整合具有以下优点。

（1）加强学科之间的联系，降低了医学课程的分割性。基础和临床学科围绕着问题或系统相互结合，使学生对病人的问题有一个完整的概念。

（2）避免或减少不同学科间相关内容的重复。在传统的学科课程模式中，不同学科的一些相关内容互相重复，浪费了时间，降低了效率，整合课程在减少重复内容的同时减轻了学生过重的课业负担，有利于学生的全面发展。

（3）促进学生学习的能动性和态度。大多数学生都愿意成为医生，相关的临床科学会激发他们的学习兴趣。

（4）提高教学效果。相互割裂和得不到应用的知识很容易被忘记，在整合课程中，学生可将前期学的基础知识应用于临床问题或系统，提高了教学效果。

（5）提升教学目标的水平，利于学生能力培养。传统模式的教学目标层次较低，如记忆性知识，而整合课程模式则注重知识的应用和问题的解决，它所提供的视角和形成的思维定式有助于把握和解决问题，培养学生用全面的视野看问题的习惯和能力。

（6）促进与教师和学生的交流与协作。整合课程共同的教学任务将不同学科的教师联系在一起，特别是垂直式整合课程，结合了基础与临床学科内容，使教师了解了其他学科的内容；此外，在整合课程教学中，教师经常作为指导者或参与者，与学生建立一种良好的合作关系。

（7）利于教学资源的合理使用。整合课程将不同学科的专家结合起来，相应的教学内容由最适合的教师来承担，同时教学资源也可以共享，特别对实验或实践教学来说尤为重要。

（8）有助于实现学校课程的整体优化。整合课程注重各学科间的联系，合理设置课程，与教学内容的设计、教学方法和手段的合理使用统筹考虑，使课程最大限度地达到教育目标要求。

4. 医学整合课程的不足

目前，国内的医学课程整合改革主流是打破传统医学教学的学科式课程体系，而改为按器官—系统整合基础与临床知识，形成了一系列器官—系统整合课程体系。这种整合设计的初衷是希望解决传统"学科式"课程体系的不足，加强医学生临床思维的培养，可近年来的实践探索发现这种器官—系统整合课程体系也带来了一些新的问题，主要表现为以下4方面。

（1）易使学生形成按系统器官生病的观念。疾病的发生是人的整体行为，而不是某个系统或器官的行为，单纯的系统或器官是没有生命的，生病的是"人"而不是"器官或系统"。我国医学院本科阶段学生入学前的高中阶段没有学习医学的基础知识，如果让学生直接以器官系统为知识单元开始学习，学生自然会形成器官系统结构功能异常导致疾病的"盲人摸象"式片面思维，不利于培养学生的临床思维。

（2）不符合循序渐进的医学认知规律。医学的发展历史不仅是认识疾病和治疗疾病的历史，更是人类认识疾病规律的历史过程。此过程遵循由结构到功能、由正常到异常、由宏观到微观、由现象到本质医学认知过程，这个过程正是符合人的由整体到局部、由宏观到微观的循序渐进的认知规律。现阶段的医学课程整合体系是将各学科知识分解，然后按器官系统重新组合，这种课程如果用在研究生教育或成人教育课程作为强化临床实践的讨论课是比较合适的，但在本科生阶段按器官系统学习，不利于培养学生的医学整体观思维。

（3）与传统的医学教育体制机制架构相矛盾。我国现在的医学院校建制的基础医学院与临床医学院都是分开的，各学院的教学单位是以学科为单元的教研室，如人体解剖学教研室、生理学教研室、内科学教研室、外科学教研室等。在现有教学建制下进行器官系统整合课程教学，课程中基础各学科间、基础与临床学院间的上课教师经常换，知识衔接不好，常导致学生应接不暇，不利于教学组织。

（4）与教师的传统教学观念和教学方法相矛盾。课程改革最重要的执行者是教师，首先要改革更新的是教师的观念，课程整合改革一定要教师理解、接受并更新自己的观念和方法，否则只是形式上的整合，达不到整合的效果。

因此，在进行医学课程整合时，要做到在尊重"传统"的基础上进行学科知识体系的合理整合，可利用信息化技术进行教学内容、手段、方式和方法的合理整合，还可从教育资源供给和制度保障改革着手推进医学课程的合理整合。

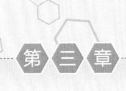

医学教学

第一节　医学教学方法概论

教学方法是教师教与学生学双边教学交往过程中，为实现预期教学目标，在特定教学环境内，运用一定的教学手段和技术，为完成教学目标而采用的教学活动的方式和途径。医学教学方法是在医学教学过程中，受特定医学教学目标影响，在一定的医学教育环境下，由师生共同参与完成，通过传道、授业、解惑，促进医学生掌握医学基本知识、基本技能，养成医德修养，获得身心全面发展的教学实践活动的方式和途径。

一、医学教学方法分类

医学教学方法源于实践，它是无数基础与临床教师在医学教学实践工作中经过长期积累形成并发展起来的。古代医学教学方法主要是师徒相传；次之是讲读问答法、背诵法、直观法、临证法等。近代医学教学方法主要是讲授法、直观法等；随着现代科学技术与信息技术的发展，现代医学教学方法呈现多样化趋势，标准化病人教学法、计算机模拟教学法、案例教学法、问题教学法等日渐出现并推广，促进了全新而复杂的现代医学教学方法体系的形成。

目前，根据医学教学方法的教学思想、教学目标、教学主体、学科课程、教学技术或手段不同，大体分为以下 5 类。

（一）根据教学思想的不同进行分类

可分为培根唯物主义哲学为基础的实物教学法；心理学发生认识论为基础的发现教学法；心理学行为主义为基础的程序教学法；心理学无意识理论为基础的暗示教学法；哲学存在主义和心理学人本主义为基础的非指导性或个别化教学法；马克思主义整体、联系和动态哲学观点为基础的最优化组合教学法等。

（二）根据医学教学目标不同进行分类

可分为以医学系统知识传授为主要任务的方法，如讲授法、自学辅导法；以医学基本动作技能训练为任务的方法，如直观教学法、实地参考法、实验法、临床见习法；以临床科学思维训练为目标的方法，如床边教学法、临床诊断法、案例教学法、讨论式教学法；以综合能力和素质培养为目标的方法，如问题为基础的教学法、自主式教学法等。

（三）根据医学教学主体地位不同进行分类

可分为以教师为主体，学生被动接受的注入式教学法或接受式教学法；以师生为共同主体，教师为指导，学生通过探究等方式主动获取知识技能的发现式教学法；以教师为指导，学生为主体，学生独立按照教学设计程序，在教学机器上通过主动学习—反馈—改进等模式而获取知识技能的程序教学法等。

（四）根据医学教学学科课程特点不同进行分类

可分为以了解器官系统形态为特征的形态学科教学法，如直观教学法、实地考察法等；以了解机制为特征的机能学科教学法；以了解和掌握临床技能诊治为特征的临床学科教学法等。

（五）根据医学教学条件或技术手段不同进行分类

可分为以语言传授知识技能的方法，如传授法、问答法、讨论法等；以直观教具或现场场景传授知识技能的方法，如演示法、实验法、临床实习法、实地参观法等；以现代教育技术或手段为特征的方法，如电视教学法、计算机辅助教学法、模拟教学法、远程网络教学法等。

二、医学教学方法的选择

医学教学方法是医学教学过程的灵魂，决定并影响医学教学的质量；而对医学教学方法恰当的选择是关键，它能促进医学教学过程的最优化，保证医学教学效益。因而，随着医学教学方法的变革，新的教学技术手段的涌现，医学教学方法的选择与优化显得愈加重要。

（一）医学教学方法选择的影响因素

医学教学方法是医学教学改革中的最活跃因素，也是医学教学活动过程中的重要环节，它的选择及作用的发挥诸多因素影响。

1. 医学教学思想

由于每一种医学教学方法都源于其赖以存在的医学教学理论基础，如 PBL 教学法是以建构主义教学理论为基础，案例教学法是以范例教学理论为基础，实物教学法是以培根的唯物主义教育哲学理论为基础等，可见每种医学教学方法都有其各自的医学教学思想，故而一定的教学方法也必定受一定的教学思想影响。因此，在教学活动过程中对不同教学方法的选择应以先进的教学思想理论为基础或指导，科学有效实施。

2. 医学教育特征

医学教育特征是医学教学过程中体现出来的医学教育的特殊规律，主要表现为三方面，即医学教育目标的职业化、医学教学的整体性和医学教学的实践性，它决定和影响医学教学方法的选择。

医学教育目标的特殊性是要培养社会所需的独立医学工作者，完成职业化培育，职业化的关键特征是医学生的医德修养，而医学人文课程是实现医德修养的主要载体，体验式、情境式、模拟式、案例式等医学人文课程是常用的医学教学方法；在医学教学过程中，师生必须从整体出发共同讨论生命活动的规律，研究病人的局部症状、体征，做诊断，综合运用讲解法、启发法、讨论法、案例法等多种医学教学方法是合理选择；关于人体形态、生理功能、生化过程、病理变化、疾病病因、临床表现、诊治、预防、治疗、康复等方面的医学基本知识和技能的掌握，医学生只有通过实验、见习、生产实习进行不断地观察、验证、训练以及综合实验或临床实践训练才能完成。综上可见，医学教育的特征是影响医学教学方法选择的重要因素。

3. 医学教学目标

医学教学目标是指医学教学活动所要达到的预期结果与标准，它规定了医学教学过程结束时教师和学生共同完成的医学教学任务，具体表现为医学生知识、能力和素质等方面的培养标准。

医学教学目标能够指引和制约医学教学活动的方向，是教师设计医学教学进程和合理选用医学教学方法的重要依据。例如，若医学教学目标以系统的医学知识传授为主，则以讲授法为主；若以技能技巧等能力为主，则以实验实习法或练习法为主；若以培养医学生综合素质为主，则以案例教学、讨论式教学、问题教学等方法为主，兼顾其他有效医学教学方法。

4. 医学教学主体

在医学教学活动中师生是双主体，其中教师是主导。教师主体的专业水平、性格气质、教学风格，学生主体的已有发展水平、气质性格、学习风格等都是影响医学教学方法选择的重要方面。师生主体的交互作用，可共同影响医学教学方法的选择，而且由于学生特征制约着教学方法，使得没有一种教学方法对任何学生来说都是最优的。因此，在进行教学活动过程中，探索哪种教学方法对哪类学生最适合，进而实现教学方法的优化整合是至关重要的。事实上，每种教学方法都具有其特长和优点，同时也存在着局限性和缺点，某方法对一些学生是理想的，而另外一些方法则可能对具有不同特性的其他学生最为有效，单一地运用或脱离学生特征去运用教学方法，往往不能较好地完成教学任务、提高教学质量。所以，医学教学方法也要重视与学生特征之间的优化整合，重视医学教学学生主体特征，尤其是相同课程，要充分考虑不同层次、不同学制医学生的特点，因材施教。

5. 医学教学条件

医学教学条件是医学教学方法得以灵活而有效实施的重要物质保障，包括外部条件（校外实习基地、临床教学基地等），内部条件（学校内部教学设备、电教中心、计算机中心、图书馆、教材供应中心等）和师资队伍等。教学条件不同，教学方法也各异，而现在医学教学方法中较为广泛推广的 PBL 教学、标准化病人教学、计算机模拟教学、探究型实验教学等都需要较高的教学条件作保障。

（二）医学教学方法选择的基本原则

根据具体教学实践过程中影响医学教学方法选择的因素和具体教学情境不同，医学教学方法的选择必须综合考虑、优化组合、灵活选择，遵循实践性、差异性、整体优化等基本原则。

1. 实践性原则

医学教学方法源于医学教育实践，是广大教师在基础教学与临床实践教学过程中经过长期积累形成与发展的。随着医学教育教学实践的发展变化，某些教学方法被广泛使用并逐步形成体系，甚至成为一种比较规范而加以推广的教学模式。

医学教学实践过程中，由于具体的教学实践对象、教学条件、教学情境、教学目标与任务等不同，决定了不同教学方法的使用范围和效益。因此，教师应深刻把握医学教学方法的灵魂与核心，遵循实践出真知的原则，根据具体的教学实践情况，合理选用并不断改革创新不合适的医学教学方法，形成丰富多样的医学教学方法体系与合理的医学教学模式，不断总结经验，提升理论水平，发展医学教学方法的实践与理论体系。

2. 差异性原则

医学教学方法的多样化决定了医学教学方法选用的多样性。一方面，教学思想、教学目标、教学条件、教学技术手段等不同，具体情境下不同医学教学方法作用的发挥也存在差异。例如，讲授法适于系统知识的传授，实验法适于实验操作技能的培养，临床实习适于临床思维能力与临床技能的培养，模拟教学法适用于良好教学设备等教学条件，支撑临床技能培养。另一方面，教学对象不同，教学方法选用要求也会存在差异，需要因材施教。例如，不同教学对象，培养目标不同，教学内容掌握程度也会不同，而且不同教学对象的认知风格、行为习惯、兴趣、性格气质等不同，医德教育方法也会存在差异。因此，教师必须综合考虑教学对象已有发展水平、教学内容、培养目标三者之间的融合性，从而灵活选用适宜的教学方法。

3. 整体优化原则

教学过程最优化程序中一个最重要的且最困难的问题是合理的选择各种教学方法并使之在有限的时间内获得最好的教学效果，可见教学过程最优化实际上就是教学方法的最优化。

医学教学实践证明，在具体的医学教学过程当中，由于教学任务与目标、教学对象等不同，为完满实现预定的医学教学目标，完成具体的医学教学任务，仅凭一种医学教学方法是不可能的，综合运用多种医学教学方法来保证医学教学效益是医学教学的必然选择。因此，在具体教学实践中，教师应充分把握不同教学方法适应的条件与范围，发挥各种教学方法运用的优势，通过方法的优势互补，实现医学教学过程与医学教学方法的整体优化。

三、常用的医学教学方法

现代医学教育的发展促进了现代医学教学方法体系的形成，由于影响医学教学方法选择的因素众多，决定了医学教学方法的多样性。

（一）讲授法

讲授法（Lecture based learning，LBL）又称讲演法，是指教师通过语言系统地向医学生传授知识的方法。它能系统地将医学学科知识以最高效的方式传授给学生，是最普遍运用且最简单易行的医学教学方法。

1. 教学运用

讲授法是教育历史上最悠久的方法之一，是教师向学生传授知识的重要手段。目前，课堂讲授法仍是高等医学院校教学过程中主导的教学方法，其他教学法只是起辅助作用，而且教学质量在很大程度上取决于课堂讲授的学术水平和教学效果。

广义讲授法包括课堂讲授和讲座等多种形式，狭义讲授法主要指课堂讲授。其优势表现为：利于大幅度提高课堂教学效果和效率；利于学生全面、深刻、准确地掌握教材，促进学科能力的全面发展；利于教师充分发挥自身的主导作用，使学生学到比教材更多的内容。讲授法也有自身的局限性，主要表现为：易使学生产生"假知"，导致知识与能力的脱节；易使学生产生依赖和期待心理，阻碍学习独立性、主动性和创造性的培养。

2. 教学基本原则

（1）讲授目的和任务的明确性。目的和任务明确是保证讲授按时有效完成的前提和基础。

（2）讲授内容的科学性。传授给医学生的知识、方法和观点必须科学准确，可适当介绍相关医学学科的发展前沿和学术动态，以激发医学生的学习兴趣。

（3）讲授方法的教育性。教师不仅要向医学生传授专业知识，还要将医德修养教育融入课堂的讲授过程中，利用有限的时间达到教书育人目的。

（4）讲授过程的合理性。课堂讲授是师生双方积极思维的过程。因此，讲授过程的合理性安排是获得良好讲授效果的一个关键因素，包括教师教学思路的清晰性、教学环节的合理性、教学节奏紧凑性、教学过程的条理性等。

（5）讲授氛围的宽松性。医学课程的理论枯燥，容易使课堂缺乏活力而陷入僵化。故而教师要积极调节课堂气氛，促进师生互动；注重医学基础理论与临床实践的紧密结合，提高课堂讲授的趣味性，以实现课堂讲授氛围的宽松性，达到理想的教学效果。

3. 教学基本要求

课堂讲授过程一般分为绪言、主体和结束三个阶段，在不同阶段对教师课堂教学技能的要求也各不相同，因而掌握不同阶段的教学基本技能是保证讲授法教学效益的基本要求。

（1）备课技能。备课是一种有序的系列思想活动，为了使备课思路清晰，思考周密，提高备课质量，需要详细完整的思维纲目和科学而合理的教学设计。具体要解决三方面的问题：其一，解决"教什么"的问题，即钻研教材，确定医学教学目标，把握教学重点、难点和基点；其二，解决"为谁而教"的问题，即了解医学生基本特征和知识掌握水平，把握医学生学习困难；其三，解决"怎样教"的问题，即合理安排医学教学进程与教学环节的时间分配、学习情境创设、医学教学方法选用、课堂提问设计、板书提纲设计及教学技术手段运用等。

（2）导入技能。导入是保持医学生注意力集中并激发其学习动机和兴趣的重要环节。导入形式多种多样，如复习、设问谜语法、举例法、名言法、故事法、讨论等，但无论采用哪种导入法都必须遵循启发性、知识性、灵活性、趣味性等原则。

（3）板书、PPT 演示与现代教学媒体运用的技能。板书和现代教学媒体是医学教学的重要辅助手段。主次分明、层次清楚、提纲挈领的好板书能够强化知识的逻辑性、系统性，有助于提高学生的学习效果；而制作良好的 PPT 和其他现代教学媒体的合理应用，可增加内容的形象性和生动性，大大加强知识的直观性，有助于学生对知识的快速理解。因此，充分利用现代教育技术做好 PPT 演示和现代教学媒体应用是现代课堂教学必须掌握的重要教学技能，同时要处理好传统与现代教学技术手段合理选用的问题。

（4）语言表达技能。教师语言表达包括口语、书面语、体态语等多种形式，是教师向医学生传递知识与情感交流的桥梁和工具，教师语言表达能力高低直接影响医学生学习效果。因此，在课堂讲授过程中，教师的口语表达要准确严谨、简练明白、生动形象、有节奏感与幽默感；导语设计情趣盎然、提问设计要指向明确、答题评价恰到好处，真正实现课堂语言表达的逻辑性、针对性、启发性和形象性。

（5）提问技能。在提问时要明确三个方向，其一，明确"什么问题"，即把握问难易度；其二，明确"什么时候提问"，即把握提问时机；其三，明确"提问方式"，即把握提问注意点。在提问时还要切忌三个方面，其一，忌提问形式单调，缺乏启发性；其二，忌提问态度生硬、面无表情，缺乏感染性；其三，忌提问过于频繁，缺乏针对性。

（6）教学组织管理技能。教学组织管理技能即课堂管理，是协调师生之间及学生之间关系、调动医学生学习积极性、师生共同完成医学教学任务的医学教学形式与过程。在教学过程中，教师要根据医学教学目的、医学教学内容和医学生的实际情况，灵活运用多种管理方法以唤起医学生的注意力，激发医学生的兴趣并活跃医学生的思维，使医学生主动、自主、创造性地参与到医学教学活动中来。

（二）直观教学法

直观教学法（Instruction）是指利用和借助实物、图片、模型、标本、动作、语言、电化教学设备、现场演示等教学手段和方式，从具体形象入手，通过直观感知刺激不断强化，使医学生从视觉、听觉、触觉等多角度感知表象，开发学生形象思维能力，强化学生记忆认知效果的方法。

1. 教学运用

直观教学法在医学教学中主要用于解剖学、组织胚胎学、寄生虫学、病理学、医学微生物学等基础形态学科课程以及外科、口腔正畸学、中医伤科等临床学科课程。

（1）实物直观。这是指在教学过程中利用现实世界的真实材料或实物，使学生在感知的基础上形成某种形象和概念，如标本观察、活体直观等。此法具有其优缺点，优点为医学生通过对标本、活体的直接接触与观察，获取真实具体的感性直观，利于准确理解知识，激发学习兴趣，提高学习积极性；缺点为易受客观条件限制，需要模像直观弥补。

（2）模像直观。模像也称教具，模像直观是指对实际事物的模型与图像的直接感知，如图片观察、绘图教学、动画展示、电子课件等。其中，电子课件可以整合书籍、图片、动画、声音等直观素材，是最有效的模像直观手段。

（3）言语直观。言语直观是指教学中用形象化语言唤起和形成学生有关事物的表象和带有感情色彩的印象，主要表现为口诀式、类比式、情境式。此法也具有其优缺点，优点为表现形式丰富多样，不受时空条件限制，使用范围广；缺点为不如实物直观和模像直观鲜明、具体、完整和稳定。

（4）实验直观。实验直观医学实验技术多较为复杂，且有些标本具有一定的致病性，需要严格遵守无菌操作，故而是实验学习的难点。而到位的实验示教可保证良好的实验效果，培养学生严谨的学习态度，一丝不苟的工作作风，对学生今后从事临床研究极为重要。

（5）现场直观。现场直观是指将与授课内容有关的病例直观地放在学生面前，通过现场问答、查体、诊断，使学生增加视觉刺激并加深印象。例如，在讲授椎间盘突出时可将病人请到课堂并主诉其临床症状，然后现场查看病人，演示各种检查方法和阳性体征，甚至可让学生亲自动手操作。该方法的优点为将单调抽象的书本知识变为生动形象的病例，不易遗忘。

2. 教学基本要求

（1）精心选择，符合教学内容和教学目的。

（2）教学过程中巧妙安排，使教具系统化。

（3）教学演示及时，全体可见。

（4）设置悬念，引导探索。

（5）语言与字画等相互配合，指示清楚准确。

总之，教师灵活且合理运用直观教学法，能够使学生突破时间、空间的限制，准确理解教师所表达的含义并掌握所学知识，从而提高教学效果。

（三）基于问题的教学法

基于问题的教学法（Problem-based learning，PBL）又称基于问题的学习或问题导向的学习，是指以临床问题作为激发学生学习动力，引导学生通过自学、研究、讨论和合作等方式，解决临床问题，掌握学习内容，从而培养医学生自主学习能力，发展学生综合思考能力的一种医学教学方法。

1. 教学运用

PBL 教学法 1969 年由加拿大 McMaster 大学首创，随后在世界各国推广成为国际流行的教学模式和教学改革趋势。其表现形式有以下三种。

（1）经典的 PBL 教学法。通常由 8～10 名学生和一名导师组成小组，由导师引导学生围绕复杂的、来自真实情境的病例，通过一段时间自我学习和调研（包括文献搜索、信息筛查、数据收集和分析、做实验等），获取知识，培养自主学习和终身学习能力。基本教学程序为：组建 PBL 小组（8～10 名学生组成一组，并配一名导师）；提出问题（导师分发预先准备好的病例资料给医学生，医学生通过讨论提出一系列学习问题作为自主学习内容）；探索问题（医学生花费大量时间对自己设定的问题进行研究探索和学习，通过查阅资料、互联网、数据库，或者与教师、同学讨论等方式来寻找问题答案）；汇报评价，解决问题（导师提供病例其他资料，医学生整合信息并形成一个完整的知识框架，从而得出最终问题的答案）；反思（反思自己的学习态度、效率和成效，思考改进的方法；反思如何增进团队之间的有效合作，使小组在接下去的病例学习中发挥更大作用。）。

（2）与理论授课结合的综合性的 PBL 教学法。以问题为导向而实施的一种比较简单的 PBL 教学方法，此 PBL 教学经常与理论课讲授混合在一起，形成综合性的 PBL 教学模式，广泛应用于医学课堂教学中。其基本教学程序表现为五个重点环节（又称五环说）：建立学习小组、启动新问题、学生讨论、展示成果、自我反思与评价。

（3）利用网络模拟医院的 PBL 教学法。此类教学模式充分利用网络等现代化信息技术手段来实现 PBL 教学。其基本的教学程序如下：医学生登录到网络医院，进入科室选择 PBL 病例（如腹痛待查、胸闷待查等）；在网络医院中获取与病例相关的信息（如病人的现病史、既往史、体征等）；讨论提出病例解决方案（未确诊病例提出诊断及检查思路并向导师反馈，一段时间后进入第二轮学习）；测评（医学生完成病例分析，到"考试中心"进行测评）。

2. 教师角色

（1）促进者。导师应营造开放的、相互信任的学习氛围，让每位医学生都投入到主动的学习之中，并设法保持整个学习过程的活跃性。讨论过程中不断鼓励医学生分析、思考、交流及批判性评价，鼓励不同观点的表述，培养医学生深入探究学习的习惯，最终成为独立、自主的学习者。

（2）指导者。导师应通过开放性问题启发医学生展开讨论的思路，鼓励其主动质疑错误概念或观点；当医学生偏离学习方向时给予适当引导，加大学生对知识的理解和运用。

（3）示范者。导师应适当提问与引导，以发挥示范作用，让学生体会分析问题、解决问题的思路，培养问题解决与发展临床思维能力；导师也应通过良好的行为对学生产生积极影响。

（4）管理者。导师应控制和管理小组内部的人际互动关系，协调不和谐或低效率人际关系倾向，帮助学生建立信任与合作的相互关系，培养学生尊重他人的良好行为规范。

（5）评价者。导师应适时对小组讨论的过程、学生的个体表现等做出客观而公正的评价，以公开坦诚为原则，给予具体而有建设性的反馈和建议；还应鼓励学生公正地评价自己和他人的表现，学会接受小组成员的批评意见，以利自身的进步。

3. 教学基本要求

（1）合理设计病例。按照如下程序对 PBL 病例进行科学编写：确定主题；组建编写团队；依据主题确定疾病；列出主要学习目标；编写病例；更新学习目标；安排病例故事情节；添加其他信息（医学检查结果，导师指导内容等）；定稿。

（2）合理选用 PBL 教学形式。以医学生掌握知识技能、获得发展为主要教学目标，根据不同课程及教学内容灵活选用经典的、改良的、计算机网络辅助的各类 PBL 教学形式。例如，基础医学课程可保留传统教学，选择其中具有临床实践意义的内容，采用改良的 PBL 模式；临床医学课程可采用经典 PBL 形式。

（3）积极创设教学环境。教学环境包括物理环境、教育环境、人际关系环境、制度环境。其中，物理环境指教室、桌椅、学习用具等，是 PBL 教学的硬件，必须提供完善的硬件系统方能保障教学的基本要求。PBL 作为一种开放式教育，更加需要一个透明的教育环境，即所有的学习目标、教学资源、教学资料、考查标准、教学安排信息等都必须公开，确保学生顺利完成学习任务。而良好人际关系环境的维持是保证 PBL 顺利进行的前提，因此 PBL 小组成员要学会相互尊重，尊重别人学习成果、生活习惯、兴趣爱好等。最后，PBL 教学得以顺利开展还需要良好的教学制度作后盾。

（4）规范化的师资培训。规范化的师资培训主要涵盖两个方面，一是促进教师观念转变，使教师体会 PBL 精髓；二是规范 PBL 师资培训内容，具体包括介绍 PBL 教学的基本理念；介绍 PBL 基本教学程序；介绍导师角色并示范基本技巧；介绍 PBL 教学评价策略；提供 PBL 教学观摩和实践机会等。

（5）针对性的学习方法指导。在 PBL 实施之前应对医学生进行培训，使其理解 PBL 的真实含义、学会有目的地提问、有效利用检索工具，在讨论中向学习目标靠拢等，激发学习兴趣、维持学习热情，积极参与和支持，从而使 PBL 教学能够得以有效实施。

（6）有效的 PBL 效果评估。目前国内外多数院校常采用笔试、问卷调查、实践能力测试等综合评价方法对 PBL 教学效果进行评价。但 PBL 教学效果涉及领域极其广泛，应建立全面科学的量化考评与评价体系，探索长效评价机制以及对已毕业学生的追踪与随访。

4. 教学基本原则

（1）主体性原则。在教学过程中教师要始终把学生放在课堂的主体位置，尽量把时间留给学生，根据讨论进程进行适当的启发引导，使每一个学生都能积极参与并得到锻炼。学生通过对同一问题进行多种不同观点的比较、分析、推理、归纳、综合，建构知识的意义，在提出问题、分析问题、解决问题以及寻找答案的过程中获取知识、培养能力、提升素质。

（2）过程性原则。在教学过程中，不仅要重视问题解决的结果，更要重视问题解决的过程，只有将结果和过程有机地结合起来，使学生通过对问题进行系统完整的分析、讨论、解决，才能促进自身临床思维和实践能力的不断提高。

（3）开放性原则。PBL 教学要取得良好的教学效果，必须在教学时间、教学空间、教学方法和教学评价等方面具有较大的开放性。通过师生之间、学生之间，课内课外的对话研讨、多向互动，促进学生把基础与临床及相关学科知识有机地联系起来，培养判断推理、辩证思维、沟通交流和团队协作的能力。

（4）体验性原则。PBL 教学模式强调学生的主动参与、亲身体验和内心感悟，这些体验和感悟将会内化为学生个人的品质、能力和经验，并给学生带来自信心和成就感。因此，在 PBL 教学过程中，教师的核心任务在于引导并促进学生成为积极的自主学习者。

（四）床边教学法。

床边教学（Bedside teaching）就是在实际病人床旁进行教与学的过程。床边教学时均以小组形式进行，每组学生人数一般不超过 10 人。

1. 教学运用

床边教学法是世界各国医学院校对实习生和低年资住院医师实行的重要教学方法，是学生从课堂理论有效地过渡到临床实践、提高临床能力的关键，对培养具有高素质的未来临床医师发挥重要作用。其基本教学程序为：教师根据教学进程带领学生选择合适的临床病例；教师带领学生检查病人、询问病史；

教师结合临床病例及病史引领学生进行分析讨论，提出病人诊断、鉴别诊断及其依据，并提出处理方案；教师引领学生对整个病例观察、分析、诊断，最后确定诊断方案。

2. 教学基本原则

（1）基础理论与临床实际相结合，具体病例具体分析。床旁教学过程中，医学生最常遇到的现象是临床病人所患疾病与书本上的理论病症不完全一致。临床病人个体差异显著，教师必须灵活采用带教方法，引导学生归纳、总结，提炼出理论知识和临床经验的精华，使出"画龙点睛"的本领，让学生便于记忆、分析理解、掌握和运用。尽量利用临床实际病种、病例扩大医学生的知识面，培养医学生临床分析问题与解决问题的能力。而对于学生应该学习而未能及时遇到的病例，应采用电教或模拟病人等方法解决。

（2）利用实际情境渗透医德教育。床旁教学是在实际病人床旁进行的教学，是实施医德职业教育的最好场所。因此，教师要树立医务工作者的崇高形象，严格医德医风教育，在实际床旁教学过程中实施医德职业精神的培养，完成医德教育。

3. 教学基本要求

（1）选择经验丰富的临床教师。上课教师应为具备多年临床经验的主治医师。

（2）选择典型的临床病例。病例是搞好床边教学的基础，如果不加选择地"巡视""挨个看"，容易使学生对辨证论治、理法方药的整个认识过程淡化和泛化，不利于强化和深化。因此，要选择符合教学要求的病例，并做到知情同意，取得病人支持。

（3）合理利用现代化教学辅助手段和相关医学资料。教师除课前认真备课外，平时还要注意典型病例的积累，特别是典型病例的症状、体征、影像学资料、图片、辅助检查等资料的积累，为上好床边教学课做病例储备。

（4）确定科学合理的教学目标。床边教学过程中要努力实现三个主要医学教学目标，重视临床基本技能掌握；重视临床交流技能的培养；重视临床思维方法的训练。

如今，现代床边教学广泛适用于临床课间见习、教学查房、生产实习等临床教学活动，它弥补了传统课堂教学和实验教学不能提供临床真实操作情境的不足，已成为临床教学过程中不可替代的医学教学方法。

（五）医学模拟教学法

医学模拟教学（Simulation based medical education，SBME）是教师为实现一定教学目标，以高科技为基础，以模拟临床实际情况为前提，以实践教学、情景教学和一体化教学为特征，让学生获取医学知识，掌握临床基本技能的一种医学教学方法。

1. 教学运用

医学模拟教学方法最早使用源于解剖学的兴起，经历了以基础解剖模型应用为主、局部功能性模拟参与教学、计算机交互式训练模型的兴起与应用、生理驱动型模拟的诞生、虚拟培训系统的兴起等五个阶段。随着现代医学教学内容的不断拓展和现代制造工艺、电子信息技术水平的不断提升，医学模拟技术在教学过程中也得到了广泛使用，主要有实物模拟、视屏模拟系统、智能人模拟系统、虚拟触觉模拟系统等不同类别的教学模型，而且真实模拟病人也开始广泛应用到临床教学。随着美国、英国、德国等发达国家广泛推行和不断深化模拟教学，我国也逐步与国际接轨，目前许多高等医学院校及其部分临床教学医院等陆续建立了临床技能中心、医学教学模拟中心等医学模拟教学基地，并取得了令人满意的效果。

2. 教学基本要求

（1）严格的带教要求。教师应具有丰富的临床经验和带教经验；制订翔实的教学计划和训练指导；积累并总结归纳代表性病例，结合临床理论知识加以拓展与深入；熟练掌握各种模型、高级模拟人系统等操作规程；教师要善于设计训练过程，激发医学生学习情绪和学习兴趣，以达到最佳的互动教学效果。

（2）严格的医学生临床技能训练要求。医学生要认真预习训练课内容，掌握相关理论知识，熟悉训练指导要求的课程内容和操作的步骤；各小组根据见习指导要求在训练前讨论制订训练计划，合理安排训练顺序、分工等；课后认真总结，主动提出一些建议和意见，请老师分析与总结，完成一些重要训练的试验报告、心得体会等，进一步巩固理论知识学习。

现代医学模拟教学在教学过程中突显出时间方便、可调节、无风险、可重复、可记录、过程可控、有助于少见病或罕见病例的学习等优势，是理论讲授和床旁教学的重要补充和延伸。

第二节　临床教学

一、临床教学概述

临床教学应该在临床医疗活动中进行，而且学生必须接触病人，只有将医学理论与医疗实践紧密结合，才能真正地历练成为医生。

（一）临床教学的由来

临床教学最早起源于文艺复兴时期的欧洲，当时欧洲的医学教育还处于奉经典为教条的阶段。教师仅在课堂上描述疾病和病人的情况，不让学生接触病人；学生只要背诵理论知识，笔试和口试合格，即可获得毕业证书和执业证书，继而成为医生。但是，一些人文主义者认识到这种脱离临床实践的教学方法阻碍和限制了医学的发展，他们提出面向病人进行医学教学（即临床教学），重视临床实践的观点。

意大利的蒙塔那斯认为医学教学的源泉来自病人，"要学习，只能访视病人"，并率先在帕多瓦大学开设临床医学讲座。1658 年，希尔维厄斯在荷兰的莱顿大学，以十二张病床的诊疗所作为临床教学基地，正式开设临床医学讲座，结合病人进行教学。而 18 世纪莱顿大学的布尔哈夫被认为是真正把临床教学法确定下来并使之发扬光大之人，被后人尊为近代临床教学的先驱。据载，布尔哈夫是一名杰出的临床医学家、出色的演说家与教师，声誉遍及整个欧洲，许多学者云集于他的门下，当时他充分利用仅有的十二张床位（男女病室各有六张病床），以病房为课堂，率领学生在床边教学；以病人为教学对象，询问病史、检查体征、分析病情、判断预后。此外，他结合尸体解剖，向学生传授如何分析病理变化与症状之间的关系；并将体温计、放大镜等应用于临床，检查病人的体温和血液、分泌物以及排泄物。通过这种方式，布尔哈夫培养了大批优秀的临床医学家，为欧洲的临床教学树立了典范。后来，维也纳医校的斯维登继承了布尔哈夫的传统，并且把临床教学建立在更加完善的观察基础上，有力地推动了当时医学的发展。

随着欧洲医学的发展和地区间交流的增多，临床教学的理念陆续传播到北美洲、亚洲、非洲等地区。目前，临床教学已经是医学教学的重要支柱。医学本科生近 50% 的教学活动发生在临床教学背景下。

（二）临床教学的特征

临床教学与课堂理论教学在教学环境、教学组织、教学方法、教学形式、师生关系教学管理及教学评价等方面有着明显的差别。

1. 教学环境的复杂性

课堂理论教学所用教室的结构比较简单，基本构造都比较相似，但临床医学实践教学所在的医院结构、设施、学习场所各不相同，不同科室有不同的构造，手术科室和非手术科室也有着相当大的区别；课堂理论教学过程中医学生主要与教师接触，而临床教学过程中，医学生要与不同方面的人进行接触，如教师、护理人员、技术人员、辅助人员、病人、病人家属及专业陪护人员等。此外，医学生还要不断轮转科室，不断更换工作学习环境。因此，临床教师要充分考虑临床教学环境对医学生学习的影响。

2. 教学组织的灵活性

临床教学过程中，医学生服务和学习的对象是流动的，病人治愈后迅速出院，随即又收治新的病人，面对不断变化的病人，临床教师的教学组织准备工作相对于课堂理论教学而言要难得多，教师必须保持一定的灵活性，根据情况的变化，合理调配并灵活安排教学内容、教学方法、教学对象和教学设备等。经常要做好预案工作，一旦情况发生紧急改变，要及时进行必要的调整，确保临床教学的顺利开展。

3. 教学方法的多样性

课堂理论教学的一些常用方法如讲授法、讨论法、演示法等在临床教学过程中均可使用，但这些并不能满足临床教学的需要，还必须运用其他丰富多样的教学方法，如教学查房、专题报告、经验教学法、带教法等。在临床教学过程中，教师要根据实际情况，综合采用多种教学方法，以提高临床教学的质量。

4. 教学形式的直观性

课堂理论教学主要依靠教师用生动的语言去描绘，并引导学生去理解掌握，而临床教学则是在真实的教学环境中进行，学生可以亲自去观察、思考、获取信息，这就使临床教学更为直观、也更为生动。教师必须结合具体的临床病例，采取丰富多样的直观教学方法和手段，充分发挥临床教学的直观性、生动性的特点，让学生获得尽可能真实的临床体验，充分提高医学生的学习兴趣，增强学生的科研能力，提高创新水平。

5. 师生关系的密切性

课堂理论教学中由于空间的分离，师生交流时间相对较短，而且交流方式以单向交流为主，师生之间了解较肤浅；临床教学过程中，因有共同的服务对象，师生交流时间相对较长，而且交流方式以双向交流居多，更多的是面对面的交流，因此师生关系较为密切。这有利于教师根据学生的实际情况开展个性化教学，根据学生的知识和能力水平给予针对性的指导。医学生也能根据教师的要求及临床实际工作情况来调整自己的学习目标、学习方法和技巧。由于面对面的交流占优势，师生之间必须重视建立良好的关系，一旦师生关系紧张，甚至恶化，就须及时进行调整，否则将会严重影响教学质量。

6. 教学管理的细致性

课堂理论教学阶段学生相对集中，学习行动一致性强，教学管理比较便利；而临床教学阶段学生分散在不同科室的病房或门诊，学习内容、学习方法和学习时间各不相同，教学管理难度较大。因此，临床教学阶段的教学管理要仔细耐心，要加强巡视，要发挥临床一线教师和科室教学管理干部的管理职能，要将管理权限下放到教研室、科室和一线教师手中，以确保教学秩序的稳定和教学质量的提高。

7. 教学评价的综合性

课堂理论教学的评价主要依靠综合评估，即集中进行考试，评价人比较单一，以任课教师为主。临床教学的评估既要有综合评价，还必须有对学生临床操作技能、工作水平、劳动纪律、医德医风的过程性评价，可以通过实习手册的记载，来评定学生的学习态度、学习过程。既要评价医学生的知识，也要评价医学生的技能，还要评价医学生的素质。评价人可以是医师、护师、同学以及病人。

（三）临床教学的目标

我国临床医学教育的目标符合《全球医学教育最基本要求》和《本科医学教育标准——临床医学专业（试行）》，即经过系统的临床实践学习促使医学生在知识、技能、素质三个领域都能得到全面发展，逐步成为称职的医务工作者。

1. 知识领域

临床教学在知识领域的目标主要包含两方面的内容：其一，掌握基本理论知识；其二，运用基本理论知识来指导临床实践，即用批判性思维分析问题、解决问题，制定诊疗方案等。

（1）掌握基本理论知识。医学生在临床理论学习阶段已完成了公共基础课、医学基础课、医学桥梁课和临床专业课程等各学科理论知识的学习，为临床医学实践打下了坚实的基础。在临床实习过程中，医学生将所学的理论知识用于实践，在实践过程中去验证和巩固这些理论知识，同时医学生还会接触到许多教科书上没有的新知识，通过临床医学实践可以不断完善甚至更新自身的知识体系。

根据国际医学教育标准，医学生应获得以下知识：基本掌握生物科学、行为科学和社会科学的有关知识和方法，并能够用于指导未来的学习和医学实践；掌握生命各阶段人体的正常结构、功能和心理状态；掌握人体生命各阶段各种常见病、多发病（包括精神疾病）的发病原因，认识到环境因素、社会因素及行为心理因素对疾病形成与发展的影响，认识到预防疾病的重要性；掌握人体生命各阶段各种常见病、多发病的发病机理、临床表现、诊断及防治原则；掌握基本的药理知识及临床合理用药原则；掌握正常的妊娠和分娩、产科常见急症、产前和产后的保健原则，以及计划生育的医学知识；掌握健康教育、疾病预防和筛查的原则，掌握缓解与改善疾患和残障、康复以及临终看护的有关知识；掌握临床流行病学的有关知识与方法；掌握常见急症的诊断、急救处理原则；掌握祖国传统医学的基本特点，了解中医的辨证论治原则；掌握传染病的发生、发展、传播的基本规律和常见传染病的防治原则。

（2）运用基本理论知识。医学生不仅要掌握大量的基本理论知识，更重要的是要掌握运用这些基本理论知识去解决临床问题的能力，这是临床教学的重要目标之一。然而，医学生初进临床时并不善于运用所学的基本理论知识去解决所遇到的临床真实问题，因此临床医学实践指导教师要努力将医学生放到真实问题的情境中，通过行之有效的教学方法来培养医学生这方面的能力，如教学查房、案例讨论等。医学生在临床医学实践中通过反复多次的分析问题、解决问题的训练，能充分促使批判性思维能力得到有效的训练和发展，对于他们在临床医学实践过程中，根据收集到的有效信息进行分析、评估，从众多可行的诊疗方案中选择出最佳的诊疗方案是大有促进作用的，这就是临床教学的最终目标之一。因此医学生在临床医学实践过程中应主动参与诊疗方案的制定工作，主动思考，主动决策，不要人云亦云，"不唯上""不唯书"，要相信和培养自身的决策能力及水平，尽快提高自己运用基本理论知识去解决临床实际问题的能力。

2. 技能领域

知识在理论课教学阶段可以打下坚实的基础，而技能则更多的是靠在临床医学实践阶段去学习、训练和提高。在临床实际工作中，一个合格的医生不但要有丰富的基本理论知识，还必须具备熟练的操作技能、娴熟的医患沟通与交流技能、运用循证医学的原理进行医学实践和完善诊治方法的能力。

根据国际医学教育标准，医学生应获得以下能力：具有全面、系统、正确地采集病史和规范书写病历的能力；具有系统、规范地进行体格检查及精神检查的能力；具有较好的临床思维和表达能力；掌握内科、外科、妇科、儿科等各科常见病、多发病的诊疗常规及常用临床操作规范；具有常见急症的诊断、急救及处理能力；具有根据具体情况选择使用合适的临床技术，选择最适合、最经济、合乎伦理的诊断、治疗方法的能力；具有运用循证医学的原理进行医学实践，完善诊治方法的能力；具有与同人、病人及其家属进行有效交流和合作的能力；具有利用各种信息资源和信息技术进行自主学习与研究的能力；具有对病人和公众进行有关健康生活方式、疾病预防等方面知识宣传教育的能力；具有较强的外语交流和阅读能力。

（1）操作技能。操作技能是指在不同的条件下，以适当速度熟练、稳定、持续进行某种操作的能力，主要包括病史询问、体格检查、病历书写、辅助检查资料判读、手术基本操作、急救技术和各类穿刺操作等。操作技能的培训需要不断地练习和反馈，而临床医学实践正是能够为医学生提供大量的训练机会，并给予足够的及时有效的反馈。操作技能培训时要注意培训内容的全面性和均衡性，不能只重视手术基本操作、急救技术和各类穿刺操作，而忽视病史询问、体格检查、病历书写、辅助检查资料判读等更基本的操作技能，要充分认识到这些基本操作的重要性。近年来，各高等医学院校加强了临床技能训练实验室的建设，医学生在实验室内反复训练各种操作技能，达到熟练的标准后，在教师的指导下在真实病人身上进行操作，这样可增强学生操作的自信心，进而提高操作的成功率。

（2）医患沟通与交流技能。医学生在临床医学实践过程中和今后的临床实际工作中，不可避免地要和许多人进行交流，面对这些来自不同文化背景、不同家庭、不同知识层次的人群，医学生必须具备良好的沟通与交流技能，否则会对其工作水平和质量的提高造成显著的阻碍。医患沟通与交流技能涉及行为科学与社会学方面的知识，包括言语行为（如说、写），还涉及非言语行为（如面部表情、身体姿势和触摸等）。为了提高医学生的医患沟通与交流技能，临床医学实践指导教师应指导学生与患者建立起良好的医患关系，与其他专业人士及同学之间建立起相互协作的关系。

（3）合理运用循证医学的原理。循证医学又称实证医学、有证医学等，其含义为：有目的、正确地运用现有最好的科学依据来指导患者进行治疗。它是一门通过正确利用及合理分析临床资料来制定医疗卫生决策，规范医疗服务行为，从而提供经济、高效医疗服务的科学。循证医学包含三大要素，即搜集最新最好的科学研究依据；熟练的临床经验；就诊病人的特殊情况。只有将这三个要素有机地结合起来进行综合考虑，临床医师和病人才能在诊断和治疗上获得共识，达到最佳的治疗效果。

医学生通过临床医学实践教学，掌握循证医学的概念、方法及其应用，扩展思路，获得新知识、新理论和新技能，有利于在临床基础和临床科研与实践中引入或开展循证医学的研究，提高临床科研和临床实践的水平。

3. 素质领域

素质领域是指医学生信念、价值观、态度、气质等综合素质的养成，是临床医学实践教学的另一个重要目标领域。在临床医学实践过程中，医学生应逐步树立科学的世界观、人生观和价值观，逐步培养严谨的工作作风和团队协作精神，逐步培养良好的医德医风。

根据国际医学教育标准，医学生应获得以下素质：树立科学的世界观、人生观和价值观，具有爱国主义和集体主义精神，愿为医学科学事业发展贡献力量；树立关爱病人的观念，尊重病人人格，保护病人隐私，坚持以预防疾病发生、减轻和驱除患者的病痛为己任，认识到提供临终关怀的道德责任；充分认识医患沟通与交流的重要性，并积极与病人及病人家属进行交流，使其充分理解和配合诊疗计划的制订与实施；树立成本效益观念，注重合理用药，选择合理的诊治方案，充分掌握公平有效分配和合理使用有限资源的原则，充分利用可用资源达到康复的最大效益；树立终身学习观念，充分认识到不断自我完善和接受继续教育的重要性；树立正确的医学伦理观念，尊重个人信仰，尊重每一个人，理解其人文背景及文化价值；树立实事求是的科学态度，对超出自己的业务能力而不能有效安全处理的医疗活动，主动寻求其他医师的帮助；始终将病人及社区的健康利益作为自己的职业责任；具有创新精神和敢于怀疑、敢于分析批判的精神，具有为新知识产生、新技能发现做出贡献的意识；尊重同仁，树立团队意识；树立依法行医的观念，学会用法律保护病人和自身的权益。

二、临床教学的实施

临床教学有多种模式，如病床边教学、门诊（或急诊）和手术室内教学、模拟教学等，无论采取哪种临床教学模式，临床带教（简称"带教"）都是实施临床教学的重要方式，带教的质量决定临床教学的效果。在带教过程中，教师指导和训练学生、帮助和促进学生进步；学生在此过程中逐渐树立了自信心，获得了应用所学知识和技能独立为病人进行诊治的临床能力。

（一）临床带教教学法

医学生在实习教学过程中的某一段时间内固定由一名教师给予指导的形式称为临床带教老师制，这种教学方法称为临床带教教学法，在当前的临床教学中占主导地位，对指导教师的要求比较高，教师在完成自身临床医疗工作的同时，还要对所带学生给予细致的指导，包括理论知识和临床技能，以及沟通和交流的技巧都要进行系统的传授。

1. 临床教学中教师的角色定位

要达到成功带教的目的，教师和学生间必须相互信任和尊重，教师应该对带教工作饱含热情，期待学生成功、明确学生的需求、积极为学生提供临床实践的空间和机会、肯定学生的努力、鼓励学生的正确做法并指正他们的错误和偏倚。

（1）渴望学生成功，热情对待临床带教工作。只有渴望学生成功的教师，才能真正主动地、尽职尽责地完成带教工作，这是保证临床带教工作顺利进行的先决条件和关键因素之一。因此，带教教师一定要充分认识到临床教学工作的重要性，把培养合格的医学生作为责无旁贷的任务执行。

（2）明确学生需求和不足。只有明确学生的需求和不足，教师带教工作才能有的放矢。在带教中，教师可以通过提问目标性问题和审阅学生笔记等方法，探索学生已经掌握的知识和经验，借此明确已知和未知的需求及不足，增加双方共享的知识并减少未知的知识。

（3）帮助和指导学生学习。因为临床教学的不可预计性和时间所限，教师要帮助学生，使学生在短暂的时间内学习到最重要和最贴近主题的知识；同时，作为医学领域的专家，为学生提供必要的指导，把学生训练成为具有一定临床能力的医生。

（4）具备渊博的知识。为了很好地完成带教工作，并把广泛的知识和技能传授给学生，教师不仅需要精通医学知识，还必须具备广博的人文知识、社会知识、有关学生的知识、甚至流行病学和人口统计学知识等。教师拥有大量的有关学生的知识，有助于帮助教师尽早明确学生的需求和不足，了解学生的能力和水平，使他们能精确预计学生在何时、何地、最可能犯什么错误，以及如何有效地帮学生改正错误。

2. 选择合理的临床教学方法

在临床教学中，教师即使具备上述条件，但如果教学方法不合理，也不能保证临床教学工作顺利进行。所以需要提供给教师科学、合理的临床带教模式。微技能模式是高度组织和构建的、能保证时间受限的情况下临床教学的高效实施。

3. 保证带教工作高效实施

若要在有限时间内完成高效的带教工作，就必须通过预先计划和高度组织构建。在临床教学中，适当地运用微技能模式就能达到所需的效果。

微技能模式通常采用逐渐递进的方式，一般包括以下 5 个步骤。

（1）让学生清楚表达他的诊断或下一步计划。学生向教师提交病例后，教师不要做出任何先发制人的评论，但教师可以通过提问来启发学生，例如，这个病人最大可能的诊断是什么，你所获得的最重要的信息是什么，你想知道的补充信息是什么等，以达到促进学生自己提交诊断或计划的目的。

（2）探索学生的临床推理过程，了解学生的知识差距。当学生独立提交诊断后，下一步就是探索学生做出这一诊断的临床推理过程，以确定他们的知识差距。教师依旧可以采用提问式的方式进行启发。例如，支持你得出这样的诊断的依据是什么，帮你排除其他诊断的数据或结果是什么等，这样有助于明确学生给出这一诊断的理由，即他的临床推理过程，并了解学生的知识差距。

可见，前两个步骤使教师基本明确了学生的需求和不足，为接下来提供可以再利用的一般原则及恰当的反馈奠定了基础。

（3）传授一般原则。教师的职责就是教授与学生理解水平相当的有关病人的可传递且可再度利用的原则，即一些能用于类似病例的一般规则，在这些一般原则的帮助下，学生可以把以往的学习经验应用到现在的医疗实践中。同时，在某些特殊病例中参照不典型例子的讲解可能有利于在教学中加入亮点，吸引学生关注，为以后遇到类似的问题提供借鉴。

（4）巩固正确的表现。这个过程是对学生的一种正反馈的形式，通过巩固学生正确的表现，可提高他们永久记忆这些信息的机会。而且，在纠正错误前给予正反馈可以保存学生的自尊心和自我肯定，使纠错过程更易被接受。

（5）纠正错误。通过以上步骤讨论，当学生意识到自己的错误时，如果允许他们自己先纠正错误，则学生更容易接受纠错过程。教师可仅利用建议的形式提供指导性的反馈，进而帮助他们改正错误即可。

（二）临床经验教学法

临床经验教学法是指教师指导医学生从临床实践经验中学习和积累知识，其实质是从实践过程中汲取知识，并非从听课或读书中获得知识。临床经验学习法的最大特点是医学生的积极实践，医学生是真正的主体，医学生可通过亲自实践从临床实际工作中获得直接经验。随着相关法律和制度的健全与实施，医学生直接进行临床实践的机会相对减少，但仍然能够通过经验学习法学习和掌握临床基本技能。

经验学习不是一个自发的过程，而是一个需要严谨设计的过程，学习者可在这一过程中得到较大的收获。经验学习法的过程包括：医学生参加某项临床实践、医学生的回忆、小组讨论和反馈、总结经验并提出本次经验对下一次临床实践的指导意义。

经验学习法不仅仅包括实践过程本身，还包括一系列评估和反馈过程，主要有以下内容：医学生回忆在临床实践过程中的表现，包括整个工作过程、规范化程度及存在的错误等；小组讨论和反馈，即实践者主动说出自己的切身感受，然后由小组同学集中对实践过程进行评估；总结经验，即根据小组的讨论和反馈，在教师的引导下对本次临床实践总结出一些切合临床实际的经验或教训，而且教师要指导医学生如何利用这些经验来指导下一次临床实践。如此循环往复，通过不断积累，医学生的经验才会越来越丰富。

（三）临床小讲课或专题讲座

临床小讲课或专题讲座是指在医学生实习过程中，根据教学大纲和实习计划的要求，适当安排一定学时的小组课堂教学，教学地点可以在标准的教室，也可在病房的小教室进行。

小讲课或专题讲座与大课有明显不同，大课讲授主要是以学科类别划分并按照常见病、多发病等分疾病进行的，更多的是传授经典理论知识给医学生。小讲课或专题讲座是以某一个典型症状或体征为主题，进行横向联系，教会学生如何分析和思考临床实践过程中遇到的问题；也可以是学科在某一个方面的研究进展，以开拓医学生的思维空间。小讲课或专题讲座不能同大课内容重复，应该是大课内容的补充和延伸。在实习阶段，小讲课或专题讲座的安排要适度，学时不能太多，以每周安排 1 ～ 2 次为宜，每次控制在两个学时以内，原则上一周不要超过 4 个学时，否则就会误导学生只注重理论知识的学习，而忽视临床实践过程的训练。另外，在分组进行的实习教学过程中，要注意小讲课安排的稳定性，不能在不同的实习组随意安排小讲课或讲座的内容，要保证教学的均一性和公平性。

（四）教学查房

医护人员每天的日常工作之一就是查房，查房的目的是进一步明确和调整对病人的诊断、治疗、辅助检查的选择和护理；医护人员通过查房能及时了解病人病情的变化、发展和转归。临床实际工作中有多种查房，如医疗查房、护理查房、教学查房。医疗查房按主持查房教师的职务职称分为住院医师查房、主治医生查房和教授查房。教学查房的过程与医疗查房有较大的区别，主要在于教学查房是结合现实的病例指导学生掌握该病种或诸多病种的诊断和治疗原则，教学查房的病例要根据临床教学的需要，有意识进行选择，教师要做好充分的准备，准备好总结材料，确保教学目标的充分实现。

教学查房的基本过程如下：由负责教学查房的教师（主治医师及以上人员）根据教学目标选择合适的病例，全体医学生和住院医师参加；由负责管床的医学生汇报病史摘要，可用中文或英文，然后安排重点体检，在住院医师进行补充后，负责查房的教师指出病史汇报和体检的不足；所有参加教学查房的人员回到病区的小教室对疾病的诊治进行讨论，以医学生为主，负责教师只起启发、引导和补充的作用；最后由负责查房的教师进行小结，小结时可对某一个方面的问题进行重点补充或讲解。整个教学查房过程一般在 1 小时左右，最好不超过 1.5 小时。

（五）病房病例讨论

病房病例讨论是指对病房内现有的典型病例、疑难病例或死亡病例进行分析和研究，并总结出诊断和治疗上的成功经验和失败教训。一般情况下，由管床医生具体介绍病例的基本情况，即病史小结、诊断和治疗的计划与实施过程，对此上级医生可适当进行补充，然后所有的医生和医学生一起进行讨论，各抒己见。通过病房病例讨论可以帮助医学生更全面地理解疾病，并且能够对疾病的诊断、治疗和预后进行正确的评估和判断，有助于提高医学生的临床思维技巧和思维水平。

（六）模拟教学

医学教学内容可以大致分为理论教学和实践教学。在医学生成长阶段，早期主要通过理论教学实现对医学知识和经验的灌输、理解、记忆，而后期主要通过实践教学来完成对临床思维、技能和实际临床工作能力的培养和训练。理论教学不能替代，也不能减弱实践教学。

临床技能的训练应该经过从模仿到实际操作的过程，这都需要操作的对象。从理论角度来讲，医学生最好的学习对象是病人或真实的人体，但是随着社会的进步和相关法律的实施，在病人身上学习和训练临床技能出现了越来越多的困难与弊端，主要表现在以下三方面。

（1）不符合道德伦理要求和病人的利益。临床操作大部分是有创性的，都有可能对病人产生一定的危害，存在着一定的风险，如果让医学生在操作不熟练、不规范的情况下直接在人体上进行，那就有可能会损害病人利益甚至危及病人的生命，这就完全违背了治病救人的医疗宗旨。

（2）不符合相关法律法规要求。世界绝大多数国家制定了相应的法律法规来规范医疗行为，以达到尊重人权、维护病人合法权益的目的。根据相关法律规定：临床医生必须通过严格的执业资格考试，取得执业资格后，才能开展各类操作，特别是各种有创性的临床操作。我国目前的医学教育现状是：五年制本科生在毕业一年后才能参加执业医师资格考试，研究生在毕业当年可以参加医师资格考试，考试结果在第二年才能出来。因此医学院校的大多数毕业医学生要在工作一段时间后才能顺利取得执业资格证，才能以合法的身份从事一些有创性的临床操作，这会对当前医学生的在校教育质量产生一定的负面影响。

（3）不利于提高临床教师的带教积极性。随着社会民众法制观念的增强，各种原因引起的医患纠纷日益增多，社会对医疗服务的高风险性和医学技术的有限性认识不足，在医疗纠纷协调和处理过程中，各类媒体和社会民众的同清心往往偏向"弱势"的病人一方，在这种不利形势下，临床带教教师对于指导学生在病人身上进行临床技能操作，将要承担更多更大的风险。临床带教教师在实际工作中，往往为了规避风险，只能减少甚至不提供医学生临床操作训练的机会，这明显不利于提高医学生的临床操作教学质量。

为了解决这一矛盾，国际和国内医学教育界都在思考对策。近20年来，在材料技术和计算机技术飞速发展的带动下，医学模拟技术日趋成熟，医学模拟教学也逐步成为最重要的教学方式之一。相对传统的临床医学实践教学方法而言，医学模拟教学具有以下特点：

①操作的相对真实性：模拟教学设备通过颜色、声音、动画等创造出接近真实的临床工作环境和病例，医学生在模拟设备上进行操作，可以得到与在真实病人身上进行操作基本相同的体会。

②操作的可重复性：病人的病情是千变万化的，现在有的症状或体征，一段时间后可能会消失，或出现新的症状或体征。模拟教学设备所模拟的情景则是不变的，每种设备所模拟的症状或体征是能够不断重复出现的，而且在不同的时间，不同学生进行操作训练时，也不会发生变化。

③操作的高安全性：模拟教学设备可以让多个医学生在不同的时间内进行反复训练，医学生无须担心操作失误会给"病人"带来痛苦甚至伤残，使医学生在训练时可以放开手脚，以轻松自然的心态去圆满完成操作训练。

近年来，随着我国高等医学教育的发展，医学院校紧跟国际医学教育潮流，掀起了建设医学模拟教学实验室或医学模拟培训中心的高潮。在建设模拟教学实验室的基础上，医学院校正逐步对医学实验课程进行改革，在保持传统教学内容的同时，开设专门的临床操作训练课程和临床思维训练课程，大大提高了教学效果。

三、临床教学中学生临床能力的培养

临床能力是指学生在医疗活动中适当而有效地执行一系列任务或者扮演某个角色的能力，包括临床推理、临床技能（又称诊疗技能，包括临床操作技能和沟通交流技能等）和临床态度三个方面。其中，临床推理是基于病人的大量数据（包括病史、体格检查所见、实验室数值、治疗反应等）以及医生的知识和经验，所得出的有关病人健康或疾病状态的一系列推论的过程。在临床教学中，学生可能会对某一病例给出多种诊断，临床教学的目的之一就是依据病理生理学的知识排除不正确的、保留相对正确的诊断，即临床推理的过程，临床推理能力的获得可以帮助学生认真思考和提高他们解决问题的能力，是临床教学的主要目标之一。

（一）临床能力的评估

临床能力评估是多方面的，包括知识、技能和态度等多种、复杂的特征和行为的考评。

1. 客观、有效地评估学生的临床能力

在临床能力评估过程中，学生运用他们掌握的知识分析病人的相关数据，完成特定的任务，并根据所获得的信息为病人制订出最贴切的诊疗方案。因此，单独通过一次考试很难达到临床能力的评估，必须建立一系列考试用以评估学生各方面的临床能力。这一评估手段必须是有效且可靠，并能效仿实际任务的。评估系统也必须是客观且能够提供形成性评价的。

20 世纪 70 年代，Harden 介绍了基于学生采集病史、体格检查、临床操作、沟通和交流据、分数析、实验室检查或影像资料等方面的表现来综合评估学生临床能力的客观结构化临床考试（OSCE）。在此评估过程中，不仅系统地评估临床技能，同时也很好地考核和评估了临床推理能力和临床态度。因此，OSCE被大多数医学院校采纳，作为考核学生临床能力的最主要手段。

2. 典型的 OSCE 格式和评估范围

OSCE 已经被接受为一种有效的、可信的和实践性强的评估方法，广泛应用于本科生和硕士生的临床能力评估。最近，它也被应用到一些地区的执业医师考试中。

OSCE 包括若干组成部分，要求学生完成每一部分特定任务。例如，展示临床查体的技能、完成一段简短的书面评论或解释临床检查或实验室结果等，每一部分时间限制在 5 ～ 10 分钟，考官在每一部分根据学生的表现打分；各部分分数比率大致为：病史采集 30%、体格检查为 30%，实验室检查为 20%，解释部分为 20%。这些部分可以笼统地归纳为步骤环节和问题环节。在步骤环节，学生要采集病史或做体格检查；在问题环节，教师针对病人的病史、检查和检验结果、诊疗方案等提出多个问题，要求学生逐一回答。

在此评估过程中学生对图表的解释能力、数据的分析能力、对待病人的态度、沟通和交流能力、外科器械和其他医疗工具的使用以及标本和教学模拟器具应用的熟练程度等临床技能、临床推理和临床态度等有关临床能力的各个方面均被评估。

（三）临床操作技能的传授

1. 临床操作技能是知识、态度和行为的统一体

按照 Bloom 分级，临床操作技能属于精神运动的范畴，但若要安全而有效地进行临床操作，知识是绝对的前提；态度和行为也是临床操作技能的关键组成部分。后者主要包括向病人讲解操作的性质、实施操作的必要性、临床操作潜在的风险、对病人病情的理解和同情等。尽管知识、态度、技能的重要性依靠操作的性质和病人的背景而不同，但这三项对于教学是同等重要的。学生只有认识到临床操作技能是三者的有机结合，才能深刻理解临床操作技能，才能认真学习。

2. 临床操作技能的分类

临床操作技能分为三个级别：基本临床操作技能、选择性临床操作技能、不需要和不被推荐的临床操作技能。基本临床操作技能包括一般常用临床操作技能（如静脉穿刺、胸腔穿刺、腹腔穿刺和腰椎穿刺等）和关键的救命性质的临床操作技能（如心肺复苏），学生必须准确无误地操作这些基本技能；选择性临床操作技能趋于要求专业学生掌握；而不被推荐和不需要的临床操作技能被认为由学生操作是不适合或不安全的，例如，尽管肾活检被认为是内科医生的选修技能，但不允许学生从事这一操作。

3. 临床操作技能的传授方法

高度组织的临床操作技能教学方法建立于教育学原则上，是科学、有效的方法，主要包括两种。

（1）将临床操作分为若干组成部分。因学生难以正确掌握复杂的临床操作，可以把主要步骤分成若干组成部分，这样既有助于学生理解和实践，使学生更愿意进行操作，又方便教师讲解复杂的临床操作过程。例如，气管插管可以分为如下若干部分：识别适应证、准备插管器具、预防风险和监护、摆放病人体位、了解气道的正确解剖结构、介绍人工气道、确认人工气道的位置、固定人工气道，这样的分级方法有助于保证每一步骤正确进行。

（2）在教育目标分类的基础上传授临床操作技能。具体步骤为学生掌握技能的认知部分，如适应证、禁忌证和注意事项等；教师展示确切的操作过程，但不做口头描述；教师重复操作过程并用语言描述每一步；学生向教师描述操作步骤；学生进行实际操作。在这种有顺序的教授过程中，教师要仔细观察学生的操作并及时提供反馈，必要时予以纠正错误操作和巩固正确步骤，并允许学生重复操作直至达到所需熟练程度。

4. 认识学生学习临床操作技能的障碍

（1）缺乏学习动机。多由教师对临床操作技能重要性的强调不足引起，因此教师在教学过程中要加强临床操作技能重要性的阐述，增强学生的学习动机。

（2）对某一临床操作强烈和持久的错误印象。教师应反复地巩固和反馈，以帮助学生清除错误印象并进行正确的操作。

（3）内在无能力。这可能是学生缺少适当的神经肌肉或视觉和谐所导致，要正确认识学生表现的极限，保存学生的自尊心和道德心，指引他们走向成功。

（4）从实习或模拟环境向现实情景转换困难。这种情况通常发生在实习或模拟环境与实际情况相差较大时，可以通过在真实环境中实习操作技能或通过逐渐转换来实现。

5. 教授临床操作技能的注意事项

（1）要从已知向未知发展，新的知识和技能应该构建在原有的知识和技能之上。

（2）强调临床操作技能中知识和态度的重要性。

（3）从较安全的临床操作开始教授和实践。

（4）允许学生用充分的时间去熟悉设备。

（5）充分认知学生的能力和需求。

（四）沟通和交流技能的传授

医生与病人的沟通和交流是医疗中病人预后的一个重要决定因素。因此，沟通和交流技能训练是医学生临床教学中的一个基本组成部分。

1. 沟通和交流技能在医疗工作中的重要性

（1）医疗中缺乏沟通和交流可带来严重后果。在医疗过程中缺乏沟通和交流可导致病人不依从治疗和处方，直接导致不必要的入院、额外就诊、发病率和死亡率的增加；而沟通和交流质量低下也引发众多医疗纠纷，进而给病人带来不良后果。因此，医学生有必要掌握沟通和交流技能，为将来成为拥有爱心的医生奠定基础。

（2）良好的沟通和交流大有益处。良好的沟通和交流可显著提高病人预后，有助于获得更丰富的数据，而高质量的广泛数据有助于提高诊断的精确性；良好的沟通和交流还可带来众多社会益处，包括病人更满意、医生更满意、对医生的诉讼和抱怨减少等。

2. 临床教学中如何教授沟通和交流技能

沟通和交流是可以学习的技能，而且这种技能可以被教授。

提高沟通和交流技能的策略如下：

（1）沟通和交流技巧的示范。此种策略向学生突出强调了正确的沟通和交流的态度及行为，包括通过单面镜接触病人、实际接触病人、观摩录像带和学习典型病例等手段。

（2）角色互换。允许学生在安全环境中实践角色互换或处理模拟病人。

（3）反思和自我评价。反思和自我评价是学习沟通与交流技巧强有力的成分，借此学生认真思考所接触的病人，明确所犯错误并自己找到未来的补救措施，该过程是学生从自身内部提供建议和动机，从而可减少抵制改变的可能性，更容易接受教师的指正意见，提高教学成功的机会。

（4）反馈和评价。通过各方面的反馈与评价可巩固正确行为，纠正错误行为，提供补救方法，提高沟通和交流技能等。

四、临床教学中的伦理与法律问题

在临床教学过程中，临床教师、医学生、病人都有各自的角色、权利和义务，它们之间不可避免地存在着许多矛盾，这些矛盾的存在会使带教老师和医学生面临伦理和法律方面的问题。

（一）伦理问题

伦理是运用一些原则去确认及证实人在特殊情况下所做的正当行为的一种科学。伦理规则包括对人的尊严、自主性、隐私和自由的尊重，有益性、公正、正直、忠诚等。希波克拉底誓言中的"我愿尽余之能力与判断力所及，遵守为病家谋利益之信条，并检束一切堕落及害人行为，我不得将危害药品给予他人，并不作此项之指导，虽然人请求亦必不与之"，是医学最早的、最朴素的伦理准则。我国医学生誓言中"我志愿献身医学，热爱祖国，忠于人民，恪守医德，尊师守纪，刻苦钻研，孜孜不倦，精益求精，全面发展。我决心竭尽全力除人类之病痛，助健康之完美，维护医术的圣洁和荣誉"，是对医学生的伦理教育给出的最准确的答案。

1. 医学生在临床实际工作场景中的问题

对于服务场所作为教学活动机构而导致的伦理问题早已引起人们的关注。在服务机构中，医学生相对于有执业资格的临床医师而言是缺乏临床经验、技能生疏的学习者。尽管他们的学习活动是在临床带教老师的观察和指导下进行的，但医学生并不被期望提供高质量的服务。另外，病人在求医时，期望得到高质量的服务，而对提供机会给医学生学习则被置于次要的地位。这里涉及的伦理准则是"有益性"，即医学生具有帮助病人的职责，达到有益的结果，或至少不对病人造成伤害。当医学生在服务场所的主要目的是学习而非提供高质量的医疗服务时，这就有可能违反了伦理准则。

病人在有医学生的场所，可能会担心隐私被侵犯。与有执业资格的临床医师相比，医学生在对病人进行诊治时，临床带教老师可能需要花费大量的时间和精力来指导医学生，这样的教学活动也占去了临床带教老师对病人直接进行诊治的时间和精力，干扰了其自身医疗服务工作的顺利进行，甚至可能影响病人对带教老师工作的满意度。但是由于临床教学的特点，医学生只有在真实的临床环境中学习才能达到教学目标。临床带教老师在设计教学活动时，必须充分考虑病人和医学生的权利和需求，使医学生明确学习目标，并保障临床带教活动不致影响医疗服务质量。在教学活动开始前，病人应有知情权和选择权，而且临床带教老师应保证医学生能够针对临床教学做好充分的准备工作，包括具有一定的各项临床实践操作基础、保证带教老师自己在场，并确保作为一名老师的称职性。

2. 师生关系

（1）对人的尊重。临床带教老师和医学生之间的一种有效的互惠的关系是建立在相互信任和尊重的基础之上的。师生双方在维持这种关系时，临床带教老师占有主导地位，应该首先表达对医学生的信任和尊重，主动建立这种关系；医学生是学习的主体，要充分尊重带教老师，对教师的言传身教始终保持感激之情。这种相互信任和尊重的关系展示了临床带教老师和医学生对尊重人的尊严、自主性等伦理准则的承诺。

在临床教学中，医学生常常会感到"不符合伦理准则的教学行为"的存在，例如，在临床教学的公共场所，带教老师对医学生提问并批评医学生，在病人面前谈论该病人或未经病人允许就让医学生观看各类临床操作等。因此，带教老师应在医学生在场的情况下征得病人同意，并向医学生强调这样做的意义，这样既有利于强化医学生尊重病人的伦理价值观，又对医学生将来作为带教老师指导学生时起到很好的示范作用。

（2）公平与公正。公正伦理准则是指公正地对待事物，即用同样的标准评价每个人的行为。在临床教学过程中，带教老师必须用同一标准对医学生进行评价。当临床带教老师对部分学生进行表扬、支持并提供比其他医学生更好的学习机会，或与某些医学生建立某种社交关系时，其他医学生都会认为老师的行为是不公平的。因此，临床带教老师与医学生的关系应该是同事性的、协作性的，而不应过分私人化和社交化。

（3）实习生的隐私权。医学生在不同的科室实习，要接受不同的临床带教老师的指导，在每次更换科室学习时带教老师之间常常会交流某医学生的情况，以了解某医学生前一阶段的表现，有助于新的临床带教老师明确医学生的学习需要、学习特点，并为其设计相应的教学方法。带教老师在交流时应侧重于对医学生表现情况的客观描述，而不是对医学生的主观判断，更不能给医学生贴标签或将其特征化等，即不可披露医学生的个人资料，要保护实习生的隐私，遵循伦理准则。

（4）合格的教学。将"有益性"的伦理准则运用到教学中，则医学生拥有由享有称职、负责及知识渊博的临床带教老师带教的权利。称职的临床带教老师不仅仅要有丰富的知识和娴熟的技能，还要做好以下工作：促进、帮助医学生在临床的学习，包括设计学习活动，帮助医学生将知识运用于实践，培养医学生的独立性，提问并回答医学生的问题等；评价医学生的表现并给予具体、及时的反馈；与医学生有效沟通，包括与医学生建立近似同事的关系。

（5）学术方面的不诚实行为。学术不诚实是指有意参与和个人或他人学业有关的欺骗性活动，包括撒谎、欺骗、抄袭、篡改或虚构记录，不真实地展示自己的身份以及协助他人实施不诚实行为。临床不诚实行为对医学生的害处诸多，主要表现为：如果医学生不向老师及时报告自己的错误，临床不诚实行为首先会威胁病人的安全；师生间的相互信任构成了有效师生关系的基础，学术不诚实行为会影响临床带教老师对医学生的信任；如果老师不注意、不处理医学生的不诚实学术行为，则会让医学生形成"这些行为是可以被接受的"的想法，同时也导致那些诚实的医学生对临床带教老师不闻不问的行为产生不满；这样做也可能会影响教研室、院系乃至学校的声誉；当临床工作人员发现医学生隐瞒这些行为而临床带教老师又不指出来时，医院可能会取消医学生在此机构实习的资格。因此，临床带教老师应该严肃对待不诚实行为，减少或杜绝这些行为对病人、学习者、师生关系及教学管理部门产生的有害作用。

导致学术不诚实行为的因素有多种。①竞争：目前我国毕业的医学生出现了相对供大于求的现象，医学生择业面临着激烈的竞争，而成绩是用人单位择优录取的重要标准之一，医学生在学习期间不遗余力地去努力学习，以期获得理想的成绩，有的医学生甚至冒险采用舞弊手段来达到此目的；②对完美的强调：临床教学常常给医学生传递"好医学生是不会犯错误的"的信息，而医学生在学习新知识、新技能的过程中出现一些错误是不可避免的，有些学生会因为对惩罚的恐惧而选择隐瞒错误；③不良的角色作用：角色榜样对行为的影响是很大的，当医学生观察到老师或其他医疗工作人员的不良行为时，可能会对这些行为进行模仿；④道德发展缺失：道德发展是医学生专业价值观社会化的一个过程，临床带教老师有义务负责其指导的医学生的道德发展。

临床带教老师可以采取多种方法来控制学术不诚实行为：①临床带教老师应成为医学生诚实的角色榜样；②临床带教老师应该承认医学生在学习过程中出现错误是正常的事，创造一个允许医学生在安全的环境中出现错误的氛围，并提供正面的反馈。而医学生应清楚这不能成为为自己所犯错误开脱和推卸责任的借口，而且老师是不会允许医学生犯伤害病人的错误的。此外，教学管理部门应该制定学术不诚实行为的范畴以及对这些行为进行惩罚的具体条例或规定，将这些条例或规定告知所有医学生，反复对医学生进行强调，并以此作为准绳，对违反条例的行为进行持续、公正地处理。

（二）法律问题

作为一名临床带教老师，不仅自己应有很强的法律意识，还应教育医学生，让其明确自己的权利及合法身份；临床带教老师及医学生对病人的基本权利必须要有一定的了解，而且更应明白在实际工作中与法律有关的潜在性问题。

1. 医学生的权利

临床带教老师不能忽视医学生在临床实践教学过程中的公平学习权利，主要表现在以下 4 个方面。

（1）知悉对实习的安排。医学生有权知道达到学习目标的实习过程安排，有权利期望临床带教老师引导他们达到目标。因此，临床带教老师应该向医学生解释实习单位的政策、实习轮转的程序、临床教学方法及评价方法等。

（2）良好的学习环境。医学生临床实践教学的场所一般是由校方和实习单位共同决定的，但医学生有权得到一个具有充分学习机会的环境。因此，实习单位应满足下列条件，能提供有助于医学生达到实习目标的机会；提供必要的学习材料与学习活动条件；创造一个有利于医学生学习的环境。对于实习环境中没有的内容，则不应对医学生进行该方面的评价。

（3）有合格的临床带教老师。医学生有权获得合格的临床老师带教。合格的临床带教老师有两个标准：具有在带教领域中丰富的专业知识和熟练的技能以及较强的教学能力；拥有对医学生及相关法律知识的了解。

（4）有权询问评价结果。临床带教老师对医学生进行评价时若带有主观性，则会影响临床带教老师对医学生的评价结果。医学生为确保自己得到相对客观的评价，有权询问临床评价结果，医学生可以询问老师对自己评价的过程及依据，但同时医学生应尊重临床带教教师对他们做出的专业性的评价。

2. 病人的基本权利

美国医院协会于 1973 年颁布了《病人权利典章》，其中规定病人有如下权利：

（1）接受关怀及被尊重的照护；

（2）获知有关诊断、治疗及预后等情况，医师要用病人可以理解的字句来表述这些情况；

（3）接受任何检查程序或治疗前，从医师处获知详情，并经病人同意；

（4）在法律允许的范围内拒绝接受治疗；

（5）要求对个人的医疗计划保障其隐私权；

（6）要求有关其治疗的所有沟通的内容和记录以机密方式处理；

（7）要求医院在其能力范围内，对病人所要求之服务要有合理的反应；

（8）只要与病人的治疗有关，病人就有权利知道医院与其他医疗及学术机构的关系；

（9）事先被告知对其治疗或护理有影响的实验，并有权拒绝参加；

（10）获得继续性保护；

（11）核对其账单及接受有关账目的解释；

（12）知道医院的规则和规定，以便遵守院方的相关规定。

我国虽然没有专门的法律来规定病人的权利，但从部分法律条款中可以见到对病人作为公民、病人的权利的有关规定，包括以下内容。

（1）医疗权。《中华人民共和国宪法》第四十五条规定，"中华人民共和国公民在年老、疾病或者丧失劳动力的情况下，有从国家和社会获得物质帮助的权利，国家发展为公民享受这些权利所需要的社会保险、社会救济和医疗卫生事业。"这一条表明了公民享有医疗保健服务的权利。

（2）自主权。《医疗机构管理条例》第三十三条的规定，表明病人有对自己相关的问题做出决定的权利（自主权），而医务人员有义务不干预病人的自我决定。

（3）知情同意权。《医疗机构管理条例实施细则》第六十二条的规定，表明病人有知情同意权。医务人员有义务把诊断和治疗的种种可供选择的办法的利弊包括不利的后果告诉病人，从病人那里获得对医生选择的治疗方案的同意。

（4）保密权和隐私权。卫生部颁布的《医务人员医德规范及实施办法》规定，"为病人保守医密，实行保护性医疗，不泄露病人隐私与秘密。"医务人员应尊重病人隐私，对所知道的病人身体情况保密，不泄露相关情况。

（5）了解医疗费用权利。《医疗机构管理条例》第三十七条规定，"医疗机构必须按照人民政府或物价部门的有关规定收取费用，详列细项，并出具收据。"该条表明病人有了解医疗费用的权利。

（6）其他。除了上述基本权利以外，病人作为公民还享有生命健康权、姓名权、名誉权、肖像权、荣誉权等。

临床带教老师和医学生应了解病人的基本权利，以避免在提供医疗护理服务时侵犯病人的权利，从而引发一些不必要的医疗纠纷。

3. 潜在性的法律问题

医学生不仅应该了解国家有关医疗护理法律的条文，还应该更明白自己在实际工作中与法律有关的潜在性问题，以便自觉地防范和避免相关问题。

（1）侵权行为与犯罪。侵权行为一般指对人的人身权利不应有的侵犯，犯罪则指一切触犯国家刑法的行为。前者通过民事方式（如调解、赔礼、赔物乃至赔款等）来解决，后者则必然会被起诉而依法受到惩处。分清犯罪与侵权行为的关键是对临床实践行为的目的和后果的正确鉴定。例如，医学生在病房随意高声谈论癌症病人的病情，在病房及其探视者中扩散，则应视为侵犯了病人的隐私权；如果因此导致病人内心的巨大痛苦而自杀身亡，就构成犯罪。

（2）疏忽大意与渎职罪。疏忽大意是指不专心致志地履行职责，因一时粗心或遗忘而造成客观上的过失行为。就临床实践而言，过失可导致两种后果：①疏忽大意的错误仅损害了病人的心理满足、生活利益或恢复健康的进程；②因失职而致残、致死。前者可构成侵权行为，后者则可构成犯罪，属渎职罪。

（3）临床医疗文书记录的法律意义。临床医疗文书记录是严肃的法律性文件，主要包括病历、医嘱、病程记录、手术记录等。它们不仅是衡量医疗质量高低的标准，也是观察诊疗效果、调整治疗方案的主要依据。不认真记录或漏记、错记等可造成差错事故或渎职罪。

第三节　反思性教学

"反思性教学"自20世纪80年代以来在西方一些发达国家的师范教育领域兴起，并迅速向教育其他领域延伸的新的教学理论和实践。它超越了常规教学研究中技术理性思维的实践，站在更高更宏观的层面去关注和探寻一种抽象的、基础的教学策略和人文理性。

一、反思性教学的含义

在教育学领域，杜威在1933年首次引入反思的概念，将反思定义为对支持行动的任何信念和假定性知识作积极的、持续的、审慎的思考。

反思性教学是一种思考经验问题的方式，是教师借助发展逻辑推理的技能、仔细推敲的判断以及支持反思的态度进行批判性分析的过程。它是一种现代思潮，是教师研究解决教学问题的重要手段，也是促进教师专业发展的有效途径。

教师的反思性教学是对传统的技术理性主义和经验主义的一种反思。反思性教学的教师既具有课堂教学所必备的知识、技能，又具有对教育目的、教育行为的后果、教育的伦理背景以及教育方法等更宽广的教育问题的探究和处理能力，即教师自觉地从反思的维度来看待教育现实和教育问题，自觉地反省自己的教育实践，从而在不断地反省与探究的过程中提升自己的专业水平和教育教学能力。另外，教师的反思性教学也是当前教育教学改革的要求。在新一轮基础教育课程改革中，学生的学习方式发生了重大的变化，即更加注重学生的主动探究、研究能力的培养，这种学习方式的转变客观上呼唤教师的教学方式也要随之改变，"教师即研究者""研究为本""探究取向"的教师角色应运而生。在一定意义上，反思性教学将教师的"学会教学"与学生的"学会学习"有机结合起来，以增强教师的责任感为突破口，促进了我国高等医学教育和教师自身素质的发展，提高了教学质量。

二、反思性教学的基本流程

反思性教学是促进教师素质提高的核心因素，只有经过反思，教师的有效经验才能上升到一定的理论高度，才会对后续的教学行为产生积极的影响。其基本流程为如下。

（一）确定内容

教学反思的起点是教学问题，这个阶段主要是确定反思的内容，发展教师的问题意识，而发现问题是实施"反思教学"的首要任务。

教学中的问题主要表现在以下方面：教学行为的明确性；教学方法的灵活多样性；调动学生学习积极性手段的有效性；教师在课堂上所有活动的取向性；学生在课堂教学活动中的参与性等。

教师通过对实际教学的感受总结经验、收集信息，意识到自己教学中的问题，并产生研究这些问题的欲望，最终促进教学效果的提高。

（二）观察分析

反思内容确定后即进入观察分析阶段，此阶段中的教师既是各种信息的收集者，又是冷静的批判者和经验的描述者。教师首先要围绕反思问题，通过查阅文献、观摩研讨、专访等形式广泛收集信息，尤其是关于自己教学活动的信息，然后以批判的眼光反观自己的思想行为态度和情感，分析产生问题的原因以及他人在解决这个问题时的经验教训，为下一阶段寻找解决问题的新思想与形成新策略奠定基础。

（三）重新概括

在观察分析的基础上，教师必须重新审视自己教学活动中所依据的思想，积极吸收新信息，并寻找解决问题的新思路和新策略，在此基础上构思新的教学方案。

（四）实践验证

教师可通过实际教学检验上一阶段所形成的假设和教学方案，并根据教学实践的结果验证假设和教学方案的合理性。在验证中可能还会发现新的问题，这些新问题将成为新一轮反思性教学的内容，进而开始新的循环。

由以上流程可以看出，反思性教学的过程既是从发现问题、分析问题到解决问题的循环往复的过程，又是教师素质持续发展的过程，更是经验型教师走向学者型教师必须经历的过程。

三、反思性教学的类型

根据教师常规教学活动的内容及教学程序，反思性教学通常包括三种基本类型。

（一）教学实践活动前的反思

此类型的反思主要发生在课前准备的备课阶段，它有助于发展教师的智慧技能。而教师智慧技能主要体现在两个方面：其一，能否预测学生在学习某一内容时可能会遇到的问题；其二，能否找到解决这些问题的策略和方法。

目前教师备课时主要存在两种不良的倾向：其一，照搬现成的教案，以"他思"取代"我思"，不考虑自己所教班级学生的实际；其二，有经验的老教师备课时过分依赖多年积累起来的教学经验，这种习惯化的思维使他们不注重反思自己的经验，凭原有的经验设计教学方案，有的甚至照抄以往的备课笔记。针对这两种不良倾向，要求教师在备课时应先对过去的经验进行反思，例如，自己或他人过去在教授这些内容时遇到的问题、解决这些问题的方法和效果以及将来可能遇到的问题等，使新的教学设计方案建立在对过去经验与教训反思的基础上。

通过教学实践活动前的反思，可以增强教学设计的针对性并可以逐步培养教师良好的反思习惯。

（二）教学实践活动中的反思

课前教学设计方案的合理性还需要经过课堂教学实践的验证。教学实践活动中的反思主要指向课堂教学，解决教师在课堂教学活动中出现的问题。例如，学生在学习教学的重点和难点时出现的意想不到的理解障碍及教师的应激解决方式；教学中师生之间及学生之间出现争议时的处理方法；能力较弱的学生不能按计划时间回答问题时的调整方案等。实践证明，教师在反思中必须具备驾驭课堂教学的调控能力，以有效解决发生在课堂教学现场的问题，而课中有效的反思往往也会收到意想不到的教学效果。

（三）教学实践活动后的反思

此阶段的反思主要是教师在课后对整个课堂教学行为过程进行思考性回忆，包括对自己的教学观念和教学行为、学生的表现、教学的成功与失败进行理性的分析等。例如，当课堂气氛沉闷的有效调控方式；教学环节中的工作没有按计划完成的原因；授课过程中出现的"亮点"环节的原因；再次教授此部分内容时如何更改教学设计方案等。

四、反思性教学的实施方法

（一）撰写教学反思日记

教学日记是重点教学经验的记录，可作为反思性探索的手段，为指导者提供反馈，但教师的反思程度是有差异的，因此有必要进行反思方法的训练，学会撰写反思日记的方法。在一天的教学工作结束后，教师可以从以下几个方面着手撰写反思日记：

（1）记录成功做法，即将教学过程中达到预先设想目的、取得良好教学效果的做法，例如，巧妙地导入新课，激发学生思维的提问等。

（2）记录失败之处，即将处理不当的教学重点和难点及安排不妥的教学内容等记录下来，使之成为今后教学所应吸取的教训。

（3）记录学生问题，即记录教学过程中学生的迷惑点、作业中暴露出来的欠缺点及考试中出现的失分点。然后对这些收集到的资料与信息进行分析研究，通过反思得出解决问题的办法与设想等。

（4）记录学习心得，即将重要的参考资料、相关书籍以及老教师的一些教学经验、学法指导和公开课、观摩课的收获记录下来，并在将来的教学中加以改良运用，从而提高自身的教学水平。

（二）开展行动研究

行动研究是一种自我反思的方式，教育工作者和社会工作者可通过这种方式来提高他们对自身所从事的教育或社会事业、对自己的工作过程以及对自己的工作环境的理性认识和正确评价。

教师应该成为"行动研究者"，应使自己的研究与行动真正紧密相连，教师对自己的教学过程进行反思，发现教学外部行为背后隐藏的理论并获得某种策略，继之针对某些实际问题改变教学方式，在问题解决过程中再进行自我监控与评价，并在评价过程中不断修正与改进。

它的特点反映在行动与反思之间建立联系，对自己有意识或潜意识的行为进行反思，目的是为了通过基于反思的行动来发展我们的知识和对事物的认识。以行动研究把理论应用于实践，作为提高课程和教学的手段，可以使教学水平得以提高。行动研究为反思性教学提供了理论与实践相结合的最佳方式，使教师在理论联系实际的过程中逐渐发展成为探究者。

行动研究的操作步骤大体包括：确定问题、制订计划、采取行动、实施考察、进行反思等环节，即行动研究以"计划—行动—观察—反思—计划"构成了一个循环。

（三）观摩与讨论法

教师在反思自己的教学实践时往往局限于个人的视野而难以发现问题和缺陷，而同事之间的观摩和讨论可以为教师反思个人的教学实践提供新的思路和借鉴，有助于推进教师集体的教学反思，并为反思教学创造一个良好的整体氛围。

注重教师之间的合作与对话是反思教学的一个重要特征，而与外界的沟通和交流是进行教学反思的重要途径，这是由教育学的社会本质所决定的。广大教师在学校教育的实践中也发明了一些进行集体反思的活动，如公开课、讲课比赛、相互评课等，这些活动对于促进教师的教学反思是行之有效的。参与观摩和讨论的教师要以批判的眼光审视自己和他人的教学，进行质疑性的讨论，通过集体智慧的分享而从整体上提高教学水平。

（四）调查问卷法

调查问卷法是指通过调查或问卷获得教学情况信息的方法。例如，当教师想调查学生对小组活动的态度时，可以通过问卷了解到课堂中的小组活动到底多有用，学生可以从中学到什么，什么样的内容又最适合开展小组活动等。

调查问卷是教师了解自己教学和学生学习情况（如学习态度、动机、偏好等）的快速有效的方法。但要注意的是，调查问卷的设计一定要科学合理，可以在调查问卷前进行信度和效度的检测。

（五）录像反思法

录像反思法就是通过录像再现教学过程，让教师以旁观者的身份反思自己或他人教学过程的方法。其操作程序为：上课和录像；观看录像并比较录像的教学过程与预先的教学设计之间的不同；反思评价，包括自我评价与听课或观看录像人员的评价，评价主要教学环节所应用的教学技能和策略以及理论依据；根据评价内容进一步修改完善原先的教学设计，写出反思性总结。

五、反思性教学思想对我国高等医学教育的启示

（一）教育目的

教育目的是教育要达到的预期结果，反映对教育在人的培养规格标准、努力方向等方面的要求，其实质就是"培养什么样的人的问题"。

我国现在的高等医学教育是在模仿西方"技术理性"模式的传统学校教育下培养出来的几代人，缺乏在"充满着复杂性、模糊性、不稳定性、独特性和价值冲突"的实践情境中进行反思性实践的能力，造成学生在解决实践问题中的困难和自我发展的困难。因此，反思性教学思想在高等医学教育中特别具有实用价值，高等医学教育人才培养目标急需进行调整，这个目标应该是培养具有反思能力、创新能力和终身学习能力的人才。

（二）课程建设

课程建设是实现高等医学教育人才培养目标的根本保证。然而，当前高等医学教育在课程结构、课程内容和课程开发等方面都存在问题，为了促进高等医学教育有效发挥其社会功能，必须进行课程体系的改革，为学生在行动中反思提供条件。

1. 我国高等医学教育课程设置的不足

（1）课程结构欠合理：由于过分强调科学文化知识的系统性，致使我国高等医学教育整个课程结构偏重于理论性和学术性，基本理论课程占据主导地位，忽视社会发展的要求和学生发展的需要，这就造成培养学生技能、实践能力的专业课程所占比重偏少，与现场联系密切的实习和操作等相关内容的课程更是少之又少。

（2）课程内容忽视实践知识：目前我国高等医学教育的课程内容主要还是学科知识，虽然也包括一部分的实践知识，但并没有构成课程的主体。

（3）教材及其开发主体单一：目前我国高等医学教育所用教材多强调理论性、科学性、系统性和严密性，忽视实践性、应用性，比较适合于"准备型"的教学，而不能满足学生适应新环境、解决新问题及学以致用的要求。有的学科在理论和实践方面都发生了深刻的变化的情况下，仍使用20世纪八九十年代所编的教材，教材建设远远落后于专业实践发展。由于高等医学教育所搬用的普通高校教材的开发主体多为理论专家、学者，极少是来自专业实践一线的实践型专家，这就在很大程度上决定了课程内容偏重于学科知识，缺乏实践知识。

2. 改进措施

针对当前高等医学教育课程中理论与实践脱节的情况，我国高等医学教育机构应加强实践课程的建设，采取的措施主要包括两个方面：①着力增加实践课比例。②打破从理论到实践的"三段式"课程组织方式，在课程实施之初便设立实践课，让"实践知识"成为课程的重要内容，这里的实践知识包括学生在实践中训练得到知识及以书面或口头语言形式呈现的有关实践知识的表述；让资深实践者成为课程开发的主体之一，而由资深实践者独立编写或与理论研究者共同开发的、从反思"行动中认知"和"行动中反思"得来的结果，即"行动中知识"成为教材的重要资源。

（三）教学方法

教学方法是课程实施的核心环节，课程目标的实现关键在于教学方法的成功运用。在专业实践者的培养中，应围绕培养学生行动中反思能力这个中心，灵活选用教学方法。当前我国高等医学教育仍然是一种典型的以教师、教材、课堂教学为中心的古老而传统的课程实施模式。在这种模式中，学生学习的主要途径是课堂静听教师系统讲授书本知识，教师力求尽可能多地传授已有的知识理论，学生则采用死记硬背的方式加以消化，形成封闭式的应试教育模式。这种模式的优点是知识传授比较系统、完整、高效，授课教师能在有限的时间内系统地传授知识，学生能在较短的时间内接受大量的知识信息。但这种模式最大的弊端在于把学生视作知识的容器，大大抑制了学生个性的发挥和思维的发散，不利于培养学生的创新精神和创新能力。因此，学校应在教学中让学生熟悉行动中反思过程、掌握行动中反思的方法、培养行动中反思的习惯。

第四节　相关理论在医学教学中的应用

一、心理学在医学教学中的应用

（一）心理学的基本概念

1.学习动机

学习动机是发动和维持个体的学习活动，并使之朝向一定目标的内部动力机制，是推动学习的一种驱动力。学习动机是直接推动学生学习的内部动因，只有极大地激发学生的学习动机，才能调动学生学习的积极性，从而提高学习质量。

在心理学中一般把学生的学习动机分为两类，第一类是内在动机（也称内源性动机），指由个体内在兴趣、好奇心或成就需要等内部原因引起的动机；第二类是外在动机（也称外源性动机），指由外在的奖惩或害怕考试不及格等学习活动之外的原因激起的动机。可见，学习动机涉及学习者内在的学习需求，外在的诱因，学习者的认知、意志和情绪情感等诸多要素，因此，它并不是某种单一结构，而是由各种不同动力因素组成的整个系统。

2.学习需要和内驱力

（1）学习需要。学习需要是追求学业成就的一种心理倾向，是在问题情境中产生的一种活动的激起状态。学习需要是学习动机建立的基础，可表现为多种形式，如对学习必要性的认识、对学习对象的兴趣和态度、对学习活动的爱好和养成的学习习惯及理想等。

（2）内驱力。内驱力是指因基本生理需要而产生的一种内部状态。内驱力刺激引起反应，而反应可导致需求的满足。学生的学习成就动机主要由三方面的驱动力构成，即认知内驱力、自我提高内驱力和附属内驱力。认知内驱力是以获得知识和解决学业问题为学习的推动力量，即一种求知的需要，属于内部动机，是成就动机中最重要、最稳定的部分；自我提高内驱力是以自己的胜任力和工作成就赢得相应地位，并满足其自尊心，是一种外部动机；而附属内驱力则是学生为了得到教师和家长赞许与认可而产生的学习动力，同样属外部动机。这三种因素在每个学生身上所占比例不尽相同，但均可使学生趋向于学习并对学习具有敏锐的感应性。

3. 目标导向

目标是个体在动机性活动中努力追求的结果，当学生按照目标指引的方向去努力学习时，学生的这种学习行为便是目标导向的行为。在这种行为中，学生一般会意识到自己当前的状况和将要实现的理想状态以及这两种状态之间的差距，而目标将激励个体去努力消除两者之间的差距。

目标可分为四类。

（1）以任务为目标。这类学生以掌握知识和本领为目标，倾向于寻求挑战性任务，主要关心自己已掌握知识和本领的情况和能力的提高，不注重同学之间的比较。

（2）以成绩为目标。这类学生关心获得好的测验分数，把超过他人作为目标，认为关心别人对自己的评价比关心自己学到知识或本领更为重要。

（3）以回避为目标。这类学生并不喜爱学习，只求避免辛苦的工作，力图不费力即可尽快完成学习活动。

（4）社会性目标。这是与学生社会需要有关的目标。大学生正值青年期，社会联系增多，参加了许多社会性的活动，所以社会性目标此时变得很重要。这类目标涉及多种需要，与学习有不同性质的关系，有的有助于学习，有的则不利于学习。

在实际生活中，学生的学习目标往往不是单纯的，学生需要根据实际情境对多种目标进行选择。教师应当引导学生确立以任务为导向的目标，并为支持这种目标创造良好的环境。

（二）医学生心理

1. 医学生的学习动机

医学学习是一名医学生成长为合格医务工作者的必由之路，也是一名医务工作者不断提高和发展的基本过程。医学学习与诸多主观与客观、智力与非智力因素息息相关，其中个体学习医学的动机有不可忽视的影响。作为医学教学活动中学习与认识的主体，医学生能否积极主动地参与教学活动，并达到良好的教学效果，与学习动机的激励密切相关。

（1）医学生学习动机的多层次性。由于社会、家庭影响和教育情况的复杂多样，以及个人的经历、思想和个性特点的差异，使得医学生的学习动机具有多层次性，可表现为内部学习动机，如对专业、学科的学习活动有兴趣，为追求真理、探求科学奥秘等；也可表现为外部学习动机，如为争当三好学生，为获得奖学金，为受师生尊敬等。不同学生的学习动机各有差异，而同一个学生也可能同时存在着几种相互作用的学习动机，这些动机所占的比例通常会有所不同。

（2）医学生学习动机的模糊性。这种模糊性多表现在低年级学生中。由于在中学时，学生的学习动机通常只有一个，那就是"考大学"，因此在考上大学之后的短暂时间内，有些医学生没能认真考虑过大学生活中的学习动机，即没能把学习动机的驱动力进行有效转换，导致他们在思想上对学习动机的认识是模糊的，行动性是不够积极的。

（3）医学生学习动机的不稳定性。学习活动受多种动机支配，表现出不稳定性。通常情况下，高年级学生学习动机的不稳定性主要表现在外部动机上，而低年级学生学习动机的不稳定性常表现在内部动机上。无论是出于哪种动机而引发的不稳定，都可能会直接影响学生的专业水准和整体素质的提高。

2. 医学生在心理上的压力

导致医学生产生心理压力的主要原因如下。

（1）学业压力过大。①医学生学习负担重、学制长、课时多，导致压力较大；②医学生的课程内容多半是关于人生老病死的知识，有时会引起医学生强烈的心理反应，造成心理压力；③由于一些学生选择医学并不是出自于自己的意愿，而是听从父母和亲友的说服与安排，因而对所学专业不感兴趣，成绩一直不理想，从而产生心理上的压力。

（2）人际关系或情感困扰。①医学生在面临学习与交友时，可能会因人际关系不协调或情感受到困扰而出现消沉或压抑，进而产生沉重的心理负担；②医学本科生进入临床医学实践阶段后必须与病人和带教医生等相处，当提前承受面对社会的直接心理冲击时，医学生会产生一般大学生所没有的人际关系困扰。

（3）对毕业和前途的担忧。医学生们面对日趋激烈的就业竞争，一方面不敢懈怠；另一方面很多学习与社会活动的矛盾、理想与现实的差距也会使医学生产生失落感和自卑心理，长此以往就会产生压抑情绪，在心理上长期处于一种超负荷状态。

（4）控制源和应对方式不合理。心理控制源影响着个体的行为和个体对行为结果的认识，通常情况下，外控性强的人认为事情结局与个人努力无关，因此面对压力时往往不采取行动，持悲观态度，即多采用消极的应对方式；内控性强的人认为事情结局与个人努力密切相关，因此面临压力时常积极采取行动，努力解决问题，即更多采用积极应对方式。

（三）心理学在医学教育中的应用

心理学原理表明，学习动机系统的目标在于调动学生的积极性、主动性，使学生在学习过程中处于高度自觉的能动状态，就会大大提高学生的学习效果。

1. 激发和维持医学生的内部学习动机

（1）激发学习兴趣和求知欲。强烈的求知欲和浓厚的学习兴趣，不仅可以促进学生主动学习，而且能使他们在学习过程中得到满足，产生愉快的情绪体验，从而形成进一步学习的需要。

教师在教学时应做到以下5点。①创设问题情境：即在讲授内容和医学生求知心理之间制造一种"不协调"，将学生引入一种与启发性问题有关的情境中，造成心理上的悬念。②呈现丰富且新颖的学习材料：通过采用多种方式来培养医学生对学习材料的浓厚兴趣。③把握教学难度：最有利于激发医学生内在动机的任务是将个体放入一个旧知识和新知识之间具有适度冲突的情境之中，通过激发学习动机而使医学生不断努力并最终消除差距。④利用学习动机的迁移：针对没有明确学习目的、缺乏学习动力的学生，教师可因势利导将学生已有的其他兴趣转移到学习上来。⑤使医学生卷入学习任务：教师应设法使学习任务变得容易完成，学习因此受到激励；要抓住每一个机会向学生指出完成特定任务的社会价值；传授有效的学习方法和思维技巧，促进医学生学习成功。

（2）控制医学生学习上的焦虑。焦虑是指对当前或预计到对自尊心有潜在威胁的任何情境而产生的一种担忧的反应倾向。焦虑对学习是发挥促进还是抑制作用取决于多方面因素，包括原有焦虑水平的差异、学习材料的难易程度以及学习者本身的能力水平。对于机械学习或不太困难的学习，焦虑有促进作用；

但是当个体遇到了一种新的学习环境，尤其是遇到了一些已有的认知结构中尚无现成答案的问题时，不同的焦虑水平则会对学习产生不同的影响，即中等水平的焦虑有利于学习效率的提高，而过低或过高的焦虑水平均对学习不利。此外，难度大的学习，焦虑水平低较好；难度小的学习，焦虑水平高较好。

教师在教学时应注意以下 3 方面的问题。①教学安排：应有清晰的教学安排，使学习的内容有明确的结构，即让学生感到考试的内容是明晰而具体的。②时间及内容安排：作业、测验、考试的时间及内容安排要适当，通常情况下，平时作业和一般测验最好不要有太紧的时间限制，并应允许在上交前修正错漏；帮助学生形成合理、现实的学习目标，逐步通过成功的结果培养学生对学习的兴趣和对自我能力的信心。③增强学生自信心的训练：使医学生学会觉察个人消极的自我意识，并养成向消极的自我意识挑战的习惯，进而训练自信心。

（3）帮助医学生学会合理归因。归因即是对行为结果的原因的认定、归纳或总结，归因的结果会深刻影响个体以后的行动和价值取向。例如，有些学生把学习成绩差的原因归于能力、努力这些内部因素，因此他们往往乐于接受老师的帮助，表示要继续努力，以求下次取得好成绩；而有些学生则把失败的原因归结于任务的难度、运气等外部因素，因此他们往往不愿意去寻求老师的帮助，也不愿意付出努力，缺乏学习的动机。

教师可通过专门的辅导和训练来帮助医学生学会正确的归因，常用的训练方法如下。①积极的归因训练：包含两层含义，一是努力归因，即无论成功或失败都归于努力与否的结果，它会提高学生学习的积极性；二是现实归因，即针对一些具体问题引导学生进行现实归因，以帮助他们分析除努力因素外影响其学业成绩的因素，以及这些因素影响学业成绩的程度。现实归因要联系现实，并强调努力的思想，是主客观相统一的归因方法，是通过归因训练提高学生成就动机的有效途径。②团体发展法：组织 3～5 人共同分析、讨论学习成败的原因，每个人填写归因量表，即从一些常见的原因中选出与自己学习成绩关系最大的因素，并且评价这些因素所起的作用。同学们相互指出自我评定中存在的归因误差，并且相互鼓励比较符合实际的积极归因。③观察学习法：以录像或小品表演等形式将可能出现的几种归因情况演示出来，让学生分析鉴别，找出最为积极合理的归因方式进行强化，再逐渐迁移到日常学习中去。④强化矫正法：对于学生所做出的积极的归因要及时给予强化，促使学生形成比较正确的归因风格，客观看待学业成败，激发学习热情，增强自信心。

（4）提高医学生的自我效能感。自我效能感是指个体对自己在特定领域实现预期结果所需行为能力的信念。它会影响学生学习活动的动机、参与教学的兴趣、个人目标的确立、对待困难的态度、付诸努力的程度、因果思维的方式等。因此，有意识地培养医学生的自我效能感是教师的迫切任务，可采用的方法如下。①放低标尺，体验成功：行为的成败经验是能否提高自我效能感的基本因素，即多次成功的经验会提高自我效能感；而多次失败的经验会降低自我效能感。教师可以先尝试用低要求和低水准把学生的效能期待建立起来，当学生确信自己付出了努力就能有所收获时，他们才会在教师的引导下去实现下一步的教学要求，当他们凭自己的能力首次体验到成功的满足时，就会期待下一次更大的成功。②以替代性经验来激励学生：当学生观察到教师良好的榜样示范或看到与自己水平相差无几的人取得成功时，都会大大增强自我效能感；而来自教师或权威人物的建议、劝告、解释和鼓励等，也有助于形成医学生积极的自我效能感。③设置合理教学目标：教师对课堂学习活动的设计和安排可影响着学生的学习兴趣和成就目标定向，教师可为学生设立近期目标或学生自我设立目标，使学生在达到目标时增强自我效能感。④成功归因：将学生的成功与努力相联系，可提高学生的自我效能感；对成功给予能力的归因也能增强自我效能感。⑤奖励：对学生良好的学习行为给予奖励，可增强自我效能感。⑥学习监控：采用学生自我监控或教师外部监控，均可增强学生的自我效能感。

（5）培养医学生的高成就动机。成就动机是一种竞争和追求成功的习得性动机，是指个人把自己的活动保持在尽可能高的水平和不断增加的努力之中，从而获得取得最好活动成绩的心理倾向，简言之，是指个体在完成某种任务时力图取得成功的动机。实现自我价值和力求成功是每一个人都具有的高级需要，但必须以爱和自尊等较低级需要的满足为前提。培养学生成就感主要是针对那些学习成绩不好、被人看不起、有些自暴自弃的学生，激励这类学生学习动机的前提是教师应改变对他们的不良态度，并给予他们更多的关爱和尊重。教师可以先找出这些学生的闪光点并加以表扬，从而激发与培养他们的成就感。然而，学习任务的难度水平是影响医学生学习动机的一个非常重要的因素，直接影响着他们对目标实现可能性的判断。如果太难以实现的目标，也难以激发个体的追求成功动机；而太容易实现的目标，对于个人几乎没有什么激励作用，也无法激发个体的追求成功动机。因此，教师应该帮助学生根据自己的实际情况确立适宜的期望目标，以期最大可能地激发学生的学习动机。

2. 激发和维持医学生的外部学习动机

对医学生而言，对其学习活动产生最直接影响是外部环境因素，主要有成就动机、学习任务、反馈与评价、课堂的组织。

（1）合理安排医学生的学习任务。①学习任务要有价值：教师给学生安排的学业任务会直接影响到学生的学习动机，学习任务价值不同，医学生的学习动机自然有所差异。根据学业任务满足学生需要的不同，可将任务价值分为三类。其一，内部价值即兴趣价值，是指学习活动本身就带来快乐；其二，获得性价值，是指学业获得成功是有能力的标志，而完成这一任务可取得好成绩；其三，利用性价值，是指完成这一学习任务可使其达到的目标。医学生的学习内容不是以单纯记忆某些知识为主，而应该重在理解、思考和应用，把乐于理解或掌握的技能归入成就价值，把对知识和技能的审美归入内在价值，把学习对于提高生活质量或使人发挥更出色作用的认识归入功用价值。让学生体会到，在课堂上学到的知识技能将会符合他们的现实需要，课堂学习是今后生活和事业上获得成功的准备。②学习任务有可参与性和新颖性：活动任务的设计应当遵循多样性、新颖性和参与性的原则，并能够满足学生的好奇心、挑战性和个人控制感。新颖、变化的任务结构不仅容易引起学生的学习兴趣，同时还减少了社会比较的机会，使学生的注意力能更好地集中在掌握技能和完成任务本身；当学生认识到学习活动的内在价值及学习任务的切身性时，学生会表现出与掌握目标定向一致的行为模式。③学习任务的难度要平衡：教师可通过控制教学任务的难度使学生体验到成功和失败，进而影响其成就归因和对将来成功的期望。由于过难或过易的任务都会使学生对成功和失败做出不切实际的自我归因，进而影响学习的积极性。因此，教学内容的难度应契合大多数学生的水平，既让他们感到力所能及，又让他们认识到要经过努力才能取得好成绩。④教学任务要体现课堂的多维度：单维课堂是指把所有学习同样材料、做同样作业、使用单一成功标准的课堂；而多维度课堂是指把不同任务分配给学生、采用不同成功标准的课堂。在单维度课堂中容易产生社会性比较，成绩好的学生总是得到更多的益处；而多维度课堂则因学生的任务不同，教师针对学生的不同学习活动进行评价，学生之间不进行比较，每个人都可获得成功感及发展能力的有效信息。

（2）利用医学生的学习成果进行反馈与评价。

学习反馈是指告知学生关于其学习活动的进展情况及所取得的成绩的信息；

而评价则是对这种进展及成绩进行评判，并给予相应的强化。教师对学生学习成果的反馈与评价，可以推动学生及时了解自己的学习结果及其在实践中应用的成效，对学生学习活动方式的改进具有调节功能，而且还能激发学生进一步努力学习的动机。

为了充分利用学习结果的反馈作用，教师应当特别注意以下 3 点。①让医学生正确认识学习评定和评价：在评分问题上必须让学生认识到分数是学习成绩的重要指标，但不是唯一指标。对分数有了正确的认识，成绩评定才能起到激发动机的作用。②严肃对待学习结果的评价：对学习结果的评价必须实事求是，做到客观、公正和及时，否则评价不仅无法起到激发动机的作用，可能还会产生相反的结果。③充分考虑学生的心理发展水平和个性特征：对学生的评价应当以鼓励为主，适当批评和表扬。对于成绩虽好但有骄傲情绪的学生，要指出其不足和努力方向；对于学习努力但成绩较差的学生，评价时要积极引导并多加鼓励。

二、循证医学在医学教育中的应用

循证医学是派生于临床流行病学的一门新兴学科，其思想最初起源于我国古代，于 20 世纪 70 年代后期开始形成和发展的。它的形成和发展对医学研究，尤其是临床医学研究，以及医学教育、医学科研、卫生事业管理和医学信息研究等产生了巨大的影响。

（一）循证医学在医学教育中的地位和作用

1. 循证医学促进传统医学教育模式的改变

循证医学模式是传统医学践的升华，它既保留了临床医学的本质特征即经验性，又不被较成熟的临床理论以及较先进的诊疗手段所束缚，充分尊重病人的价值观和选择，从而为病人做出"最佳"的临床决策，体现了知识具有无限性和更新性的特点。目前，各国政府和医学机构都认识到以循证医学原则来指导临床实践和卫生决策的重要性，认识到高质量的医疗保健服务需要科学的研究依据作为基础，使得循证医学得到迅速发展，许多学科领域纷纷冠以"循证"两字，如循证医学实践、循证护理、循证口腔病学、循证管理等。当然，传统经验医学模式向循证医学模式转变的同时，也对医学教育提出了新的要求。

临床医学教学模式是为培养合格的临床医学毕业生而建立起来的，有相对稳定的、系统的临床课程、教学程序及其结构形式，完整地体现了临床理论与临床实际工作能力的转化过程。同时，由于临床医学理论的建立和发展是先行而后知，是无数经验的积累，其专业技能的熟练也是通过无数次病案诊疗操作积累而成的，因而传统的医学教育模式很自然地将教科书、专著上成熟的理论知识和技术方法传输给学生，但较为容易忽略创新能力的培养，没有给学生充分的思维、研究和探索的空间，这就导致许多临床医学本科生、硕士生的基础理论和基本技能的训练较为系统，而自我吸收和更新知识的意识不强，创新精神和创造能力不足。然而，循证医学以问题为先导，采用循证、评价、决策的思维方式，强调不仅要将既往经验和知识传授给学生，更重要的是应将严谨的思考问题和解决问题的能力教给学生，并通过对信息的真实性、可靠性的分析及治疗效果的科学评价，培养学生求真务实的科学作风、创新精神、实践能力和高尚的道德品质。另外，循证医学还强调尊重患者的价值和选择，从而有利于从根本上实现生物医学模式向"生物学—心理—社会医学"模式的转变。

2. 循证医学有利于促进医学继续教育

循证医学的核心思想是医疗决策的制定应该基于现有的最佳证据。临床医生在日常临床工作中常会遇到各种临床问题，此时临床医生应首先进行归纳总结，然后带着自己的疑问去查找证据，这一过程可帮助医生了解到更好的、更新的、与病人相关的诊断、治疗、病因以及预后的"证据"，从而进行科学的决策，制定合理的诊治方案。可见，循证医学可以培养医生不断学习的习惯和能力，使医学教育从终结性教育转变为自我的终身教育。

另外，循证医学还可以培养医学生和医务工作者科学的工作方法。通过讨论与交流，有利于科室和医疗小组医疗水平的提高，有利于改进医疗的连续性和统一性；对临床决策、政府医疗政策法规的制定、医疗资源的合理应用、医疗保险、医疗科研、新药开发等也具有重要的指导价值。在进行医疗决策前，充分尊重病人的价值观并考虑病人的选择，不仅有利于与病人进行良好的沟通交流，而且可以预防或减少医疗纠纷或医疗事故的发生。

总之，循证医学继承和发扬了自然科学实验与理性的传统，同时体现了现代医学对病人个人价值观的重视，其正以更为理性、客观的指导思想逐渐渗透到医学的诸多领域，从基础医学研究到临床工作，从疾病的预防、诊治、康复到健康教育和健康促进。

（二）循证医学在医学教育中的方法和内容

循证医学意为遵循科学依据的医学，其核心思想是强调对病人的诊治决策应依据科学的证据，同时也重视结合医生个人的临床经验和病人的选择。

1. 循证医学教育的主要内容

（1）循证医学的含义、核心思想及其特征。

（2）循证医学资源分布与互联网检索。

（3）循证医学文献检索特点。

（4）循证医学文献评价方法与原则。

（5）临床决策分析方法。

（6）荟萃分析与系统评价的方法与原则。

（7）循证医学实践的基本程序与方法。

2. 循证医学教育的方法

循证医学提供了批判性思维的方法，培养医学生以临床问题为中心的临床思维方法，具体施行方法即循证医学实践的五步骤包括：提出问题、寻找证据、评价证据、应用证据、后效评价。

（1）确定临床实践中的问题。医学生在临床的实践中遇到很多问题，这些问题可以归纳为病因学、诊断、预防或治疗等。为了更好地解决这些问题，首先应把临床遇到的问题转化成可回答的问题，这个问题应该清楚、明了，为进一步寻找答案作准备。提出的问题应包括以下 4 个要素：①病人或问题；②干预措施，诊断性试验或病因；③对比的因素；④结果。

（2）根据所提的问题，全面寻找和收集证据。提出问题后，下一步就是寻找相关的证据，帮助解决需要回答的问题。传统的方法是翻阅教科书或专著，对于具有共性或医学基础原理性的问题，可以在教科书、手册、专著等书中找到答案，这些称为背景问题；但是病人的实际问题常常是复杂而且特殊的，这些前景问题在教科书中往往找不到现成的答案。循证医学的方法是根据自己的特殊问题，寻找与所提问题相符的最好证据，一般可根据病人的具体问题，通过确定检索词、检索证据来寻找解决问题的办法。

（3）评价证据需具真实性、可靠性和重要性，强调采用"当前最佳"证据。找到相应的研究证据以后，循证医学的教育理念是对找到的证据并非一味照搬或接受，而是要对证据进行评价。循证医学中强调把"最佳的证据"应用于临床实践，而临床研究常常受到诸多因素的影响，因此，要对证据的真实性、可靠性和实用性进行评价。

（4）结合最佳证据、临床经验及病人具体情况后再进行临床决策。在确定了证据的真实性、可靠性和重要性之后，还必须决定这个证据是否适用于自己的病人。因此，在应用证据时要结合病人的实际情况，充分考虑证据是否适用于病人；有时病人或监护人的选择对医疗决策可起决定性作用，故而医生应把研究证据的利弊告诉病人或监护人，并与他们进行充分的沟通与交流，尽量做到在尊重病人或监护人意愿的情况下进行临床决策。

（5）应用于病人后的效果评价。根据最佳证据为病人做出决策之后是否一定会使该病人得到最佳的治疗效果还尚未知，因而循证医学强调对治疗结果还应进行后效的评价，从而不断更新证据，以便更好地为病人提供最佳治疗方案。

（三）循证医学在医学教育中的应用

循证医学作为一种新的医学教育模式给医学教育带来了新的观念和影响，无论施教者还是受教者都需要不断学习和实践。因此，必须更新教育观念、改革教学内容和教学方法、大力加强继续医学教育。

1. 教学双方都要进行教育观念的更新

（1）从传播医学知识转变为教会学习。传统医学教育较为注重知识灌输，而循证医学要求医学教育必须注重能力培养，着眼于教会学习。

（2）从"死学"转变为"巧学"。在传统的医学教育中，学生学习的过程在很大程度上表现为记忆过程，然而医学知识具有无限性。因此，在面对有限的时间与无限的知识的矛盾时，教师应教会学生变"死学"为"巧学"，指导学生学会在有限的时间内掌握那些最有用的知识，以实现学习优化；在培养学生获得扎实知识基础的同时，更要发展高层次的批判性思维与创新性思维能力。

（3）从被动接受转变为主动求索。学生要改变接受知识和被动服从的学习地位，充分发挥求知的积极性、主动性和创造性，由被动接受转变为主动求索，由获取知识转变为探究知识。

（4）从一次性教育转为终身教育。在传统医学教育模式下，教师的教学更加注重单纯传递知识，进行充电式的教育；而在循证医学教育模式下，教师会在传授基础知识的同时，更加注重加强学生自学能力的培养，发掘学生的特长，使学生形成良好的个性品质并逐渐成为独立自主的思考者和学习者。

2. 按照循证医学的要求加强教学方法和教学内容的改革

我国的传统医学教育模式往往存在教学内容陈旧、教学方法死板、人才培养模式单一等问题，因而我们培养的医学生基础知识、基本理论较扎实，基本技能的训练较好，但创新精神和创造能力不足，动手能力和自学能力较差。而循证医学的各个环节对培养医学生收集资料、分析运用资料进行科学决策并进行临床观察研究的能力，以及对医护人员的创新精神和创造能力都提出了更高的要求。因此，按照循证医学的要求，改革教学内容和方法，加强创新精神和创造能力的训练培养，强化医学生的主体意识和主动学习的精神，已成为医学教育改革的重要内容和迫切要求。

3. 顺应循证医学发展的需要大力加强继续医学教育

（1）循证医学作为一种新的医疗模式，大多数临床医师对其缺乏深刻的了解，因此，可通过继续医学教育让临床医师认识和理解循证医学，熟悉和掌握相关的知识技能，进而提高实践循证医学的自觉性。

（2）循证医学要求临床医疗实践必须从世界范围内的医学信息资料中获取最佳证据，并利用最佳证据指导医疗实践，而传统医学教育传授给临床医生的知识和技能会随着时间的推移而逐渐过时，因此临床医师必须不断地实现知识更新。可见，定期地、不间断地对临床医师进行继续医学教育以更新知识，不断提高实践循证医学的能力，也是医学教育改革的重要内容。

总之，循证医学的实施有利于规范在校医学教育、毕业后医学教育和继续医学教育，指导学习者充分利用有限的精力在广泛的医学文献中搜集医学精华，故而循证医学应该贯穿于医学教育的各个时期。

三、信息学在医学教学中的应用

（一）信息学的相关概念

21 世纪是一个信息的时代，随着信息产业的不断发展和信息市场的不断扩大，社会变得日益信息化，信息已经成为重要的战略资源。医学与信息学是紧密相连的，信息科学的进步促进了医学的发展，医学的发展也更加倚重信息科学的进步。

1. 信息与信息学

（1）信息。信息是指客观存在着的一切事物，通过一定媒介与形式向外传播或展示或表现的一种迹象、征兆或信号。其载体包括实物、形状、势态、颜色、数据、文字、符号、声音、电磁波、图像等。信息是自然界、人类社会和人类思维活动中普遍存在的一切物质和事物的属性，是物质存在的方式及运动规律特定的外在表现。

（2）信息学。信息学是研究信息的特性和传递规律、信息系统的结构和运行机制，以及信息资源管理与利用的科学。信息学是 20 世纪 50 年代末 60 年代初在信息工作和西方文献学的基础上发展起来的，早期的信息学研究主要集中在信息检索和科学交流两个方面；20 世纪 70 年代中期以后，信息检索理论研究异常活跃，信息学理论建设取得了实质性的进展。

2. 医学信息学

医学信息学又称卫生信息学或医学资讯学，是研究医学信息在医学科学领域中的地位、作用、价值，以及如何应用医学信息来更为科学、合理、系统、周密、高效地全盘主导和把握好医学系列工作的科学。它是一门新近崛起的前沿科学，是计算机科学、信息科学与医学科学的远近杂交，是典型的多学科交叉科学。

医学信息与人们的生老病死息息相关，事关人类的健康与生活。20 世纪 50 年代，医学信息学开始起步，其主要内容涉及信息科学与计算机技术在医学领域的初步应用；20 世纪 70 年代，医学信息科学的运用范围扩展到了病案管理、卫生统计、门诊管理、住院管理、护理管理、药品管理等领域；20 世纪 90 年代，计算机芯片、网络技术、通信技术的大力发展，进一步提高了信息系统的内容，使得远程医疗和网络教育得以实现。1994 年，国际医药信息协会（IMIA）成立，明确提出了建立医学信息科学。此后，许多国家相继成立了医学信息学专门机构，包括设立医学信息系和开设医学信息学的课程，标志着医学信息学的发展步入成熟阶段。

目前，医学信息学进展迅速，新的信息、知识，新的技术手段在医学科学发展中不断涌现。信息技术在医疗机构正日益受到重视，并得到广泛应用，电子病历、医院信息系统、决策支持系统、影像信息技术系统、远程医疗系统等发展日新月异、日趋完善。

（二）信息学在医学教育中的应用

医学教育对于医学人才的培养以及促进医学的发展有着极其重要的地位和

作用，要充分地利用医学信息为医学教育服务。目前，信息技术与科学技术的快速发展大大地丰富了医学教育的手段、内容，开阔了教育者的视野，提高了教育管理水平，增强了教育效果。

1. 数字化影像信息技术的发展极大地改善了教学条件

医学教育活动是基础知识与实践经验的相结合的个教学过程，在医学基础学科的学习中，医学生需要接触大量的切片或标本或动物实验。传统教学要消耗大量的医学标本，但医学标本的制作需要花费大量的人力和物力，其保存也有诸多要求。在临床教学中，一方面，由于见习和实习教学的时间限制，学生难以见到丰富的病种，对于一些特殊疾病的诊治难以形成深刻印象，对其今后的临床工作造成了不利的影响；另一方面，若大量的学生反复对同一病人进行观摩、检查和诊治，往往容易对病人的生理和心理产生一定的影响，从而影响治疗效果。此外，由于人数的限制和无菌术的要求，实习学生上手术台观摩手术的机会太少。

随着医学教育的发展，借助于现代科技发展起来的影像技术，如数码照相技术、数码录像技术、多媒体制作技术等，切片、标本、实验过程、临床典型病例等均可以被记录、保存，根据教学需要可以反复使用，学生可以反复学习，极大地缓解了传统教学中教学资源不足的问题。

2. 多媒体课件代替传统的幻灯机、投影仪或挂图，增强了教学效果

计算机技术、互联网、投影技术、数码照相技术的发展和应用丰富了教学手段。相对于使用传统的幻灯机、投影仪、挂图，教师使用多媒体课件能够更好地按照自己的思路来组织和安排教学内容，并且能够结合图片、文字、声音、录像等多种信息手段，极大地增强教学效果。由于多媒体课件的出现，学生在课堂上就能够观看和学习大量标本和病例，从而对教材上的理论知识产生初步的形象化认识，再结合一定的实践教学，就能够取得良好的教学效果。另外，由于电子课件本身还具有易于复制的特点，学生可以在课余时间对照电子课件进行复习，有利于强化学习效果，也有利于更好地培养学生的独立思考能力和自学能力。

3. 网络技术的发展拓宽了教学视角，促进了教学管理改革

互联网的出现和信息技术的发展为医学教育开拓了一片新天地，各种教学软件的开发及通信技术的运用，使得信息的双向交流、教学资源共享、异地教学讨论都成为可能，使教学内容、教学手段更为丰富。教师利用网络可以更全面地了解相关学科的最新进展，不断丰富教学内容；还可以在网上进行实时远程教学，及时地为异地学生解答疑问。

目前，大多院校已经建立起校园局域网、多媒体网络教室系统，将教学信息放在学校的服务器上，便于教师和学生下载、学习、利用。通过网络可以发布教学信息、安排教学日程，可以通过网络进行实时教学质量的评估，可以开展网络考试，可以进行网上报名注册等。这些网络化教学管理活动的开展，提高了教学管理效率，促进了教学管理的改革。另外，有条件的医学院校已经在临床教学中使用了实时转播系统，使学生直观地现场观摩教师的手术过程，并且实现了师生互动，共同探讨现场的问题，避免了大量学生直接进手术室观摩而对病人产生不利影响的情况。

（三）信息学在医学学习中的应用

医学信息随着科技与时代的发展而不断丰富，因而医学知识也具有明显的时效性。因此，合理地利用各类医学信息对医学学习十分重要。

1. 加强信息素养并提高信息意识

（1）信息素养。信息素养是指个人能认识到何时需要信息和有效地搜索、评估及使用所需信息的能力。为了提高和评价学生的信息素养，1999年1月，美国大学与图书馆协会通过了《美国高等教育信息素养能力标准》，该标准的主要内容如下：①能确定信息资源的特点和范围；②能有效地获取所需信息；③能评价信息及其来源，利用其知识基础和价值系统选择适当的信息；④能有效利用所获得的信息实现特定的目标；⑤了解信息使用的经济、法律和社会问题，在信息获取和利用时自觉遵守道德规范和有关法律。《美国高等教育信息素养能力标准》为信息素养评价提供了依据，发挥了很好的借鉴作用。

在当代科技迅速发展和信息资源极其丰富的环境下，信息素养变得越来越重要，它可以为个人一生的学习奠定基础，适用于医学及其他各个学科、各种学习环境和教育水平，它可以让学习者掌握学习内容，扩展研究的范围，有更多主动性和自主性。

（2）信息意识。信息意识是指对信息的敏感度。科学技术的迅速发展使信息传递越来越快捷，人们的信息意识越强，则掌握的信息量就越大，视野就越开阔，思维就越敏捷，做事效率就越高。在医学诊疗过程中，掌握的医学信息量越大，就越能利用丰富的信息手段进行合理有效的筛选，可避免由于重复诊断而浪费时间，就可做到迅速、准确、高效、及时地服务和治疗病人。

随着科技与时代的发展，新的信息、知识，新的技术手段在医学学科发展中不断涌现，使得医学学科的知识量显著增加，复杂程度也大为提高，因而需要综合各学科的知识方能解决复杂的医学问题。如果医学生没有信息意识以及获取信息的能力，就无法适应医学学科学飞速发展的现状。因此，医学生在学好基础课和专业课之余，还应加强信息素养和提高信息意识，掌握有关的学术信息、科学发展新动态以及新的医疗技术和器械，使所学知识和临床相结合，为人类的健康和发展做出贡献。

2. 重视培养获取信息的能力

信息能力指信息的搜集、获取、利用的能力，主要包括信息接受力、信息捕捉力、信息吸收力、信息检索力等。文献检索是获取信息的重要方法，传统的图书馆手检方法，速度慢且有局限性；而顺应信息技术发展的光盘、网络等计算机检索，搜索速度快、范围广。网络上文献的信息不受时间、地点限制，随时利用，是取之不尽、用之不竭的信息资源，因而计算机文献检索是当前必学的检索技能。

Medline 数据库是美国国立医学图书馆系统中规模最大、权威性最高的医学文献数据库。在医学信息的文献检索中，Medline 检索已在医学院校中广泛运用，它为获取国外最新信息提供了极大的便利，在限定主题词、作者、杂志或文章类型等条件后，可从不同角度免费检索相关信息，掌握 Medline 检索对获取信息大有益处。

3. 提高合理利用医学信息的能力与技巧

由于环境变得愈渐复杂，个人在学习、工作和生活中面临着多样化的、丰富的信息。越来越多未经过滤的信息的出现使人们难以判别它们的真实性、正确性和可靠性。如果缺乏有效利用信息的能力，大量信息本身并不能使我们从中汲取知识。

医学学习与实践的过程中，医学的信息量是非常巨大的，面对大量而丰富的医学信息，提高合理获取信息的能力与技巧非常重要。

（1）要提高快速浏览信息的能力与技巧。网络的发展使大家更加重视来自网络的各种数字信息，如果具有快速阅读、浏览信息的能力，就可占有大量的知识信息，从中获取需要的信息，从而提高获取医学信息的效率。

（2）要提高识别与鉴定医学信息的真伪、新旧的能力与技巧。社会的复杂性及医学信息来源的多样性，导致医学信息也存在真伪、新旧之分。医学学习者应结合实际情况，培养必要的识别与鉴定能力，使正确的最新信息为自己所用。

（3）要学会主要与次要医学信息、有用和无效医学信息的区分、掌握与使用。由主到次的信息整理和排除无关信息，有利于高效利用信息，避免在行动上走弯路，做到事半功倍。

四、演讲学在医学教学中的应用

（一）演讲在教学中的应用概述

1. 演讲的基本概念

演讲也称演说或讲演，是演讲者面对广大听众以口头语言为主要形式、非口头语言为辅助形式，就某一问题发表自己的意见或阐说某一事理，并互相交流信息的社会活动过程。

演讲是一门语言艺术，它的主要形式是"讲"，即运用有声语言并追求言辞的表现力和声音的感染力；同时还要辅之以"演"，即运用面部表情、手势动作、身体姿态乃至一切可以理解的态势语言，使讲话"艺术化"起来，从而产生一种特殊的艺术魅力。

2. 演讲学的基本概念

演讲学是一门研究演讲的发生、发展规律以及演讲的方法、技巧的社会科学，其具有很强的实践性。

（1）演讲学的研究对象。①演讲对社会生活的作用与反作用的规律：例如，演讲在社会生活中所处的地位及其社会作用，演讲自身的特征，以及演讲自身的继承、革新和民族演讲的相互影响等。②演讲活动本身的规律：例如，演讲的分类、演讲的内容与形式、演讲的准备阶段以及演讲活动的过程等。③演讲的鉴赏和批评的一般规律：例如，鉴赏的依据和批评的标准，如何通过鉴赏与批评推动演讲自身的发展等。

（2）演讲的分类。①按演讲内容分为：政治演讲、就职演说或施政演说、会议辩论集会演说等；教育演讲，包括知识讲座、学术报告等；宗教演讲；经济演讲，包括商业广告演讲、投标介绍演讲等；军事演讲等。②按演讲的目的分为：娱乐性演讲；传授性演讲或学术演讲；说服性演讲；鼓动性演讲；凭吊性演讲或葬礼性演讲等。③按演讲场所分为：游说性演讲、巡回演讲；街头演讲；宫廷演讲；法庭演讲或司法演讲；课堂演讲；教堂演讲；大会演讲；宴会演讲；广播演讲和电视演讲等。

（3）与教育相关的演讲。①教育演讲：是指演讲者向听众传授文化科学知识的演讲。②传授性演讲：演讲者只是把自己所掌握的知识传授给别人，或把某些消息传播给听众，而一般不与听众发生辩论的演讲。③说服性演讲：演讲者要使听众明辨事理、服从自己观点的演讲。④鼓动性演讲：用热情的语言把听众的情绪鼓动起来，使之向着既定的目标奋斗的演讲。⑤专题演讲：专就某一问题或主题发表见解、体会的演讲。

3. 演讲在教学中的作用

（1）演讲对教师的意义。演讲对于听众而言，听演讲可以得到理性上的启迪、知识上的丰富、思想上的教育、情感上的愉悦。而课堂授课是教师演讲的最好机会，授课效果与教师的演讲技巧掌握的程度有直接的关系。众所周知，有的教师虽然思想精深、学识渊博，但在讲课时却不能有效且充分地表达自己的思想，导致不能获得良好的教学效果；甚至有的教师上课照本宣科，毫无吸引力，学生十分不满。因此，教师学习演讲技巧，对提高讲课效果具有重要的现实意义。

（2）演讲对学生的作用。信息时代学习途径多样化为学生学习提供了多种选择，自主学习、合作学习将是未来的主要学习模式。学生的角色也会从被动学习转为主动学习，从个人学习转变为合作学习；学生也会从听众变成演讲者，也要考虑演讲者所要考虑的一切问题。对于演讲者本身而言，演讲是获取信息的好途径，扩大联系的好机会，求知学习的好渠道，锻炼口才的好方法；演讲者收集资料、总结资料、准备演讲内容的过程本身就是学习过程。因此，掌握演讲技巧对现代的学生也是十分有意义的。

（二）演讲的要素

1. 独特的视角和切入点

视角是演讲的灵魂，好的视角会带来好的观点，若没有好的视角和思想深度，再高的演讲技巧都只会显得苍白；而好的切入点能在最短时间内激发听众的兴趣，令听众很容易进入演讲者设计的语境。

2. 适当的激情

（1）要调动自己的情绪，让演讲有感染力。

（2）要带动听众的情绪，使听众主动进入与演讲者的同向思维，从而达到演讲的效果。但是激情若要运用得当，就必须与演讲的内容适配，过度的激情反而起到负面效果。

3. 演讲的技巧

（1）肢体语言。①手势：以自然为佳，最好就是日常的习惯性手势，在此基础上可进行适当的修饰和设计，改掉不良的手势习惯；手势不可过多，不要让人感到生硬；指向听众或自己时不要用手指，而要用手掌；使用常用手势，如曲起手指敲击桌面以加强语气，伸大拇指表示极度肯定和赞赏，摆 V 字造型表达胜利的信心或快乐，轻摆手指表示否定或轻蔑，用手指轻敲太阳穴表示思考等。②站姿：挺直、舒展、自然，不要左右摇摆；在向听众表达一种传递信息的欲望时，应适度前倾；在表达一种神圣感或渲染某种深远的情绪，希望将听众共同带往一种情绪境地时，可采用微仰头、仰望苍穹等姿态。③目光：目光要有力，凝视听众，但不可在一处停留过久，否则该处听众会不自在，也不可跳跃太频繁，否则给人以游离、不自信的感觉；除非是表达悲痛的情绪，否则眼角不要向下垂。④表情：首先是自信和从容，然后应有一些能配合演讲内容的变化，善用眉头、眼角、嘴唇等易控制的部分，有效地传达自己的情绪；避免表情呆滞，或显得过于呆板，一般情况下面带微笑。

（2）语速。语速要适中且富于变化，太快让人听不清楚，对主要观点难以形成深刻印象，而急促的语速也会给人以过于紧张、缺乏控制力的感觉；语速太慢会显得拖沓，容易令人失去耐心，也会给人以缺乏力度和激情、技巧不熟练、对演讲内容不熟悉等感觉；过于平板的语速也容易使人陷入单调的境地，这时需要用一定的提速来突出激情部分，突出、加强自己想强调的部分。

（3）音量和语调。音量和语调要适中且有起伏，音量应适应演讲的内容。呼吁、号召时自然加大音量、加重语气，如果一直用大音量或重语气则无法突出重点，反而给人以嘈杂、夸张的感觉；表达激动的情绪时自然用高亢的语调，但一直高亢而缺乏起伏易给人矫情作势的感觉；一般情况下以从容、有力为主基调，适当加入高潮式的高音量和语调为佳。

（4）关键词。一个演讲或一段话中总会有一些关键词或重点词，可在演讲前先梳理一下，演讲时用重音与轻音的变化突出这些词；讲到关键词时可适当放慢节奏，让听众听得更清楚，加深印象，同时还可通过适当的手势、停顿、反复等手法来强化效果。

（5）停顿。考虑听众的接受度，要让听众有足够的时间消化演讲者所要传递的信息，同时给自己控制节奏、理清思路、观察反馈的时间，所以在演讲时要有适当的停顿；停顿时间不宜过多、过长，以免使听众形成拖沓的印象，要保持一定的语句连贯度。

（6）吐词。演讲的基本作用是要让别人听清楚自己所讲，所以一定要吐词有力、清晰，避免含糊其辞。吐词含混也会给人自信心不足的感觉；要善于用腹中的气，很清晰地将要讲的语句尽量送到远处，直达听众的心中，这样语言才显得有力度。

（7）开头和结尾。在演讲前要设计好开头和结尾。好的开头对于演讲非常重要，一个动作、一句有力的称谓、一个幽默的自嘲、一个引人入胜的故事、一个有趣的问题、一个设计好的悬念，都可以马上将听众的注意力集中到演讲中来，激发听众的兴趣；结尾同样如此，一般采用一句行动口号或呼吁、一个总结性的建议、一个有力的疑问、一个肯定性的判断句等，要避免虎头蛇尾，不了了之。

4. 语言技巧

（1）语言适度夸张。演讲需要语言的适度夸张来强化自己的观点，使听众形成深刻的印象。

（2）采用各式问句。适度采用设问、反问、连续追问等手法，可直击听众心灵，达到激起兴趣、引发思考、引起共鸣的效果。

（3）悬念设计。在演讲的开头或过程中有意设计一些悬念，可激发听众的好奇心，引导听众耐心听下去。

（4）适当的连续排比。排比句通常是非常煽情的，在演讲的高潮部适度加入排比能起到锦上添花的效果。

（5）运用情景描述、比喻、类比等手法。用自己描述性的语言将听众带入一种场景，使大家在一个共同的场景和氛围中感受演讲内容，而比喻、类比能将复杂的观点简单化、形象化，帮助听众更直观地理解演讲内容，使听众更容易引起共鸣。

（6）语言的渲染力。在演讲中要达到煽情效果时需要语言具有渲染力，而语言的渲染力主要靠日常培养，也可进行设计。同样的语意可以用不同的语句表达，设计时可以适当选择。

（三）演讲紧张情绪的产生与处理

1. 紧张情绪产生的原因

（1）对未知的畏惧。

（2）对自身的畏惧。

（3）对听众的畏惧。

（4）对失败的畏惧。

2. 克服紧张情绪的技巧

（1）充分的准备、计划及练习能够克服紧张感。

（2）勇敢面对畏惧，承认它的存在。

（3）将消极的畏惧变成积极的动力。

（4）即便是经验极其丰富的演讲者也会在演讲时感到紧张，演讲时尽量将自己从大众中孤立出来，并试着把这种孤立看作一次有益的经历，把精力集中在听众身上，提醒自己他们正在注意聆听宣讲。

（5）在演讲开始之前，要避免内心负面的声音过于强烈。很多人在演讲时都会感到紧张，重要的是要认识到，紧张是演讲的一个重要组成部分，因为它会给演讲者以动力，从而激发演讲者更好地表现自己。

3. 放松技巧

放松可以很好地帮助演讲者在演讲时控制自己的紧张情绪。而且放松是可以学习的，帮助演讲者放松的练习包括：

（1）平躺在地上。顺序绷紧每条肌肉，至全身处于紧张状态，数到5，然后全身放松；重复做此动作，完全体会身体的放松与紧张状态的区别。

（2）站立。双脚微微分开，双手自然垂放于身体两侧，集中精神呼吸，倾听吸气时的声音，然后呼出；用力吸气数到3，再呼出数到3，直到形成节奏。

（3）站直，然后让身体自腰部往下放松。让身体松懈数秒，以手腕为轴心抖动双手，再以肩膀为轴心抖动双臂；默诵"O""E""O""E"。

（4）呼吸。将双手轻放在肋骨上，练习吸气和呼气，各数到3；重复练习，吸气数到3，呼气数到5。练习时肩膀不要抬起，也不要有动作或声音。

（四）演讲学在医学教育中的应用

1. 演讲学在医学教学过程中的应用

由于医学名词数量和科学论点极为繁多，而且医学实践性极强、临床思维过程非常复杂，所以医学生普遍认为医学课程难学。因此，为了让医学生在课堂学习过程中，对医学拥有更大的兴趣、更好地理解并掌握医学知识，医学教师可在讲授过程中适当运用演讲学的方法，以活跃课堂的气氛、激发学生学习动力。

2. 演讲学在学术交流及毕业答辩中的应用

随着全球化医学教育的迅速发展，国内外医学领域的学术交流活动日益频繁，越来越多的师生可获得参与国内外学术交流的机会。另外，研究生在毕业前要进行论文答辩。无论是进行学术交流还是完成论文答辩，结合演讲学都可以提高任务完成的效果。"演讲是一种实力"，代表学者或研究生的外在公众形象，在新形势下提高学者和研究生学术演讲技巧，有利于他们在各类学术交流重要场合展现其优良素质。目前，培养和提高研究生的学术演讲能力是研究生教育的重要内容之一。

五、文献检索在医学教育中的应用

（一）文献检索的作用

人类的知识分为两大类，一类是学科知识；另一类就是获得学科知识的信息，即文献检索能力。文献检索的意义主要是增强信息意识以及提高获取本专业信息和利用这些信息的能力。因此，要对自己的信息需求进行明确的剖析，通过最佳检索途径选择最佳检索方法和检索工具，判断检索结果是否符合自己的信息需求。

对于科研人员而言，文献检索的作用主要体现在以下 3 方面。

1. 可以帮助研究者了解本领域内已取得的成绩

通过查阅有关文献，可收集到与这一特定研究领域有关的现有信息，对所要研究的问题进行系统的分析和评判；可了解该课题所涉及的领域内前人或他人的主要研究成果、达到的研究水平、研究重点、研究方法、研究经验等；可了解已基本解决或有待于进一步修正和补充的问题，进一步明确研究课题的科学价值，找准自己研究的真正起点。

2. 可以帮助研究者更具体地限制和确定研究课题及假设

找准研究的起点之后，需要从更详细的文献资料中，通过筛选和比较进一步缩小研究范围，找出比以往同类研究更集中的变量范围，形成更凝练、更准确的研究假设。

3. 可以提供对当前研究有帮助的研究思路和方法

文献资料反映了国内外的研究学术思想和最新成就，是人们了解科研前沿动向并获得新情报、新信息的有效途径。通过查阅文献资料，了解国内外最新的理论、手段和研究方法，从过去和现在的有关研究成果中受到启发，为当前的研究提供思路和方法。

（二）医药信息的筛选

用批判性思维审视信息来源、信息获取策略及信息检索结果是信息素养教育的内在要求，更是获取准确、权威、可靠信息的必要环节和技巧。

1. 对信息源的选择

医学文献按出版类型可分为期刊论文、图书、会议论文、学位论文、专利文献、科技报告等，如果从所需医学信息的对应用途来看，大致可以进行以下区分。

（1）获取医学科研信息。图书和期刊是医学科研人员公布与交流研究成果的最主要的方式，因此，书刊是获取医学科研信息的重要途径。

（2）获取医学统计信息。医学统计信息是反映医药卫生及有关领域各种活动的产生、发展、变化以及影响因素的数据，通过客观数据的统计汇总和分析处理，可找出最一般规律，反过来又能指导医学科研和临床医疗实践。这些信息一般可以通过医学年鉴及国家、省或地区统计学年鉴等查阅。

（3）获取诊治信息。诊治信息是指临床医生在诊断和治疗疾病的过程中所需要的全部信息，包括病人的主诉与病史，各种实验室检查数据与特殊检查的结果，以及各种治疗的备选方案等，是疾病诊断和治疗的基础和依据。临床诊治依据的需求大致可分为对病历档案的需求以及对诊治"金标准"和临床指南等信息的需求，前者一般由医院信息科保管，后者通常公开发表在图书、期刊等出版物上。

（4）获取药品疗效信息。对各种新药的安全性和有效性进行分析、评价和检索是医疗、药政、制药和管理等人员的重要工作，这类信息广泛分布在公开出版物、研究报告和产品说明书等文献类型中。

2. 对数据库的选择

影响数据库选择的因素很多，如信息用户的职业、需求特点，数据库的学科和收录范围、检索功能、研究课题所处的阶段等，其中影响最大的因素是用户的职业。工作在预防、临床第一线的医务人员主要针对日常工作中出现的问题提出新颖准确的信息需求，他们主要通过医学期刊、新的专著及网络信息了解新的治疗方法、新药的疗效、疑难病症的报道、疾病控制与预防、学科研究动态等，因而信息需求具有一定的针对性和紧迫性。

随着计算机海量存贮技术的发展，医学全文数据库大量增加，与书目型数据库一起构成了丰富的信息源。但全文数据库一般在收录范围上不及书目数据库，检索功能也不尽完善。因此，从查全、查准的角度来看，主张首选书目型数据库，先确保查准查全，再用全文数据库获取全文。

在不同的医学领域研究阶段，对数据库的选择也不同。

（1）课题立项阶段。该阶段要撰写综述并寻找研究的突破口，因而要求全面准确地获取信息，此时应该选择多个数据库，尽量将所需资料查找齐全。

（2）立项获批阶段。该阶段专注于对立项专题的研究，主要关注新方法、新试剂、新设备等信息的检索，信息需求的目标清晰且范围明确，因此，对数据库的选择相对单一，制定检索策略时专注于某一方面。

（3）项目结题及申报成果阶段。该阶段主要是为证实或评价课题的"创新点""实用性"等提供依据，需要检索与申报成果最密切相关的对比文献。因此，应重点选择与项目相关的数据库。

3. 对检索策略的选择

检索策略是为实现文献查全、查准、查新等目标而采用的方案，文献检索时制定科学的检索策略是必要的。

（1）充分利用检索平台的各种限定选项。限定选项的多寡是反映数据库标引深度和检索功能的重要指标，限定选项越多，就越便于检索者用不同的限定条件反映自己的个性化需求。常见的检索要求包括：①选择较新的文献：可用"最近一周""一个月""六个月"等选项对年限范围进行限定；②选择较好的文献：通过核心期刊、加权检索、基金项目等选项对文章质量进行限定；③选择信息量大的文献：通过增加文献类型选择来增大文献的信息量。

（2）优先选用主题词。其原因包括：①主题词可以集中相同概念的词；②主题词组配是概念组配，而自由词是字面组配，难以表达复杂的概念关系；③主题词可加权检索，提高查准率。

（3）自由词检索与副主题词"游离"检索相组合。制定检索策略时，副主题词一般与主题词配对出现，但是某些新出现的医学概念不一定有合适的主题词表达形式，这时可以采用自由词与副主题词"游离"检索组合的方式，来提高检索效率。

（4）自由词检索。对于没有主题词表达形式的概念，尤其是一些外科学词汇，通常需要用自由词检索。

4. 对检索结果的筛选

（1）依据文献的外部特征来筛选。①根据信息的责任者判断：通常情况下，政府部门、科研机构、高等院校、学术组织等团体责任者发表的文献或发布的信息，以及著名科学家和著名学者发表的文献，其可靠性较强。②根据信息的类型判断：总体而言，网上新闻和消息的可靠性较之书刊文献要差；在文献类型中，内部资料和秘密资料的内容较为真实可靠；教科书、专著、年鉴、百科全书、技术标准、专利文献和核心期刊的内容最为真实可靠，普通期刊次之；阶段性研究报告、会议论文、学位论文、实验报告等具有一定的科学性，但不够成熟、完整；综述性文献结构严谨、论述全面，质量较高；产品广告可靠性最差。③根据出版单位判断：国家政府部门、国内外著名出版社、著名学术团体与组织、知名高等院校和科研机构出版的文献，一般质量较高，可信度大。④根据文献的被引用情况判断：被摘引次数和被引用次数较高的文献，其内容较可靠。

（2）依据文献的研究内容来筛选。依据研究内容来评价和筛选检出结果与检索者的专业水平密切相关。因此，掌握和遵循各领域科学的研究方法和专业知识是正确筛选高质量信息的基础。①论文方法学质量的评估：阅读和评价医学文献时，要把握论文的实质。判断一篇论文是否值得阅读，首先应着眼于其方法学部分；其次应着眼于课题研究的动机、类型及方向等。②依据临床研究证据级别来筛选：根据不同类型的证据分级顺序对文献信息进行有效筛选。

（四）如何提高阅读文献的效率

对于研究者来说，提高文献的阅读效率也是衡量其科研能力的一个标志。阅读文献的规则如下。

（1）先阅读综述，再找具体文章阅读实验方法和结果。查找并阅读与自己实验密切相关的文献，然后浏览其他文献，以了解此项研究的研究现状；实验过程中，若遇到问题可重新调阅文献。

（2）多数文章阅读摘要，少数文章阅读全文。在阅读文献时先看摘要，筛选出与自己课题研究密切相关的文献之后再进行全文阅读。需要注意的是，在阅读文献时不可只看摘要，但过分追求全文也是浪费，不可走极端。

（3）养成集中时间阅读文献的习惯。阅读过的文献总会遗忘，阅读的时间越分散，浪费的时间就越多，而集中时间阅读更容易联系起来，便于形成整体印象。

（4）做好标记和记录。对于复印或打印的文献，可直接用笔标记或批注；而对于电子文献，可用编辑器标注。有利于在再次调阅文献时迅速找到与自己课题研究密切相关的重点部分。

（5）准备引用的文章要亲自阅读过。在转引文献时有可能会造成文献的不真实性，因此引用的文章均要亲自阅读。

（6）注意文章的参考价值。可根据刊物的影响因子和文章的被引次数来判断该文章的参考价值。

总之，对于初次进入一个全新领域的研究者，只有通过阅读大量的文献，才能把握该领域发展的动态和方向。但需要注意的是用阅读文献来追踪当前发展动态时，切记发挥自己的判断力，不可盲从。因为即使是知名科学家和教科书有时也会有错误。所以，掌握文献内容、对文献进行综合，以批判的眼光评价文献，并从中提取有用和正确的信息以指导今后的研究是独立科学工作者必备的能力。

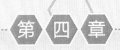

医学教育媒体与网络教育

第一节　现代教学媒体

一、教学媒体的概念及分类

（一）教学媒体的概念

媒体是指在信息传递过程中，从信息源到受者之间承接并传递信息的载体或工具。该定义包含两层含义：一方面是承接信息的载体；另一方面是储存并传递信息的实体。因此，凡是符合这两个特征的物体都是媒体。

教学媒体是指在教与学过程中所采用的媒体，一般媒体不一定都是教学媒体，但都可以发展为教学媒体。一般媒体发展为教学媒体必须用于以教学为目的的教学信息的储存和传递，同时还必须用于教与学活动的过程，二者缺一不可。

（二）教学媒体的分类

1. 按照媒体的表达手段分类

（1）语言媒体：口头语言。

（2）印刷媒体：各种印刷出版资料。

（3）电子媒体：指用电子信号记载和传递信息的媒体。

2. 按照媒体作用的感官和信息的流向分类

（1）视觉媒体：发出的信息主要作用于人的视觉器官信息的媒体。

（2）听觉媒体：发出的信息主要作用于人的听觉器官的媒体。

（3）视听媒体：指发出的信息既作用于人的视觉器官又作用于人的听觉器官的媒体。

（4）交互多媒体：指作用于人的多种感官且具有人机交互作用的媒体，如多媒体计算机课件。

3. 按照历史发展分类

（1）传统媒体：指利用传统技术的媒体，如幻灯、投影、电影等。

（2）现代媒体：指应用现代技术的媒体，如计算机课件等。

（三）几种新型教学媒体

1. 多媒体或超媒体

超媒体是指在多媒体的基础上增加超文本。由于超文本已经成为多媒体计算机的一项常规功能，所以目前人们很少再对多媒体和超媒体进行区分。

多媒体或超媒体具有四个方面的特性与功能：

（1）多媒体计算机有利于激发学生的学习兴趣和认知主体作用的发挥。

（2）多媒体计算机提供外部刺激的多样性有利于知识的获取与保持。

（3）超文本功能可实现对教学信息最有效的组织与管理。

（4）多媒体计算机可作为认知工具实现最理想的学习环境。

2. 虚拟现实

虚拟现实技术是近年来一项十分活跃的研究与应用技术。自 20 世纪 80 年代被人们关注以来，发展极为迅速，目前已经在教育学习、数字娱乐、数字城市、模拟训练、工业仿真、虚拟医疗、数字典藏、电子商务等，从军事到民用的诸多领域得到广泛应用。

在教育领域，虚拟现实技术具有广泛的作用和影响，它可以让人亲身经历和感受原来只是空洞抽象的情景，用主动交互代替被动观看，使之更具说服力。教育界的专家指出：崭新的虚拟现实技术，会带给我们崭新的教育思维，解决我们以前无法解决的问题，将给我们的教育带来一系列的重大变革。尤其在科技研究、虚拟仿真校园，虚拟教学、虚拟实验，教育娱乐等方面的应用更具有广泛性。

3. 流媒体

流媒体技术又称流式媒体，是为了解决以互联网为代表的中低带宽网络上多媒体信息的传输而产生发展起来的一种网络新技术。该技术发端于美国，是一种新的媒体传送方式。流式传输方式将整个 A/V、3D 等多媒体文件经过特殊的压缩方式分成一个个压缩包，由视频服务器向用户计算机连续、实时传送。

用户不必像采用下载方式那样等到整个文件全部下载完毕，只需经过几秒或几十秒的加载延时即可在用户的计算机上利用解压设备对压缩的多媒体文件解压后进行观看。这种对多媒体文件采用的是边下载边播放的流式传输方式，不仅可以使启动延时大幅度缩短，而且对系统缓存容量的需求也大大降低。

二、教学媒体的基本性质及功能特性

1. 媒体的共同特性

（1）固定性。学习媒体可以记录和存储信息，以备需要时再现。媒体的这一特性使前人能够把丰富的实践经验逐渐积累，把宝贵的知识、技能传授给后代。

（2）散播性。学习媒体可以将各种符号形态的信息传送到一定距离，使信息在更大范围内再现。

（3）重复性。如果保存得好，媒体可以根据需要被重复使用，而其呈现的信息的质和量是稳定不变的。另外，它还可以生成许多复制品，在不同的地点同时使用。

（4）组合性。学习媒体往往能够组合使用，其组合性有三种表现形式：①将少数几种媒体技术紧密结合而形成一种新的媒体，如声画同步幻灯；②根据教学活动的需要，将功能不同的几种媒体加以简单的组合，轮流使用或同时呈示各自的信息；③利用数字化技术将各种信息集成在一起统一处理，如多媒体计算机。

（5）工具性。媒体与人相比处于从属地位，即使功能先进的现代化媒体，它由人创造、受人操控。媒体只能扩展或代替人的部分作用，而且适用的教学媒体还需要教师和设计人员去精心编制或置备。

（6）能动性。媒体在特定的时空条件下，可以离开人的活动独立起作用。精心编制的教学媒体一般都比较符合教学设计原理，采用的是最佳教学方案，尤其是由经验丰富的教师参与设计、编制的教学媒体教学效果会更好。

2. 教学媒体的特性

（1）表现性。表现性也称表现力，指教学媒体表现事物的空间、时间和运动特征的能力。其中，空间特征是指事物的形状、大小、距离、方位等；时间特征是指事物出现的先后顺序、持续时间、出现频率、节奏快慢等；运动特征是指事物的运动形式、空间位移、形状变换等。

（2）重现性。重现性也称重现力，指教学媒体不受时间、空间限制，把储存的信息内容重新再现的能力。

（3）接触性。接触性也称接触面，指教学媒体把信息同时传递到学生的范围的大小。

（4）参与性。参与性是指教学媒体在发挥作用时学生参与活动的机会。模型、录音、录像、计算机等媒体提供学生自己动手操作的可能，使学生可能随时中断使用而进行提问、思考、讨论等其他学习活动，行为参与的机会较多；电影、电视、无线电广播、多媒体计算机等媒体有较强的感染力，刺激学生的情绪反应较为强烈，容易诱发学生在感情上的参与。

（5）受控性。受控性是指教学媒体接受使用者操纵的难易程度。

三、教学媒体的作用

合理选择的教学媒体，特别是使用精心设计制作的媒体教材，可以在课堂集体教学、学生个别化学习、远距离教育等各种教育方式中起到不同的作用。总的来看，教学媒体的作用表现在以下 9 方面：

（1）使学习者接受的教学信息更为一致，有利于教学标准化。

（2）能有效激发学习者的动机和兴趣，使教学活动更为有趣。

（3）能大量提供感性材料，增加学习者的感知深度。

（4）设计良好的教学媒体材料能够促成有效的交互活动。

（5）设计良好的教学媒体材料有利于提高教学质量和教学效率。

（6）有利于实施个别化学习。

（7）有利于开展协作学习，促使学习者进行"探索"式的学习。

（8）促进教师的作用发生变化。

（9）有利于开展远距离的教育。

四、现代教学媒体的选择

教学媒体的选择主要依据促进完成教学目的或教学目标所具有的特性和教学功能来选择和利用媒体，是选择教学媒体的基本原则。

1. 依据教学目标

每个知识点都有具体的教学目标，为达到不同的教学目标常需要使用不同的媒体去传递教学信息。选择教学媒体一定要满足教学目标、教学内容、教学对象以及教学策略的要求。教学媒体是教学策略中的一个因素。所以，选择媒体时不仅要服从制订教学策略的依据，还要注意教学媒体与其他因素之间相互联系、相互制约的关系。借助不同的教学媒体，可以完成不同的教学目标。

2. 依据教学内容

各门学科的性质不同，适用的教学媒体有所区别；同一学科内各章节内容不同，对教学媒体的使用要求也有不同。选用的媒体既要能以动态、交互的方式表现对象之间的关系，又要便于学生主动地探索和发现，才能使学生的逻辑思维能力、空间想象能力和运算能力得到较好的训练。此外，对教学内容的重点或难点，教师往往借助教学媒体激发学生的学习兴趣，调动他们的积极性，帮助他们理解、记忆和掌握这些重点或难点，可以起到事半功倍的效果。

3. 依据教学对象

由于不同年龄阶段的学生的兴趣爱好和学习动机都不完全一样，对事物的接受能力也不一样，因而在选用教学媒体时要考虑他们的年龄特征。

4. 依据教学媒体的特性

每一种教学媒体都具有一定的特性，主要表现在传递范围、表现力、重现力、参与性和受控性等方面，因此它们的功能也不尽相同。例如，有的媒体适合传递声音；有的媒体善于表现运动；还有的媒体可以给学生提供参与的机会。对于某一特定的教学情境，确实存在着使用某一种媒体效果会更好的情况。形态学科，如解剖学、组织学和病理学等学科的教学，多选择以图像为主的媒体。而一些技能学科应该多选择某些动画、视频等媒体解释某些机制的内容。

5. 依据教学条件

教学媒体只有在具体的教学环境中使用才能发挥出它的作用，而其中的环境因素对于媒体的选择和使用往往有限制作用。师生对媒体的熟悉程度、教育经费、教学软件的质量及数量、对环境的特殊要求以及管理水平等，都会对媒体的选择和使用产生影响。在选择和使用媒体时应该考虑效益比。教学媒体必须在一定的条件下，才能发挥出它应有的作用，而且这种作用也是有限度的，所以我们只能利用媒体，而不能过分依赖媒体，更不能用媒体来取代教师的作用。

第二节　多媒体技术与网络教育

自 1946 年第一台计算机 ENIAC 诞生至今，计算机在社会生活的各个领域得到广泛应用并产生了深远的影响，尤其是多媒体技术的出现极大地改变了人们传统的学习、工作、生活和思维方式。

一、多媒体技术

（一）多媒体技术的发展

当计算机发展到可以同时处理两种以上的媒体时，就出现了多媒体（Multimedia），即将媒体加以整合应用的新观念。多媒体是一种把文本、图形、图像、视频图像、动画和声音等运载信息的媒体结合在一起，并通过计算机进行有机组合，完成一系列随机性交互式操作的信息技术，是 20 世纪 90 年代发展起来的一种新技术。

多媒体技术的发展改变了计算机的使用方式，使计算机由办公室、实验室中的专用品转为信息社会的一员，广泛应用于工业生产管理、学校教育、公共信息咨询、商业广告、军事指挥与训练、家庭生活与娱乐等领域。多媒体技术与教育的结合，使得教育领域受到的冲击比其他任何领域都要猛烈和深刻。应用多媒体教学，能够化静为动，给课堂带来生动的图像、声音和动画等教学形式，给学生充分的感官刺激，增加形象性认知，提高学习效率；更有利于教学过程中突出重点，突破难点。近年来，多媒体的开发和研究已不再是单纯的计算机软硬件开发，它还涉及信息科学、图形学、通信网络、人工智能等多个方面。

多媒体技术的开端应是在个人计算机上第一块声卡出现后，20 世纪 80 年代声卡的出现标志着计算机的发展开始进入多媒体技术发展阶段。1984 年苹果公司首先在 Macintosh 计算机上引进了位映射的概念对图进行处理，用户接口开始使用窗口和图形符号。1986 年飞利浦公司和索尼公司联合公布了交互式紧凑光盘系统 CD-I（Computer disc interactive），它以计算机技术为基础，用标准光盘来存储和检索静止图像、活动图像、声音和其他数据。1988 年运动图像专家小组（Moving picture expert group，MPEG）的建立又对多媒体技术的发展起到了推波助澜的作用。进入 20 世纪 90 年代，随着硬件技术的提高，自 80486 以后，多媒体时代终于到来。

多媒体技术的发展主要有两个方面：一个是视频技术的发展，另一个是音频技术的发展。从 AVI 出现开始，视频技术进入蓬勃发展时期，为计算机视频存储奠定了一个标准，而 Stream 使得网络传播视频变得非常流畅，MPEG 则是将计算机视频应用进行了最大化的普及。音频技术的发展从以单机为主的 WAV 和 MIDI 开始，以后就出现的形形色色的网络音乐压缩技术的发展。

（二）多媒体技术的特征

多媒体技术具有很多特征，除载体多样化之外，还具有以下特征。

1. 教学信息集成化

教学信息集成化即多媒体计算机技术既把教学相关的文字、图形、图像、视频图像、动画和声音等多种信息集成，也把计算机同音响、电视、通信技术等结合在一起。

2. 教学信息组织的非线性化

以往使用录像带进行教学时，一般都是从头播放，教学内容按一定顺序进行编辑，是一种线性的知识结构，因此，教师或学生要检索某段指定内容非常困难。而现代教学信息结构与传统的文字教材、录音教材、录像教材的信息结构不同，多媒体教学软件大都是以 CD-ROM 光盘存储，采用非线性的超文本媒体结构。由于超媒体系统中节点与节点之间用链连成网状，提供多种不同的选择，由教师或学生可以按自己的需要选择阅读顺序。

3. 教学信息处理数字化

由于多媒体技术是吸收图形动画技术、数字图像处理技术和图像压缩技术而发展起来的，在计算机上附加一块图像采集处理卡，将视频图像的信息输入计算机，即可将模拟的信息转换成数字化。数码照相机和数码摄像机的普及可以直接将内容输入到计算机，不仅保证了质量，还大大地降低了制作课件的难度。

4. 教学信息存储大容量化

多媒体的应用信息包括文本、图形、图像和声音等，这些媒体的信息量非常大。标准的 CD-ROM 是一个直径为 120mm 的盘片，用户只能读取光盘信息，一张 CD-ROM 可以存 650MB 的数据，约长 74 分钟，而 DVD 盘片存储的数据量更大，一张盘片可以存储 4.7GB 的数据，因此它具有很高贮存容量和极强的检索能力。

在多媒体教学中，光盘是一种理想的软件存储形式。特别在临床医疗教学中，针对特殊病例的 CT 片、X 光片、数字减影、B 超等医疗信息，通过光盘存储，建立临床教学资料库，通过光盘或者教学网络，方便教学，实施资源共享。

5. 教学信息网络化

随着计算机技术、网络技术和通信技术的发展，计算机联网接入互联网已成为获取信息资源的重要途径，通过互联网共享资源，获取、发布和提供信息服务等。

6. 教学过程智能化

随着多媒体技术及人工智能技术的不断发展，在学术界已经有提出智能超媒体，就是将人工智能技术与超媒体的信息组织、管理方式结合在一起而形成的智能型信息处理技术。在智能超媒体教学中，教学过程智能化（ICAI）模块可以利用超媒体提供友好界面来激发学生的学习兴趣和学习动机，同时还可以利用超媒体向学生提供图、文、声像并茂的信息，实现智能化的教室等。

ICAI 可分为三个基本模块：其一，知识库模块也称专家模块，由有丰富经验的专家教授按选定的学科知识，按照教学的规则转换成计算机系统可以理解的表达形式，建立学科领域知识和教学规则的知识库，包括学科领域有关教学内容的专业知识与技能；其二，学生模块，生成一种可靠的表达方式来展示学生的实际水平状况，展示学科领域知识与技能的掌握情况以及学生的能力；其三，教师模块也称辅导模块，包含教师的一些辅导策略，模拟教师的授课和辅导，能够控制、掌握学生的学习水平并做出适时的反馈。

总之，ICAI 系统能够进行友好和自然的人机对话，学习的环境更自然，学习过程更便捷，针对性更强。能够检测和判断学生在学习过程中出现的问题，并给予适当的指导，给出合理的反馈信息，能不断地积累经验并对具体情况及时调整教学策略。

7. 教学资源系统化

多媒体网络教学充分利用现代教育技术，为学生创设一种崭新的教学环境，在教师的组织、帮助和促进下，学生通过与教师和同学进行协作、对话和交流，自主地进行有意义的知识建构，从而获得新的知识，形成自己的知识结构体系，其具有教学资源丰富、教学资源共享、克服时空限制等网络特点。

网络教学的推行需要教学资源，大规模推广应用网络教学则需要建设大型的教学资源库，而教学资源建设是教育信息化的基础，将有效提高教学质量和教学效率，是一个需要长期建设和维护的工程。教学资源的建设可分为四个层次：素材类教学资源建设，包括题库，素材库，课件库和案例库；网络课程库建设；教学资源管理系统的开发；通用教学系统支持平台的开发。其中，教学资源管理系统是教学资源建设的关键，能够将多种形式的教学资源有层次、科学地组织起来，并提供一个易用且快捷的应用平台，充分利用教学资源，使之更有效地为教学服务。

（三）多媒体系统的组成

多媒体计算机系统是指把视、听和计算机交互式控制结合起来，对音频信号、视频信号的获取、生成、存储、处理、回收和传输综合数字化所组成的一个完整的计算机系统，是多媒体技术赖以生存的物质基础。

完整的多媒体系统由 5 部分组成。

1. 多媒体硬件系统

由主机、多媒体外部设备接口卡和多媒体外部设备构成。主机可以是大或中型计算机，也可以是工作站，用得最多的还是微机；多媒体外部设备接口卡根据获取、编辑音频、视频的需要插接在计算机上，常用的有声卡、视频压缩卡、VGA/TV 转换卡、视频捕捉卡、视频播放卡和光盘接口卡等；多媒体外部设备按功能分为视频或音频输入设备（包括摄像机、录像机、影碟机、扫描仪、话筒、录音机、激光唱盘和 MIDI 合成器等）、视频或音频输出设备（包括显示器、电视机、投影仪、扬声器、立体声耳机等）、人机交互设备（包括键盘、鼠标、触摸屏和光笔等）、数据存储设备（包括 CD-ROM、磁盘、打印机、可擦写光盘、移动硬盘等）。

2. 多媒体驱动程序及操作系统

多媒体驱动程序不仅需要驱动、控制硬件设备，还要提供输入输出控制界面的程序，即 I/O 接口程序，是系统软件的核心；而操作系统则提供对多媒体计算机的硬件、软件控制与管理。

3. 媒体制作平台和媒体制作工具软件

设计者利用它们提供的接口和工具采集、制作媒体数据。常用的有图像设计与编辑系统，二维、三维动画制作系统，声音采集与编辑系统，视频采集与编辑系统，以及多媒体公用程序与数字剪辑艺术系统等，用以支持应用开发人员创作多媒体应用软件。

4. 多媒体编辑与创作系统

多媒体编辑与创作系统是多媒体应用系统编辑制作的环境，包括脚本语言及解释系统、基于图标导向的编辑系统和基于时间导向的编辑系统等。通常除编辑功能外，还具有控制外设播放多媒体的功能。设计者可以利用开发工具和编辑系统来创作各种教育、娱乐、商业等应用的多媒体节目。

5. 多媒体应用系统的运行平台

多媒体应用系统的运行平台即多媒体播放系统，可在计算机上播放硬盘节目，也可单独播放多媒体的产品。多媒体应用系统放到存储介质中就可成为多媒体产品，可作为商品进行销售。

二、计算机网络

随着现代科技的蓬勃了展，计算机网络迅速进入社会生活的各个方面，也成为发展现代医学教育的一个新途径。

（一）计算机网络概述

1. 计算机网络的含义

计算机网络是利用通信设备和线路将地理位置不同的、功能独立的多个计算机系统互连起来，以功能完善的网络软件实现网络中资源共享和信息传递的系统。其中，"功能独立的多个计算机系统"是指两台或两台以上计算机才能构成网络，而且入网的每一个计算机系统都有自己的软件、硬件系统，都能完全独立地进行工作，并且有进入和退出网络的权利；"通信设备和线路"是指连接计算机所用的介质，包括双绞线电缆、同轴电缆和光导纤维等有线介质，以及激光、红外线、微波和卫星通信等无线介质；"网络软件"主要指网络操作系统、网络通信协议、网络应用软件等，而网络通信协议是计算机之间通信、交换信息所必需遵守的约定和规则，网络操作系统是指在每个入网的计算机系统的系统软件之上增加的用来实现网络通信、资源管理及网络服务的专门软件；"资源"是指由网络操作系统管理的所有软、硬件，包括程序、数据库、存储设备、打印机等。

计算机网络是目前计算机技术应用中最活跃的部分之一，其主要目的就是实现计算机资源共享。

2. 计算机网络的功能

（1）资源共享。资源共享是指所有网内用户均能享受网内计算机系统中的全部或部分资源，使网络中各地区的资源互通有无、分工协作，从而大大提高系统资源的利用率，可以避免高成本设备的重复投资。

（2）数据通信。数据通信是计算机网络的最基本功能，不同地理位置的网络用户通过计算机网络可以及时、快速、高质量、低成本地交换信息。

（3）协同处理。通过把大而复杂的任务分散到网络中不同的计算机上，使不同的计算机协同处理，这样不仅极大地提高了计算机的处理能力、速度和任务的执行效率，还可以避免网络中闲忙不均的现象。

（4）提高系统可靠性。网络中的计算机可互为备用，即一台计算机出现故障时其他计算机可以立即承担起由该台故障机所担负的任务，避免了整个系统的瘫痪，使计算机的可靠性得到了极大的提高。

（5）信息的集中和综合处理。通过网络系统可以将分散在各地的计算机系统中的各种数据进行集中或分级管理，经过综合处理后提供给各种用户使用。

3.计算机网络的组成

（1）基本组成。计算机网络主要包括计算机系统、数据通信系统、网络软件及网络协议等三大部分。计算机系统主要包括服务器和工作站，服务器是网络的核心，多由功能较为强大的计算机担任，它拥有大量可共享的硬件和软件资源，并具有管理这些资源和协调网络用户访问资源的能力，而工作站就是用户使用的本地计算机，分为台式工作站和移动工作站，是用户入网操作的平台；数据通信系统包括网络适配器（又称网卡）、传输介质和网络互联设备，其中，传输介质是传输数据信息的物理通道，网络适配器和传输介质相连，主要是整理计算机上发往传输介质的数据，并将数据分解为适当大小的数据包后向网络发送，而网络互联设备实现网络中各计算机的连接、路径的选择以及网与网之间的互联，包括中继器、集线器、网桥、路由器和交换机等；网络软件主要用于合理地调度、管理网络资源，并保证系统运行的稳定性和可靠性，而网络协议是为计算机网络中进行数据交换而制定的规则、标准和约定。

（2）逻辑结构组成。计算机网络从逻辑功能上要完成资源共享，即数据处理与计算和数据通信这两大任务，因此计算机网络也就划分为两大部分，即资源子网和通信子网。资源子网主要包括网络中独立工作的计算机、终端、I/O设备、各种软件资源和数据库等，负责处理整个网络的数据，向网络用户提供各种网络共享资源及网络服务；通信子网主要包括传输介质、网络互联设备、网络通信协议、通信控制软件等，负责全网的数据通信，承担全网的数据传输、转接、加工和变换等通信处理工作，实现主机之间的数据传送。

（3）网络的体系结构。网络的体系结构是对构成计算机网络的各个组成部分以及计算机网络本身所必须实现的功能的一组定义、规定和说明。国际标准化组织将计算机网络分为七层，即物理层、数据链路层、网络层、传输层、会话层、表示层和应用层。

4. 计算机网络的分类

（1）按地理覆盖范围分类。计算机网络可分为局域网（LAN）、城域网（MAN）和广域网（WAN）。局域网的地理范围只有几公里，一般分布在一栋大楼内或一组建筑群中，往往是由一个单位或部门自行组建和使用，甚至家庭中几台计算机也可组建，主要面向连接微型计算机和小型机，具有组建方便、投资少、经济实用的特点，是技术最成熟、应用最广泛的一种计算机网络；城域网也称为都市网，其地理覆盖范围通常为一个城市或地区，距离约十几公里至几十公里，通常是将分布在都市范围的多种类型的局域网、计算机通过调制解调器或直接数字设备与线路（光纤或电缆）连接在一起所构成的计算机网络；广域网的覆盖范围往往是一个地区、一个国家或几个国家，典型的广域网是由政府部门或电信组织组建的公用数据网，这些公用数据网一般还通过卫星线路或海底光缆与其他国家或地区的公用数据网相连接，以提供全球数据通信能力，其中，互联网也称因特网，是一个典型的广域网。

（2）按网络技术分类。分为以太网、令牌环网、光纤分布数据接口网、异步传输模式网、帧中继网、数字数据网、综合服务数字网、非对称数字用户环线等。

（3）按网络的传输媒体分类。分为双绞线网、同轴电缆网、光纤网、无线网、卫星通信网等。

（4）按网络的带宽分类。分为窄带网、宽带网等。

（5）按网络的用途分类。分为教育网、科研网、商业网、企业网等。

（6）按网络操作系统分类。分为 Novell Netware 网、Windows NT 网、UNIX 网及 Linux 网等。

（7）按网络的服务对象分类。分为内联网、外联网、国际互联网等。

（8）按拓扑结构分类。分为总线型结构网络、星型结构网络、环型结构网络、树型结构网络、网状型结构网络和混合型拓扑结构网络等。其中，总线型结构网络即网络中的所有站点均通过一条总线加以连接；星型结构网络即由中心站点出发连接到其他所有站点；环型结构网络即将站点用缆线连接成一个闭合的环；树型结构网络覆盖面很广，容易增加新的站点；网状型结构网络是一个全通路的拓扑结构，任何站点之间均可以通过线路直接连接；混合型拓扑结构网络是由星型结构和总线型结构的网络结合在一起组成的网络结构，更能满足较大网络的拓展需要。

三、网络教育

网络教育是远程教育的一种类型，是以学习者为主体，以计算机技术、多媒体技术、通信技术和网络等高新技术为主要教学手段和传播媒体，将图像、文字、动画、音频和视频技术相结合的一种新型的交互式网络教育方式。

（一）网络教育的特点及优势

1. 教学资源的丰富性和共享性

多媒体和网络技术能够按照超文本和超链接方式组织管理学科知识和各种教学信息，并在互联网上组织建构大量的知识库和信息库，使得互联网已成为世界上最丰富的信息资源。在网络教学中，学习者可以共享越来越多的、优秀的国内外教育资源，为学习者自主学习和进行问题探究提供了丰富且可共享的网络教学资源。

2. 有利于个体化学习

由于每个学生在学习能力和学习风格上均存在差异，加之教师的知识水平和教学能力等因素的限制，导致学生的实际水平参差不齐。此时学生可以充分利用交互式媒体网络，根据自己的水平按照自己喜欢的方式和速度进行学习。

3. 有利于提高学习兴趣

与传统教育相比，网络教育主要利用计算机网络和多媒体技术，画面更生动，知识更丰富，更能引起学生学习的兴趣，是提高学习效率的基础。

4. 不局限于时间和空间

目前网络已经渗入到社会的各个角落，只要能连接到网络，就能随时随地进行学习或检索资源，不再受传统教育中教室、上课时间等的限制。

5. 有利于交互学习

在网络教育中学生可以制订学习计划，而计算机可以记录学生学习情况，并给出相应的学习建议。另外，学生和教师、学生和学生、教师和教师之间还可以进行网上讨论、协商会话等，充分实现网络教育的交互性，有利于学习效率的提高。

6. 有利于创造性学习

学生可以在利用网络搜寻所需要的知识，通过思考进行重新整合，不仅利于学生彻底理解知识，而且利于学生产生新的观点，激发学生的创造性灵感，达到创造性学习的效果。

7. 有利于国际化学习

网络教育为有学习需求的人们提供了不受国界限制的学习机会，为教育的全球性协作提供了一种更加经济且方便的途径，大大促进了教育事业的国际交流与合作，为实现全世界各种文化交融与共存的教育目标做出了独特的贡献。

8. 自动化远程管理

由于计算机网络的数据库信息自动管理和远程互动处理功能也可应用于网络教育的教学管理中，使远程用户的咨询、报名、交费、选课、查询、学籍管理、作业与考试管理等都可以通过网络远程交互通信的方式完成。因此，网络教育是最为完整、高效的现代远程教育方式。

9. 教师角色的变换

在网络教育中教师和学生分离，学生成为自主学习的主体，而教师则从单一的知识传授者转换成管理者、设计者、咨询者和专家等角色，使教师传授的内容、方法及技巧等都发生了变化。

10. 有利于远程医疗和教育

对医学教育而言，网络还有利于远程医疗和教育，主要体现在以下五个方面：①实现摄像设备远距离控制，实时回传各教学点、实验点、手术现场摄录信号；②在校本部与各教学临床医院之间、各系统所覆盖区域内开展区域性医疗会诊和教学；③召开视听会议，如行政会议、学术会议、医疗会议等；④进行教学影视点播，教师可根据教学、实验及备课需要自行灵活选播、点播所需教学素材；⑤连接互联网及科研教育相关互联网络，实现远程教育、远程医疗及各类远程信息交互应用。

（二）我国网络教育存在的问题

1. 教育开展不够规范

对于具备开展网络教育资质的组织或部门尚缺乏明确的法律法规进行限定，

也没有相应部门对网络教育进行管理和认证。这导致目前的网络教育市场不够规范，严重影响了网络教育的可靠性。

2. 初期投资成本较高

在构建网络教育的初期，需要在硬件购买、网络使用费用、教学软件开发、网络平台构建等方面投入大量资金，这些都会在一定程度上限制贫困地区网络教育的应用。

3. 网络教学资源的质量和数量不达标

目前有些教学资源在网上是检索不到的，或者检索到的信息不足，甚至有些教学资源还存在一些错误。因此，网络教学资源的质量和数量均有待进一步发展，以确保网络教学资源应用的可靠性。

4. 缺乏师生之间的直接交流

在网络教育中师生之间时空分隔，使教师不能用自己的人格魅力直接感染和教育学生，也会造成师生之间的情感交流受到一定的限制。

5. 网络教育缺乏统一标准

由于网络教育建设缺乏规范的统一标准，使得国内各网络教育资源自成体系，无法实现有效的交流和共享，存在大量低水平的重复性开发工作，造成人力物力的浪费，且不能与国际网络教育体系相沟通。因此，应该及时制定教育服务层面的中国网络教育技术标准，充分适应我国教育文化的特征，以便更好地发挥网络教育的长处。

综合可见，网络教育是一个新型的、交互的、开放的学习系统，赋予教与学新的内涵，推动了教育观念、教育思想、教育模式和教学方式的更新；但同时也存在一些不足，妨碍了网上教育资源的大范围共享与交流。因此，对于这种全新的教学方式，要正确认识、正确对待、扬长避短，使之更好地为人们服务。

第三节　多媒体课件

随着现代科学技术和教学的进一步结合，多媒体课件在教学中的作用也日益明显。它能将教育信息通过多彩的图、文、声、像等形式，直观、形象、生动地作用于学生的感觉器官，使学生在丰富的感性材料刺激下，产生自主学习的兴趣；也使教师的教学变得更加生动活泼，优化了教学过程，提高了课堂效率，增强了教学效果。

一、多媒体课件的概念及类型

（一）多媒体课件的概念

多媒体课件是利用多媒体技术进行计算机辅助教学的软件，它包含了多媒体技术和计算机辅助教学（Computer Assisted Instruction，CAI）两个应用领域，也称为多媒体 CAI 课件。

多媒体课件属于内容特定的教学软件，是以现代教学思想为指导，以计算机、多媒体和通信技术为支撑，以学生为中心的多媒体计算机辅助教学软件。也就是利用数字处理技术和视听技术，以计算机为中心，按照教师的教学设计，将文字、语音、图像等多种媒体信息集成在一起，以实现对教学材料的存储、传递、加工、转换和检索的一种现代教学技术手段。

（二）多媒体课件类型

根据划分方式不同，多媒体课件可归纳为以下几种类型。

1. 根据课件制作结构不同分类

（1）直线型课件。其最大特点是结构简单，演示方便，整个课件流程如同一条直线往下运行。目前教师上课多用此种类型的课件，缺点在于不能很好地和学生互动。

（2）分支型课件。其结构为树状结构，能根据教学内容的变化、学生的差异程度对课件的流程进行有选择的控制执行。

（3）模块化课件。这是一种较为完美的课件结构，根据教学目的将教学内容中的某一分部或某一个知识点制作成课件模块，教师可根据教学内容选择相应的课件模块进行教学。

（4）积件型课件。以模块化课件为蓝本，将教材中的某个知识点或某一教学环节制作成一个相对独立的小型课件，再通过积件系统对这些小课件进行调用，编制适合自己教学内容的课件，最后进行演示。该课件的最大优势为适用面广、灵活性强、重组性好，而且内容可不断更新和增添。

2. 根据课件运行的途径分类

（1）单机版多媒体课件。只能在一台电脑上运行，需要根据不同的电脑配置进行相应的设计以便于在用户电脑上运行，其优势在于运行速度快，技术要求相对简单。

（2）网络版多媒体课件。这是通过网络进行传输，在用户终端上运行的多媒体课件。受网络传输条件限制，一般运行于局域网，互联网上大都以网页形式出现。其优势在于资源共享，即一个课件可以同时供许多位教师上课使用。

3. 根据多媒体教学课件的内容与作用分类

（1）课堂演示型课件。主要是将课件表达的教学内容在课堂讲课时进行演示，并与教师的讲授或其他教学媒体相配合，体现学科特点，目的明确，具有科学性。课件应能满足学生对本课程相关知识节点的学习要求，着重解决教学内容中的重点、难点。知识密度合理，难易适度，突出重点，分散难点，适合不同层次学生的学习。

（2）学生自主学习型课件。通常是教师按照教学大纲和教学要求，依据现代教育理论和教学法，将教学内容开发制作成电子课件存储于网上海量分布式的多媒体数据库中，由学生随时点播和进行浏览。课件具有完整的知识结构，链接了很多相关的数据内容，既可以看到教师讲课的主要内容，又可以通过链接看到相应的案例。

（3）模拟实验型课件。课件借助计算机仿真技术提供可更改参数的指标项，当学生输入不同的参数时，能随时真实模拟对象的状态和特征，供学生进行模拟实验或探究学习使用。

（4）训练复习型课件。主要通过提问的形式训练、强化学生某方面的知识和能力或通过让学生根据要求亲自进行课件制作、对已有的课件进行自行模拟、对所学知识用自制的简单课件进行串联，概括要点，加以巩固。

（5）教学游戏型课件。与一般的游戏软件不同，教学游戏型课件强调教学性，有着明确的教学目标和具体的教学内容，并且含有经过仔细考虑的教学策略，即课件提供了一种富有趣味性和竞争性的教学环境，寓教学于游戏之中，使学生在富有教学意义的游戏活动中得到训练或是启发，进而达到积极的教学效果。

（6）资料、工具型课件。这类课件只提供某种教学功能或某类教学资料，并不反映具体的教学过程，包括各种电子工具书、电子词典以及各类图形库、动画库、声音库等。

二、多媒体课件制作的素材及原则

（一）多媒体素材

多媒体素材是多媒体课件的基本元素，多媒体课件制作离不开多媒体素材，课件的创作过程实质上是按照预定的教学目标，把各种多媒体素材整合成为一个完整的具有交互性的教学软件。在多媒体创作过程中素材的采集往往要花费大量的时间，素材有相当一部分要事先准备好，如文字、图像、声音、动画、影像等原始材料，需要通过一定的方法采集或制作，有些还需要预处理和编辑加工。

1. 文字类素材

文字是多媒体产品中表现主题内容的基本形式，也是在绝大多数多媒体制作软件中可以直接创建和编辑的对象，在多媒体素材中的地位十分重要。

（1）文字类素材的类型。多媒体文字类素材大致可分为两种：一种是文本文字，另一种是图形文字。文本文字素材一般由字处理软件通过录入编辑后生成，存储为文本文件格式，多以帮助文件、电子书、网页等形式出现，其最大的特点是信息量大、占据硬盘空间少、易于修改、便于管理和检索查询，但有使用不同操作系统编辑文本文字时可能会出现不同的版式，难以显现原版编辑效果；图形文字素材多由图像处理软件编辑后生成，存储为图片文件格式，多用于制作成美术字并成为图像的一部分，以提高多媒体作品的渲染力，其最大的特点是将文字转换成位图文件，不受操作系统、字体等的限制，打开图片文件就可显示原版编辑效果，但图形文字信息量有限，且占据较大的硬盘空间，编辑完成后的素材不利于再次编辑修改。

（2）文字类素材的获取。①直接键入文本，使用计算机的键盘或使用鼠标调用操作系统的软键盘，按照一定的输入法逐字逐句地输入计算机；②语音输入，通过电脑语音输入系统输入所需的文字素材，电脑语音输入系统包括麦克风等语音输入设备和语音识别系统两部分，通过软件自带的麦克风向导和语音训练向导最终可输入正确率令人满意的文字；③手写输入，通过手写输入系统写入所需文字素材，手写输入系统一般由硬件和软件两部分构成，硬件部分主要包括电子手写笔和写字板，软件部分是汉字识别系统，使用者用手写笔在写字板上书写笔画清晰的汉字，经汉字识别系统识别后在计算机屏幕上显示出来；

④扫描输入，通过扫描仪将纸上的文字变成计算机可处理的信息，经过识别编辑软件处理后将完整的文稿显示在屏幕上，一般用于大量文字的快速录入；⑤鼠标手写输入，使用鼠标输入文字，由文字识别软件记录并识别鼠标的运动轨迹而完成；⑥图形文字输入，使用图像处理软件制作成美术字后将文字转换成图像输入，也可在互联网资源库中直接获取图形文字进行输入。

2. 图片类素材

（1）图片类素材的类型。图片类素材是最具渲染力的素材，包括图像文件素材和图元文件素材两类。图像文件属于位图类图片，常见文件格式包括 bmp、jpg、gif、png、psd、tif 等，这类图片由不同亮度和颜色的像素所组成，适合表现大量的图像细节，可以很好地反映明暗的变化、复杂的场景和颜色，其特点是能表现逼真的图像效果，但是文件比较大，并且缩放时清晰度会降低并出现锯齿。图元文件属于矢量类图形，常见文件格式包括 AI、EPS、DWG、DXF、WMF 等，这类图片使用直线和曲线来描述图形，主要用于插图、文字和可以自由缩放的徽标等图形，其优点是无论放大、缩小或旋转等都不会失真。缺点是难以表现色彩层次丰富的逼真图像效果，而且显示矢量图也需要花费一些时间。

（2）图片类素材的获取。①利用图像处理软件创建，用这种方式创建的图片素材个性特点最为鲜明，但对使用者要求较高，也较为耗时，要求熟练使用软件；②从数字照相机获取，数据线将照片上传至电脑或使用读卡器直接读取拷贝；③从摄像机捕捉，通过帧捕捉卡对摄像机进行单帧捕捉并保存为数字图像；④从扫描仪获取，利用扫描仪直接扫描获取图像；⑤利用视频图像采集，在播放视频文件时可利用播放软件将画面截取下来而获取图像；⑥从当前屏幕上捕获图像，利用专业的抓图工具或键盘操作对屏幕上的图像进行捕获；从图像库中获取，使用者可在各种图像数据库或媒体网络素材库中进行检索以获取所需图片素材。

3. 声音类素材

声音类素材是多媒体素材中的一种主要类型，可使文字和图像变得更加生动。

（1）声音类素材的类型。①背景音乐，是一种衬托性的声音，一般可以用在课件的首页和结尾部分，多采用悦耳悠扬的 MIDI 音乐；②效果声音，在课件中适当的采用一些特殊的声音效果可以提高课件使用者的注意力或达到某种表达效果；③录音素材，利用 Windows 的"录音机"或其他录音软件录制的人声或现场音效，可以直接采用电脑麦克风录制，也可以用录音机把磁带上的声音信号通过线路输入到声卡的"Line in"进行录音。

（2）声音类素材的获取。①使用多媒体制作软件自带声音文件获取声音素材；②直接利用已有的 WAV、MP3 和 MIDI 等音频软件中的声音文件或使用工具软件编辑修饰音频软件中的声音文件后再引用；③录制声音，利用 Windows 的"录音机"或其他录音软件录制，是最常用且最方便的一种获取声音素材的手段；④利用摄像机同期录制，使用摄像机录制视频的同时录入声音，从而获取声音素材；⑤从录音笔等录音设备获取，获取的声音素材可通过数据线与电脑连接后上传至电脑；⑥CD 抓轨技术获取，利用软件中的 CD 抓轨功能高保真复制音乐 CD 并保存至电脑；⑦从视频文件提取，使用全能音频转换通等直接导入视频文件而提取声频。

4. 动画视频类素材

动画与视频在多媒体教学中往往起到一种烘托气氛的作用，使观察者有一种真实感。

（1）动画。一般指的是一些动画制作软件所制作的动态画面，高品质的课件作品离不开具有震撼力的动画场面。电脑动画可分为二维动画和三维动画两类，二维动画是平面上的动画，制作时只要设置变形、移动、缩放，定义关键帧，其余工作基本由电脑完成；三维动画在一个虚拟的三维空间中演示物体的运动效果，在演示过程中能看到物体的各个面，而这些面不是简单的导入或绘制，而是计算机根据三维数据及物体的运行轨迹实时计算而成的，其制作过程一般包括建模、渲染、动画几个步骤。

（2）视频。主要指电影、电视、录像的画面，是由一系列单独的图像组成的，每秒钟在屏幕上播放若干张图像，对此，人的视觉就会产生动态画面的感觉，连续地播放就是人们看到的电影、电视的画面。根据视频信号的组成和存储方式可将视频分为模拟视频和数字视频，模拟视频就是由连续的模拟信号组成的视频图像，如电影、电视、录像带上的画面；而数字视频是区别于模拟视频的数字式视频，它具体描绘图像中的一个点（称为像素），可对图像中的任何地方进行修改。多媒体课件中可以使用电视录像或 VCD 中的素材，这些素材就是视频，因为它本身就可以由文本、图形图像、声音、动画中的一种或多种组合而成，利用其声音与画面同步、表现力强的特点，能大大提高教学的直观性和生动性。

（3）动画视频类素材的获取。①利用 3D Max、Adobe Flash 等软件直接创建最具个性特点的动画，也可以对已有的多媒体作品及别人创作完成的模板进行个性化编辑而获取符合课堂教学要求的素材；②从 VCD、DVD 等存储介质提取影像文件资源；③视频采集，可以利用视频采集卡或 TV 卡对摄像机或有线电视节目等进行视频采集；④屏幕捕捉，利用屏幕抓取软件来记录屏幕的动态显示及鼠标操作、音效，以获取视频素材。

（二）多媒体课件制作原则

多媒体课件的制作并不是完全凭空想象、不受限制的，制作过程受到很多因素的制约，也必须遵循一定的原则。

1. 教学性原则

多媒体课件要优化课堂教学结构，提高课堂教学效率，既利于教师教，又利于学生学。应该选取教学重点、难点，能创造良好的教学环境（情景）、资源环境、扩大学生知识面和信息源的内容。

2. 客观性原则

客观性原则是课件设计与制作最基本的原则，因此，多媒体课件要符合教学的客观规律，遵循教材是基础、教师是主导、学生是中心的基本准则。

3. 平等原则

在教学过程中，不能用多媒体课件简单地代替教师的传授，仍然要充分发挥教师的主导作用和学生的主体作用，同时突出多媒体教学的辅助功能，应该将多媒体课件作为课堂教学的点睛之笔，作为突出教学重点、突破教学难点的工具。粉笔、黑板、自制教具等传统教学工具和多媒体课件都是教师的教学工具，要根据教学内容及教学目标选择不同的教学媒体，各种教学媒体和教学方法的有机结合，使课堂教学更加生动活泼，达到事半功倍的效果。

4. 科学性原则

在应用多媒体课件辅助教学时，课件设计中不能出现知识性错误，不能把错误的文字、符号、公式、图表及概念、规律的表述式等传授给学生，在课件制作过程中力求准确无误，以达到良好的教学效果。

5. 简约性原则

多媒体课件展示的画面应符合学生的视觉心理，画面布局要突出重点，同一画面上对象不宜过多，避免或减少分散学生注意力的无益信息干扰。避免多余动作，适当减少文字显示数量，过多的文字阅读不但容易使人疲劳，而且干扰学生的学习，应尽量用声音表达，可适当加入动画以增加知识的易理解性。

6. 艺术性原则

一个成功的课件要在取得良好教学效果的同时，还应做到令人赏心悦目，使人获得美的享受。美的形式能激发学生的兴趣，提高教学效率。优质的课件应是内容与形式的统一，在完整的教学内容中适当加入二维动画或三维动画，可增加教学的立体感，收获更好的教学效果。

7. 可操作性原则

在课件的操作界面上设置寓意明确的菜单、按钮和图标，支持鼠标，可方便地前翻、后翻、跳跃，功能定义要符合大众习惯，总之，课件界面要简易，操作简便、灵活、可靠，便于控制。此外，课堂练习课件要有输入应答，可选择训练次数及难度。

8. 交互原则

课件应具有良好的交互性，主要体现在检索方便、控制速度、分步提示和自动批阅试题等方面。人机交互时要有明确的提示信息，误操作或非界定操作时要有明确的错误提示，不要出现"非法"操作或"死机"现象。

9. 实用性原则

目前演示型课件信息量太大的现象普遍存在，因此应遵循实用性原则。实用性原则又称适度信息原则，该原则要求在学科教学过程中有效组织信息资源，提供适量的信息，在解决教学难点和重点并扩大学生视野的同时，让学生在教师的指导下自主地对信息进行加工消化。

10. 开放性原则

由于制作课件需要花费大量的时间和精力，所以如果制作的课件可以直接或稍加改造就能为其他教师所用，将会进一步促进多媒体教学的普及，提高多媒体辅助教学的效率。同样，对课件作者而言，也可根据学生的反馈及时对课件进行修改，能够大大提高课堂效率。

11. 适度运用原则

以优化教学过程为目的，根据认知学习和教学设计理论，适当运用多媒体教学课件，创设情境，使学生通过多个感觉器官来获取相关信息，增强教学的积极性、生动性和创造性。与此同时，教师还应把一定的时间和空间留给学生，让他们思考、理解、交流和质疑，不断激发创新能力。

三、多媒体课件制作流程

多媒体教学课件是面向教学的，因此要做好教学设计、系统结构模型设计、导航策略设计和交互界面设计等工作，并在教学实践中反复使用，不断修改，才能使开发的课件符合教学规律，取得良好的教学效果。多媒体课件开发中需要解决的问题主要有确定多媒体课件的教学目标、教学内容及教学策略，分析学习者的特征，选择合适的媒体信息，实现教学过程的控制以及诊断评价等。

多媒体课件制作流程一般包括：选择教学课题、进行可行性分析、确定教学目标、分工协作、开发计划、创作设计脚本、准备素材、制作课件、测试课件、使用课件。

（一）选择教学课题

因为并非所有的教学内容都适合或都需要运用多媒体技术，所以制作一个多媒体课件时首先要选择好教学课题，选题指明了前进的道路，若选择不当就会出现喧宾夺主、画蛇添足的现象。多媒体课件题材的选取，要从教学实际出发，结合学科特点，根据教学内容来确定。

要确保所选课题是当前教学或学生学习所急需的，这样制作的课件才会有的放矢。要做到这一点，必须熟悉教学内容、教学媒体，了解学生心理，使所制作的课件在教学中发挥的作用是其他手段所达不到的，并对突破教学中的难点和重点有明显的作用。一般的情况下，选题不要太大，课题内容尽量集中，涉及面不要太宽，以免制作的工程量太大，短期内不易完成，使用起来也不方便。

在医学教育中，一些实验的操作过程及手术过程采用视频展示的效果会很好，而且实验若周期很长（如遗传实验），短期内则无法观察到结果，采用计算机按照遗传规律模拟这类实验，对学生的学习会有极大的帮助。

对于重点及难点的内容，组织有经验的教师，按照他们的成功经验，安排教学内容和教学方法，进行认真的教学设计，然后用计算机实现这种设计，即用计算机模拟一个有经验的教师的教学过程，这样制作出的课件实用性将很强。而对于那些用常规教学方法就能达到教学目的的教学内容，就没有必要使用计算机来进行辅助教学，因为那样只能造成人力和财力的浪费。

一般来说，如果一门课程在教学过程中具有以下特点，均可作为选题的依据。交互性强，即经常需要学生就课程内容回答问题；需要根据学生的要求或测试成绩动态地调整课程难度或内容；课文中需配有图形，以帮助学生理解学习内容；需要对学生的学习过程进行追踪并对测试成绩进行记录和统计；在教学过程中需要使用动态模型系统（如模拟系统等）。总的原则是选题的实用性要强，能够充分利用多媒体技术，解决传统教学的难题，提高教学质量。

（二）进行可行性分析

确定课题内容时，一定要根据现有的技术情况、设备情况、资金情况来决定，要对其可行性进行分析，目的是了解学习者的学习情况及学习风格，为教学内容的选择和组织、学习目标的编写、教学活动的设计、教学方法和模式的选择、运用等提供依据，不可能完成的课题就尽量不要实施。

不同的学习者具有不同的学习态度、起始能力、已有知识和个性特征，这些能力和特征直接或间接地影响着学习者的学习效果。教学对象不同，教学起点也不同。因此，教师在确定教学起点时要充分考虑到学习者的起始状态。

1. 学习态度的分析

学习者的学习态度包含认知、情感和行为倾向三种成分。学习态度的认知成分是学习者对教学活动的认识和理解，并由此会产生一定的评价，这种认识和评价通常表现为领悟到了某门学科、某个教学内容、某种教学方法、某类课题作业等对个人和社会所具有的价值；学习态度的情感成分是学习者对教学内容、教学方法、教学要求等的内心体验，并相应地表现出喜爱或厌恶、热烈或冷淡等的情绪；学习态度的行为倾向成分是学习者的态度与其行动相联系的部分，是个体学习行为的一种准备状态，即学习者产生对教学活动做出操作反应的意向和抉择，如愿意听某教师的讲座、踊跃参加某项课外活动、主动选择和阅读某类课外读物、积极收集和整理有关资料信息等。

学习态度既是学生先前学习活动的某种结果，又是学生后继学习活动的某种条件或原因。当学生对学习持积极主动态度时，将迸发出强烈的求知欲和高涨的学习兴趣，使人感知敏锐、观察细致、思维活跃、记忆效率高，可见学生的学习态度是能否达到教学目标的重要条件。因此，在教学设计中进行可行性分析时，这是一个需要予以关注的重要因素。

2. 起始能力的分析

起始能力的分析是指学生在接受新的学习任务之前，教师对学生原有知识和技能情况的分析。教学目标所规定的学习者在完成学习任务后应具有的终点能力都包含在智慧技能、认知策略、言语信息、动作技能和态度这五类学习结果中。而从起始能力到终点能力之间，学生还需要掌握许多相关的知识和技能，这些前提性知识和技能被称为子技能，是学生达到教学目标、形成终点能力的必要性前提条件。

3. 学习者背景知识的分析

每个人学习新知识都是建立在已有背景知识基础上，通过已有知识来理解、建构新知识。教学活动中，教师一方面要注意帮助学生激活已有的有用知识来获得新知识，另一方面也要对那些妨碍新知识获得的旧知识，尤其是那些非正规途径获得的知识进行分析。

4. 学习者的学习风格分析

学习风格是指学习者待续一贯的、带有个性特征的学习方式，是学习策略和学习倾向的总和。当教学策略和方法与学习者思考或学习风格相匹配时，学习者将会获得更大的成功。因此，在教学设计来时要对学习者的学习风格进行分析，以找寻到与其相匹配的教学方法。

（三）确定教学目标

通过采用多媒体课件，学习者最终要获得预期的知识技能。因此，课件是与相关教学目标相联系的。在课件设计的初始阶段必须重视教学目标的选定和准确的阐述。

1. 教学目标分类

教学目标可分为三个主要部分：第一部分是认知领域，包括有关知识的回忆或再认，理智能力和技能的形成等方面的目标；第二部分是情感领域，其目标包括描述兴趣、态度和价值等方面的变化以及鉴赏和令人满意的顺应形成；第三部分是动作技能领域，其目标强调肌肉或运动技能、对材料和客体的某种操作或需要神经肌肉直辖的活动。

2. 教学目标的阐述

教学目标的阐述包括四个因素，即明确教学对象；学习者学习后的行为；学习者学习后行为产生的条件；规定评定行为的标准。

3. 行为目标的阐述

要把每项行为目标阐述成学生行为，而不是教师行为；要把每项行为目标阐述成学生的最终行为而不要写成教材内容、教学过程或教学程序；要使每项行为目标尽可能地包括复杂的高级认知目标和情感目标；目标要考虑学生的个别差异，应该使学生能从不同的方式在不同程度上达到所制订的教学目标。

（四）分工协作

一个好的课件是许多人智慧的结晶，制作人员应该具备团队合作精神，成立制作组，明确分工，共同协作。

（五）开发计划

课题计划是对课件内容进行分配，根据教学目的选择教学策略，并且确定各知识点之间的关系，实现从教学目标到内容的演化。首先大致确定整个课件任务量，并将整个制作过程排成计划表，课件的制作应严格按照计划表进行，如果时间上有延误，则需要进行集体讨论，分析原因，以便提高工作效率。

1. 划分时间

划分时间可以参考课堂教学用的文字教材，但不要将教材上所有的内容和段落照搬到课件上来。具体划分要充分考虑学生的年龄特征、教学内容和形式、教学目标的完整性及连续性和顺序性等方面的内容。

2. 选择教学课件的类型

教学课件主要有五种类型：

（1）课堂演示型，应用于课堂教学中，其主要目的是揭示教学内容的内在规律，将抽象的教学内容用形象具体的动画等方式表现出来。

（2）学生自主学习型，学生利用课件进行个别化自主学习。

（3）专业技能训练型，主要通过问题的形式来训练、强化学生某方面的知识能力。

（4）课外学生检索阅读型，学生在课余时间里，进行资料的检索或浏览，以获取信息，扩大知识面，如各种电子工具书、电子字典及各类图形、动画库等。

（5）教学游戏型，寓教于乐，通过游戏的形式，教会学生掌握学科的知识和能力，并引发学生对学习的兴趣。

在课件制作过程中可根据需要采用其中一种方式或几种方式的混合形式，在选择教学课件的类型时，需要综合考虑教学目的任务、教学内容、学生的实际情况及各教学课件类型的特点四个方面的因素。

3. 确定课件的结构

在选择合适的教学方式的基础上，根据教学方式来确定课件结构。在实际设计时，某一种教学方式可能采用一种结构，也可能采用若干结构。确定课件结构之后，可以画出其模块分析图，指明课件所包括的模块和各模块之间关系。

4. 设计教学单元

按教学任务划分，教学单元可分为内容和问题两大类，内容类单元主要是以文字、图形、声音等形式向学生呈现教学内容；问题类单元主要是向学生提出问题，并根据学生的反应提供反馈。它们在课件流程的各个阶段所占的比重不同。

整个课件的流程大致由引入、内容和练习三部分组成。引入部分主要用于了解学生的起始水平，铺垫有关已学知识，一般由若干个问题单元组成，如果学生不能正确回答问题，则转入内容单元，展示教学内容；辅导阶段主要用于辅导学生学习指定的内容，一般由若干内容单元组成，各内容单元的连接顺序有的是通过检测学生的学习情况来决定的。因此，这一阶段还包含少量的问题单元；练习阶段主要用于加深学生对已学内容的理解并检查他们的学习情况，一般由若干个问题单元组成，如果学生不能正确地完成练习，则转入补充内容单元，如果能正确地完成练习，则可转入补充问题单元。

5. 编排教学顺序

把教学目标用行为术语表述出来，分析这些目标之间是否存在逻辑连贯性。如果存在逻辑连贯性，则根据目标之间的逻辑序列来编排教学单元的顺序；如果不存在逻辑连贯性，则按实现各个目标的行为操作序列来编排教学单元的顺序。

6. 确定高度方式

调度各教学单元的方式一般有程序式、菜单式和混合式三种。程序式策略的调度依据计算机视学生的学习情况而决定课与课之间连接关系，在课程调度的程序策略中，学习路径由计算机程序根据学生的学习情况来控制，而各课之间的关系则由课件设计者事先确定好；菜单式策略的调度依据在是把学习路径的控制权交给学生，让学生对计算机提供的各课进行选择，学生按自己的需要确定合适的学习路径；混合式策略是把程序式策略与菜单式策略结合起来使用，为了保证学生的学习效果，计算机先查阅学生的学习记录，如果学生不具备本课学习史，则对其进行本课学习前的检查，判断其是否有能力进入该课的学习，如果学生通过能力预测检查，就可让他开始本课的学习活动，否则就要对他提出重新选择内容的劝告或者直接调入内容形成一个新的学习路径。

（六）创作设计脚本

脚本设计是制作多媒体课件的重要环节，须对教学内容的选择、结构的布局、视听形象的表现、人机界面的形式、解说词的撰写、音响和配乐的手段等进行周密的考虑和细致的安排。脚本对于课件的作用相当于剧本对于电视或电影的作用，是编程人员开发课件的依据，教学画面直接面向学生，每一幅画面都可促进人机交流、传递教学信息、激发学生的兴趣、引起他们的行为变化。

（七）准备素材

脚本撰写完毕后，要根据脚本的需要进行素材的搜集，可通过多种方法准备各种多媒体素材，如文本、图形、图像、动画、音频和视频等，以便为课件的制作做好准备。

（八）制作课件

多媒体课件最核心的环节是制作合成，根据预先编写的创作脚本，将多媒体信息进行集成。其主要是根据脚本的要求和意图设计教学过程，将各种多媒体素材编辑起来，制作成交互性强、操作灵活且在保证科学性前提下尽量美观的多媒体课件。

（九）测试课件

最后阶段是对已经完成的程序进行检测，找出其中的错误和各种不稳定因素，并对其进行修改。测试主要从错误测试、功能测试和效果测试几方面进行。课件测试也是多媒体课件制作中至关重要的一环，对程序检测完成，确定没有错误后，课件制作即基本完成。

（十）使用课件

课件制作完成后，应有制作信息、使用说明等。然后进行优化、打包、刻盘或网上发布，以供更多人使用。这样整个多媒体课件即制作完成。

四、多媒体课件制作工具

20世纪80年代以来，国内外许多大型软件公司和一些专门的多媒体创作系统制作公司相继推出了一系列多媒体软件开发工具，大大简化了多媒体产品的开发制作过程。借助这些工具软件，制作者可以简单直观地编制程序、调度各种媒体信息、设计用户界面等，从而摆脱烦琐的底层设计工作，将注意力集中于课件的创意和设计。

目前，比较常用的制作多媒体课件的工具软件有PowerPoint、Authorware、Microsoft Front Page、Dreamweaver、Flash等。这些工具软件既可以创作出优秀的课件，又不需要具备专业的编程知识，相对程序设计专业知识要求很高的Microsoft Visual Basic、Microsoft Visual C++来说，是课件制作者的首选工具。

（一）PowerPoint

PowerPoint是Microsoft公司推出的Office办公软件家族中的一员，能够设计和制作出集文字、图形、图像、声音以及视频等多媒体元素于一体的演示文稿，可以很方便地输入文字、图片、表格、组织结构图等。利用PowerPoint可以制作出图文并茂、色彩丰富、表现力和感染力都很强的专业水准的演示文稿、彩色幻灯片及投影胶片等，可以将要表达的内容以形象生动的形式在计算机或大屏幕投影上动态表现出来，适宜于学术交流、演讲、工作汇报、辅助教学和产品展示等多种需要多媒体演示的场合。此外，它还支持网络应用，保存为网页格式后可以方便地在网上发布；而且具有强大的超级链接功能，可通过链接某个文件或网址，实现不同幻灯片之间的切换。

凭借微软产品的整合性，PowerPoint能很好地利用Word、Excel、Access等软件的功能，使其功能大大拓展；通过Microsoft Visual Basic语言编程能够实现更加灵活复杂的应用。PowerPoint简单易学且制作课件需要时间相对较短，比较适合计算机应用水平较低的教师使用或用于制作一些演示型的多媒体课件。

（二）Authorware

Authorware是美国Macromedia公司（2005年被Adobe公司收购）开发的

基于图符的优秀可视化多媒体创作软件，是一种基于设计图标和流程线结构的编辑平台，包含丰富的函数并具有强大的程序控制能力，能将编辑系统和编辑语言较好地融合到一起的多媒体制作软件。

Authorware 的功能比 PowerPoint 更为强大，能够将图形、声音、图像和动画有机地组合起来，为用户提供了一个可以自由发挥的创意空间，它的最大特点在于制作出的课件交互性强，界面华丽，按相应的按钮（如热区、热对象等）即可进入相应的内容。教师在 Authorware 中可最大限度地自由创作，除了能完成演示类课件制作外，还可利用 Authorware 的函数运算设计选择题、填空题、实验拼图题等交互式题目，并可建成小型题库，随机抽查学生对于课堂内容的掌握情况。但 Authorware 制作的文件所占空间较大，一般都是几十至几百兆，不利于网络发布，而且基于流程容易将结构构造复杂化，不利于总体内容的组织和管理，修改时也非常复杂、不便。

（三）Microsoft Front Page

Microsoft Front Page 是 Microsoft 公司推出的入门级别的网页制作软件，其功能虽不及其他专业级网页制作软件，但界面与 Word 相似，用法也较相近，因此使用非常简便。在课件制作过程中可将所要讲授的内容（如章、节等）建成一个站点，然后再在这个站点上新建一些新的框架网页，在每个网页上输入教学目的、重点、难点、授课内容分析等内容，在这些内容上建一些超级链接，每次单击相应的内容就可进入相应的页面。在这些网页中还可相应添加"返回""上一级""下一页"等按钮，这样可实现各页面之间方便的交互访问，把授课的重点、难点做成滚动字幕放在页面的醒目位置加以强调，使学生过目不忘，提高听课效率。

虽然 Front Page 也不能设计复杂的交互性练习题，但它的优势在其网络功能上，教师可在自己的电脑上制作好网页课件，上课时通过校园局域网，在多媒体教室可直接访问该网页，甚至还可通过因特网和其他学校的教师进行交流，学生也可以通过网络进行课程的预习、自习或复习。

（四）Dreamweaver

Dreamweaver 是 Adobe 公司推出的可视化专业网页制作软件，与 FLASH 和 FIREWORKS 被 MACROMEDIA 公司称为" DREAMTEAM（梦之队）"，具

有很好的市场反响。Dreamweaver 支持目前主流的所有网页制作标准，包括 ASP、PHP 等动态网页标准，还可以设计出生动的 DHTML 动画、多层次的页面和 CSS 样式表。在编辑上可以选择可视化方式或源码编辑方式，集网页制作和网站管理于一身，功能强大。另外，Dreamweaver 还可以生成较为复杂的动画、表格、Frame、Java Script 等，利用它可以很轻松地制作出跨平台和跨浏览器的充满动感的网页，与 PhotoShop、Fireworks、Flash 合称新网页制作"四剑客"，配合使用，威力无限。

从功能上讲，Dreamweaver 设计出的页面，代码冗余较少，定位比较精确，能完成复杂的页面制作，而且还具有插件功能，用户可以安装各种插件来增强 Dreamweaver 的功能，但操作使用要比 Front Page 复杂。

（五）Flash

Flash 也是 Adobe 公司推出的矢量图形编辑和动画创作专业软件，主要应用于网页设计和多媒体创作等领域，功能十分强大和独特，已成为交互式矢量动画的标准。Flash 的绘图工具和 Windows 画笔中的绘图工具非常相似，只是功能更强大，只要发挥个人的创造性和想象力，便可做出精美的课件界面。Flash 主要利用矢量技术制作生成动画，对一幅图形进行任意缩放，它的质量不会变化，而且文件都很小，两分钟动画可能只需要几十千字节，而其他媒体格式可能需要几十兆字节。另外，交互性强也是 Flash 的一大特色，它包含有多种函数，使用这些函数对动作进行控制，可实现动画的交互，还可通过加入按钮来控制页面的跳转和链接。

Flash 还采用了网络流媒体技术，即边下载边播放的技术，不用等整个动画的下载完成就可以缓冲播放，突破了网络带宽的限制，是目前制作网络动画运行最快的软件之一，适合于制作各种类型的多媒体课件。

综上可见，任何一种软件都有其独特之处，因此在选择制作软件时要辩证地看问题，做到取长补短，可采用一种、两种甚至更多种制作软件相互配合使用，设计出适合教师和学生需要的课件。

五、PowerPoint 实用技巧

因 PowerPoint 相对简单易学，对计算机应用水平要求较低，故具有广泛的普及性。下面简单介绍一些 PowerPoint 课件的实用技巧。

（一）制作技巧

1. 巧用模板

在制作 PowerPoint 课件时，若能巧用模板，则会提高工作效率，制作出更精美、生动的课件。

（1）新建模板。PowerPoint 提供的模板非常丰富，选择"文件"→"新建"按钮，在打开的任务窗格中可以看到它提供了"新建""根据设计模板""根据内容提示向导"和"根据现有演示文稿"等调用模板的方式，可根据需要灵活选用。

（2）网络模板。PowerPoint 自身携带的模板是有限的，可从微软公司的站点免费下载更多的网络模板。选择"文件"→"新建"，然后单击打开任务窗格下方的"Microsoft.com 上的模板"按钮，即可打开该站点上的中文模板库。它包括了"出版和教育""办公""简报"等十几个大类共数百个模板，只要单击网页上的模板类型链接就可以在网页上看到该类模板的名称和提供商等内容，点击"预览"按钮即可进行预览，单击某个模板名称，就会显示"模板最终许可协议"选项，在接受协议后单击"在 PowerPoint 中编辑"，IE 浏览器会将模板下载到硬盘中，并会自动用 PowerPoint 打开该模板。如果对模板的效果满意，可以点击"另存为"按钮将它保存为模板，以后就可以像普通模板那样方便调用了。另外，还可以在其他网站下载通用 PowerPoint 模板。

2. 配色方案

PowerPoint 中的"配色方案"其实是一种特殊的模板，按住 Ctrl 键选中"幻灯片"窗口中的多个幻灯片，然后单击"幻灯片设计"任务窗格中的"配色方案"选项，最后单击任务窗格中"配色方案"选项，则所选幻灯片就会使用这个配色方案。

3. 将演示文稿另存为模板

如果得到了一个制作精美的演示文稿，希望在以后自己制作演示文稿时也能用到这样的设计，这时就可以将它另存为模板，方法为：单击"文件→新建"按钮，在"新建演示文稿"任务窗格的"根据现有演示文稿新建"之下，单击"选择演示文稿"按钮，再选择所需的演示文稿，然后单击"创建"按钮。随后删除新模板中不需要的文本、幻灯片或设计对象，然后确认更改。完成修改以后执行"文件"菜单中的"另存为"任务。在"文件名"框中键入模板的名称，在"保存类型"按钮中单击"演示文稿设计模板"按钮，再单击"保存"按钮即可。

4. 利用 PowerPoint 命令

有一些 PowerPoint 课件每张幻灯片都带有制作者的相关信息或学校图标等。文字信息、幻灯片编号和时间日期可以使用"插入"→"幻灯片编号"，按照需要勾选"时间和日期"→"自动更新""幻灯片编号""页脚"按钮即可；而对于图标则需使用幻灯片母版功能，执行"视图→母版→幻灯片母版"命令，在"幻灯片母版视图"中，将图标放在合适的位置上，关闭母版视图便可。

（二）编辑技巧

在利用 PowerPoint 制作课件的过程中会遇到很多重复烦琐的操作，会遇到许多困难，但其实在制作和编辑过程中有很多实用技巧，熟悉这些技巧后可以更方便快捷地制作课件。

1. 快速重复上一动作

在课件制作中有时会进行很多的重复动作，一般来说，在执行了一个命令后，只要按下 F4 键即可重复这个动作，但 F4 键只能重复最后一个动作，并不能记录一系列动作，因此不能用它来完成多于一个动作的操作。

2. 宏命令

记录一系列动作则要使用宏命令，调用"工具"→"宏"→"录制新宏"，自定义宏名称后，点击"确定"，出现一个宏录制对话框，然后就可以进行相应的操作，操作完成后停止宏录制。需要重复同样的操作时，只需调用"工具"→"宏"或按 Alt+F8，选中相应宏命令，点击"运行"即可。

3. 增加撤销次数

Office 中的"撤销"功能给课件制作带来了很多的方便，但 PowerPoint 默认的撤销操作次数最多只有 20 次。因此，有时需要自定义可撤销的次数，方法为：调用"工具"→"选项"，然后在弹出对话框中单击"编辑"标签，再在"最多可取消操作数"后设置一个适当的次数。但若设置次数过多会影响机器的性能，故 PowerPoint 撤销操作次数限制为 150 次。

4. 默认文件夹

PowerPoint 默认将文件保存在"我的文档"中，而未经设置时"我的文档"位于 C 盘，长期存放过多文件很可能会导致系统崩溃，造成数据大量丢失。因此，可以在另外的分区上建立一个文件夹，例如，"D：\课件"，建立方法为：在 PowerPoint 中调用"工具"→"选项"，在弹出对话框中单击"高级"标签，然后在"默认文件位置"中输入路径名称"D：\课件"，然后单击"确定"关闭对话框即可。这样，以后在 PowerPoint 中保存演示文稿时，系统就会自动转到"D：\课件"文件夹中。

5. 精确地移动图形或文本框

用户经常需要在幻灯片中调整图形或文本框的位置，有时需要调整的位置非常细微，使用鼠标就很难掌握，此时可以在选择该图形或文本框后，按住"Ctrl"键不放，然后使用方向键来移动该对象，这样就可以更精确地控制图像的移动间距。

6. 文字超级链接

利用文字的超级链接设置，可以建立漂亮的目录，但在设置超级链接时，建议不要设置字体的动作，而要设置文字所在的边框的动作，这样就可以避免字色不受母版影响。具体操作过程为：选中文字框，单击右键，选取"动作设置"项，链接到所要跳转的页面。

7. 文字的出现与讲课同步

用户可以采用"自定义动画"中按字母形式向右擦除的方法来使文字与旁白一起出现。但如果是一大段文字，字的出现速度则会太快，这时用户可以按需要将这一段文字分成几行的文本框，甚至几个字一个文本框，再对每个文本框中的字分别设置它的动画形式成为按字母向右擦除，并在时间项中设置与前一动作间隔几秒，这样就可以达到文字出现速度与旁白一致的效果。

8. 导入文档

如果在演示文稿中输入的文字已经存在于 Word 文件，则不需要再手工输入一遍，此时可以在 PowerPoint 中直接打开该 Word 文件，即完成文档的导入。

9. 自动调整

如果在一张幻灯片中出现了太多的文字，可使用"自动调整"功能把文字分割成两张幻灯片，操作方法为：点击文字区域看到区域左侧的"自动调整"按钮，形状是上下带有箭头的两条水平线，点击该按钮并从子菜单中选择"拆分两个幻灯片间的文本"即可完成。

10. 导入幻灯片

如果在以前的演示文稿中已经做过相同或者类似的幻灯片，在新的演示文稿中完全可以利用以前的成果，不需要从头再来一遍，可以把以前演示文稿中的幻灯片直接插入当前的演示文稿。操作方法为：在"幻灯片浏览视图"中显示当前的演示文稿，用鼠标点击所要插入新幻灯片的位置，选择菜单中的"插入"→"幻灯片从文件"，弹出"幻灯片搜索器"对话框，在"搜索演示文稿"选项卡中用浏览方式找到所需课件，或输入课件详细路径、文件名，再按 Enter 键，点击想要插入的幻灯片，然后按"插入"按钮，可以选择所需的若干张幻灯片，也可以点击"插入所有"按钮把该演示文稿中的所有幻灯片一次性全部插入到当前文稿中。

（三）保存技巧

人们经常会遇到在自己电脑上保存好的 PowerPoint 课件无法在另外的电脑上正常播放或播放效果有很大出入的情况，还可能出现制作完成的课件被别人误操作而修改了内容等问题。因此，需要掌握一些课件保存过程中的技巧。

1. 创建摘要幻灯片

有时需要在创建好的 PowerPoint 演示文稿后添加一个简介、议程或小结，无须自己制作，PowerPoint 本身就提供了向现有演示文稿中快速添加摘要幻灯片的方法。操作方法为：打开需要添加摘要的演示文稿，选择"视图"→"幻灯片浏览"，并在幻灯片浏览视图中选择所需幻灯片的标题，也可以配合以 Ctrl 或 Shift 键选择多张幻灯片，当然一般应当选择那些最能概括该演示文稿的幻灯片作为摘要。再单击幻灯片浏览工具栏上的"摘要幻灯片"按钮，PowerPoint 将会自动利用所选幻灯片的标题创建名为"摘要幻灯片"的新幻灯片，该幻灯片将作为摘要出现在所选幻灯片的前面。

2. 另存为 Word 文档

为了方便打印或以文字的形式分发给同事、客户，很多时候需要把演示文稿转换成 Word 文档，在 PowerPoint 中，选择"文件"→"发送"→"Microsoft Word"即可实现。需要在"发送到 Microsoft Word"对话框中选择想要在 Microsoft Word 中使用的版式，例如，可以选择"只使用大纲"来创建仅带有文字的文档；选择"空行在幻灯片旁"则可以创建一系列带有注释行的幻灯片缩略图。在选择好版式之后，点击"确定"按钮即可把演示文稿发送给 Word 文档。

3. 字体同步保存

在 Word、PowerPoint 中使用了一些特殊的字体可以起到美化的效果，但是在其他计算机上打开该文件时，特殊的字体可能变成了宋体，原因是如果本机中没有文档中定义的特殊字体，计算机默认宋体来代替。解决方法为：在文档中定义好字体后，调用"工具"→"选项""保存"勾选"嵌入 TrueType 字体"和"只嵌入所用字符"选项，然后点"保存"按钮即可。如果已经保存而没有选择以上两项，可以使用"另存为"来打开上述界面。

4. 素材同步保存

有时利用 PowerPoint 制作幻灯片后，将它放到其他电脑上，发现一切都好，就是声音怎么也放不出来。究其原因，是因为插入的音频文件只是调用了本机硬盘上的音频文件，但没有把它们复制到其他机器上的缘故。完成幻灯片制作后，选择"文件"→"打包成 CD（K）"启动"打包成 CD"对话框，单击选项，勾选"PowerPoint 播放器""链接的文件""嵌入的 TrueType 字体"，点击"确定"按钮后回到"打包成 CD"对话框。点击"复制到文件夹"按钮，填写文件夹名称和选择文件夹保存位置，确定即可。双击打包保存文件夹中的 pptview.exe，即使对方机器上不安装 PowerPoint 也可以正常播放。

5. 保存为放映格式

课件制作完毕后，可将其保存为"PowerPoint 放映"（扩展名 PPS），上课时双击文件图标就可直接开始放映，而不再出现幻灯片编辑窗口。PPS 课件操作方便，省略了打开 PowerPoint、点击观看放映的烦琐步骤；而且还可避免放映时由于操作失误等原因而将后面的演示内容提前曝光；避免课件内容被他人意外改动而导致"面目全非"。PPS 课件编辑方法为：点击"开始"菜单→"程序"→"Microsoft Office"→"Microsoft Office PowerPoint"按钮，启动 PowerPoint 后，打开相应 PPS 文件后进行编辑。

（四）放映技巧

熟练掌握课件放映过程中的一些常用放映技巧，利于更好地驾驭 PowerPoint。

1. 视图状态切换

PowerPoint 中几种常见的视图之间的快速切换只需点击屏幕左下角的视图按钮完成。但是，配合键盘后会出现完全不同的效果。点击 Shift+"普通视图"按钮就可以切换到"幻灯片母版视图"，再点击一次"普通视图"按钮则可以切换回来；点击"幻灯片浏览视图"按钮时按下 Shift 键就可以切换到"讲义母版视图"。还能让 PowerPoint 在屏幕的左上角显示幻灯片的缩略图，这样就能在编辑的时候预览得到的结果，只需要进入"普通视图"，然后选择第一个想要显示的幻灯片，按住 Ctrl 键并点击"幻灯片放映"按钮，就可以像进行全屏幕幻灯片放映时一样，点击幻灯片缩略图进行换片；按 Ctrl+Shift+"普通视图"按钮可关闭左侧的标记区和备注页，并把幻灯片扩充到可用的空间；按 Ctrl+Shift+"幻灯片浏览视图"按钮则可以把演示文稿显示为大纲模式等。

2. 使用快捷键

在 PowerPoint 课件的放映过程中，如果能适宜地使用快捷键，会使讲授更加顺畅和自然。

（1）F5 键直接放映做好的幻灯片。

（2）N、Enter、Page Down、向右键、向下键或空格键（或单击鼠标）执行下一个动画或换到下一张幻灯片。

（3）P、Page Up、向左键、向上键或空格键执行上一个动画或返回上一张幻灯片；数字键 +Enter 转至相应编号幻灯片。

（4）A 或=显示或隐藏鼠标指针。

（5）B 或句号显示黑屏，从黑屏返回幻灯片放映；W 或逗号显示白屏，或从白屏返回幻灯片放映。

（6）S 或加号停止或重新启动自动幻灯片放映；Esc、Ctrl+Break 或连字符结束幻灯片放映。

（7）Ctrl+H 可以隐藏鼠标指针；Ctrl+P 重新显示隐藏的指针或将指针改变成绘图笔；Ctrl+A 重新显示隐藏的指针或将指针改变成箭头。

另外，在幻灯片放映过程中，直接按 Fl 键即可打开"幻灯片放映帮助"对话框，上面就会显示所有的快捷键实用帮助。

六、多媒体教学注意事项

随着计算机的广泛普及和多媒体技术的发展，人们对多媒体教学的热情也在不断升温，但由于对多媒体课件制作和多媒体授课的某些方面仍然存在一些误区，在很大程度上削弱了多媒体教学的优势。因此，在多媒体教学过程中，只有全面地认识这些问题，才能提高多媒体教学课件制作水平，真正体现出多媒体教学的优越性。

（一）课件制作方面

多媒体教学课件的制作除需要遵守相应原则之外，还需要注意很多课件制作方面的常见误区。

1. 文字方面

文字是幻灯片中的重要内容，一定要合理设计。

（1）字体选择。有的课件全文只用一种字体，标题和正文之间缺少变化，不仅形式呆板，而且很难引起学生的视觉冲击，反而降低学生的学习兴趣。然而，对于千变万化的汉字字体，每种字体都有与其他字体不同的审美特征，因此，教师在字体选择时，标题可以考虑选择端庄、规矩的隶书、华文新魏等，而内容则可以考虑选择艺术性强又字迹清楚的楷书或宋体。

（2）字号选择。在字号选择上若不能做到恰到好处，则会在一定程度上影响教学效果。例如，有的课件字号变化少，无法突出重点；或者字号变化很大，不成比率；或者字号太小，整张幻灯片布满密密麻麻的文字，使得离屏幕较远的学生完全无法看清文字内容等。文字大小是课件制作中常遇到的问题，通常情况下，标题字号要大于正文，但最多不要超过两倍，因为比例太悬殊会导致版面不协调。标题和副标题的关系也一样，副标题一般介于标题和正文之间，标题字体一般可选择40，而正文可选择32或28，当然，这也需要视教室的大小及幻灯片具体内容的多少来定。

（3）字的排版。排版包括字距、行距、页边距和排列方式等。一般情况下，正文的字距按默认值设置；大段文字开始时习惯上空两格；当标题字少时，可在标题字之间加空格；行距要大于字距，一般设置在字高的 1/2 至 2/3 之间比较合适；两侧边宽应该相等，最窄不少于两字宽度，而上下宽度可比侧边略大一些。

（4）文字科学性。一些课件中存在的错别字大多是由于输入后未进行详细检查所致，例如结构组词"的""地""得"的应用错误比较常见。另外，还有一些文字表达方式不符合标准或不符合汉语习惯的情况。因此，在制作课件时要不断核查并纠正其中的各种错误。

（5）文字冗余。多媒体课件应该是提纲挈领、要点式的文字，并不是文字越多越好，因此，应该避免出现多媒体课件中有文字过多的现象，防止学生无法区分重点、难点等情况的出现。

（6）标点符号。在多媒体课件中英文标点符号和中文标点符号共存的现象很常见，虽然这两种格式的差别不大，但使用时还须遵守标点符号的使用原则，不能张冠李戴。

2. 色彩运用方面

色彩运用得当有助于生动、准确、鲜明地表达课件内容，对于深化主题、抒发情感、烘托气氛具有独特的作用。在制作多媒体课件的实践中，合理的色彩运用可以使教学课件产生更强的感染力和更高的艺术性。但有些多媒体教学课件在色彩运用上并不理想，导致不能充分准确地传达教学内容或是不能很好地吸引学生的注意力，这些问题出现的主要原因有以下几点。

（1）界面设计缺少完整的艺术构思。从用色上把握不住整体的色彩感觉，没有主色彩基调，随意性较强。因此，在创作中要考虑色彩秩序并使之协调，才能达到最佳境界。

（2）主体色彩不突出且层次混乱。与背景相比，如果文字色彩不醒目就很难达到良好的视觉效果。因此，可以从文字与背景之间色彩的各种对比度入手，对背景颜色和字体颜色进行调整，达到主体突出、层次清晰的目的。一般来说，背景颜色与字体颜色的对比度应当略大一些，这样使学生在观看时感到舒适和悦目。例如，白底红字、红底黄字、白底蓝字、蓝底白字等均可达到满意的表达效果。

（3）界面色彩之间缺少呼应。呼应是指相同或相似的色彩之间相互照应，不能使某一部分色彩感到孤立，这样会更符合学习者的心理习惯。

（4）未考虑课件的使用环境条件。不同环境对界面色彩运用的要求不同，这也是影响课件效果的重要因素，因此，在课件设计中必须注意环境对用色的影响。

（5）未考虑课件使用对象。针对不同听众应有不同的课件制作。例如，教学对象中女生较多时，教师在幻灯片的设计时应考虑女生的性别特点，可以将幻灯片的背景设计得更柔和一些，将幻灯片的整体风格修饰得更漂亮一些，以迎合女生爱美的心理，吸引女生上课的注意力；而在理工科院校中，男生比例较高，可以将幻灯片的背景设计得更活泼一些，频繁更换背景，以迎合男生好动的心理，吸引男生上课的注意力，从而达到良好的教学效果。

3. 素材运用方面

在素材运用方面常存在以下问题。

（1）素材缺乏。在多媒体课件开发之初，所谓课件往往只是文字、图画的简单拼合，界面与插件过于单调呆板，特别是一些用基础模板 PowerPoint 制作的课件，很容易影响学生的学习积极性。因此，在课件中应适当地出现文字、图片、声音、视频和动画等多种多媒体素材，这样才能更好地激发学生的学习兴趣，进而提高教学效果。

（2）素材重复。单一形式素材的过多重复易使学生产生视觉疲劳并感到乏味，从而影响学生的学习积极性。

（3）素材过量。一些课件制作者在制作课件时，因片面追求"技术含量"而造成画面背景复杂，按钮奇形怪状，并且使用大量的动画和音响，似乎只有这样方能显示出课件的"档次"却是画蛇添足、喧宾夺主，违背了学生在认识事物时一定时间内只能接受其主要信息的认知规律，分散了学生的注意力，冲淡了学生对学习重点、难点的关注，最终影响到教学的实际效果。多媒体课件需要借助一定的艺术形式，但不能单纯地为艺术而艺术，也不能仅仅停留于做表面文章。只有充实的内容与完美的外在形式有机结合，才能真正达到传授知识、调动学生积极性、改善教学环境的目的。

（4）素材引用错误。有些课件中引用的动画等素材，可能和授课的内容不完全一致，这样适得其反，不仅没有帮助学生理解记忆，反而有可能传递错误信息。

4. 制作细节问题

课件制作中经常会出现一些小细节的错误或者是处理不够妥当的细节，也会影响课件的整体效果。

（1）课件中幻灯片的结构还只是顺序结构，没有充分利用 PowerPoint 提供的链接功能，实现超媒体的讲演模式。所谓超媒体的讲演模式就是可以单击任何一个对象即可进入对其的详细讲解内容的方式，这样可以所见即所得，给学生以深刻的印象。

（2）导航键或热键标志过大，影响整体视觉效果。

（3）课件链接的视频画面模糊不清，应尽量链接一些清晰度较高的 AVI 和 MPG 格式视频。

（4）鼠标长时间停留在屏幕中间，导致学生的目光不停地随着鼠标小箭头移动。

（5）课件中基本上没有使用任何特殊效果，显得单调乏味，可适当选择一些动画效果，但应注意选择较为平稳而不太晃眼的动画效果，而且注意既不要单一使用一种效果也不要使动画效果过于花哨。

（二）授课方面

制作出好的多媒体课件后，最重要的还是授课，如果授课过程中表达不佳、漏洞百出，再完美的课件也不能正常发挥作用。在授课过程中比较常见的问题如下。

（1）不熟悉多媒体课件内容。上课前未充分备课，或者未做任何修改直接使用以前制作好的课件，因不熟悉课件内容而造成讲课停顿，分散学生的注意力。

（2）对多媒体软件操作不熟练。目前熟练掌握多媒体课件制作软件PowerPoint 是对每位教师的最低要求，应该避免因操作不熟练而影响教学效果的现象出现。

（3）语言表述不连贯。对于教学经验不够丰富的年轻教师，需要加强语言表达能力的锻炼。

（4）未预先运行课件。任何教师在上课之前都要预先运行自己的课件，避免在现场讲解时出现打不开课件的现象；经验丰富的教师在授课前常提前 10 分钟到教室。如果发现课件和自己电脑上显示有出入，就要及时修改，以求达到最佳授课效果。

（5）讲解太少或太多。有些教师授课是仅仅将制作好的课件从头到尾播放一次，然而课件的有些内容需要配合教师的详细讲解，学生才能明白讲授者的意图。与之相反，有的教师则是对着一张投影片讲解许久或画面停留在一张投影片上而讲的内容却是其他问题，这也会使教学效果大打折扣。

（6）信息超量。有些教师在制作课件时，将与课文内容有关的所有材料事无巨细尽数罗列，而在使用时又受到课时的限制，只能加大单位时间内传输的信息量。但是，当短时间内接受超量信息时，人脑就处于停滞状态。结果是五彩缤纷的多媒体信息包围学生，令人头昏目眩，无法进行知识的由"同化"到"顺化"的编码，这直接影响到学生对所需内容、意义的检索处理和理解接受。

（7）未能激起学生兴趣。有些教师过多依赖多媒体来吸引学生，而忽略了课堂前的准备工作，这样就会降低学生的上课兴趣，而一段音乐、一个笑话或一则新闻等则可能会起到不一样的效果。

（8）多媒体不能代替实际操作。对于带有实际操作性质的课程，如实验等，多媒体教学只是一种引导、提示、示例，绝对不能代替学生操作。实验事物对学生来讲是真实的，只有通过实践操作，才能培养学生的动手、动脑、分析问题、解决问题的能力，提高学生的综合素质。

总之，在多媒体授课过程中，要充分发挥想象力，多看、多研究、多摸索、多总结，理论和实际相结合，只有这样才能制作出更好的多媒体课件。另外，还要不断积累授课经验，及时改正错误，不断地提高教师的教学能力和水平。

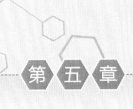

第 五 章

医学教育评价

第一节　医学教育评价的原则与发展

教育评价、教育基础理论和教育发展研究并列为当今世界教育科学研究的三大领域，也是现代教育管理的重要课题。教育评价已经成为教育行政部门进行教育管理和指导学校工作，提高办学效益和水平的重要工具，也是学校及教育工作者自身进行检查、反思，改进教育工作，提高教育质量的重要手段。教育评价对于教育改革和发展，对于教育管理和决策，都有至关重要的作用，因而备受世界各国政府和学术界的重视。

一、教学评价的概念、分类及功能

（一）教学评价的概念

教育评价是根据一定的教育价值观或教育目标，运用可操作的科学手段，通过系统地搜集信息资料并进行分析整理，对教育活动、教育过程和教育结果进行价值判断，为提高教学质量和教育决策提供可靠信息的过程。

目前，国内和国外学者对教育评价概念的研究各有侧重，主要表现在以下五方面：①注重效果，强调通过评价判断教育目标或教育计划的实现程度；②注重信息的搜集和利用，强调通过评价搜集信息，为教育决策服务；③注重过程，强调评价是搜集信息的过程、提供决策依据的过程、判断效果的过程、教育优化的过程以及价值判断的过程等；④注重方法和手段，强调评价是成绩考查的方法或调查的方法；⑤注重价值，强调教育评价的关键在于价值判断。

（二）教育评价的基本类型

教育评价所涉及的范围可以是学校的一切教育现象和其影响教育现象的各种因素。通常将教育评价分为以下六类。

1. 根据评价涉及的范围分类

根据评价涉及的范围不同，将教育评价分为宏观教育评价、中观教育评价和微观教育评价。宏观教育评价是以教育的全领域或涉及宏观决策方面的教育现象、措施为对象的教育评价，例如，对教育目的、教育结构、教育规模、教育制度、教育行政管理、教育社会效益等方面的评价，这种评价是总体性的、全局性的、战略性的、宏观性的和高层次的；中观教育评价是以学校内部各方面工作为对象的教育评价，例如，学校的办学水平、办学条件、办学效益、教学工作、师资队伍、学生工作等方面；微观教育评价是以学生的发展变化为对象的教育评价，例如，学生的思想品德、知识技能、健康状况、综合素质等方面的评价。

2. 根据评价功能及用途分类

根据评价功能及用途的不同，将教育评价分为诊断性评价、形成性评价和终结性评价。诊断性评价一般指在某项活动开始之前，为使其计划更有效实施而进行的评价；形成性评价是指在教育活动进行过程中评价活动本身的效果，用以调节活动过程，保证教育目标实现而进行的价值判断，是现代教育评价的发展趋势；终结性评价是指在某项教育活动告一段落时，对最终成果所进行的价值判断，是以预先设定的教育目标为基准，对评价对象达成目标的程度，即最终取得的成就或成绩进行评价。

3. 根据评价参照的标准分类

根据评价参照的标准不同，将教育评价分为相对评价、绝对评价和个体内差异评价。相对评价是指团体内以自己所处的地位同他人相比较而进行的评价，例如，以班级为单位推选先进个人、三好学生等，一般使用相对评价；绝对评价是根据完成既定指导目标的程度而进行的评价，例如，大学课程终结考试、毕业考试等就属于绝对评价；个体内差异评价是指个人内部就学力和能力等进行纵横比较所进行的判断，例如，将学生的期中考试与期末考试成绩进行比较。

4. 根据评价方法分类

根据评价方法的不同，将教育评价分为定量评价和定性评价。定量评价是指采用数学的方法，搜集、处理和分析数据资料，对评价对象做出定量结论的价值判断；定性评价是指对不便量化的评价对象，由评价者根据评价对象平时的表现、现时的状态或文献资料的观察和分析，直接对评价对象做出定性结论的价值判断；现代评价理论和实践发展是将定性评价和定量评价结合起来，获得更客观和更全面的评价结果。

5. 根据参与评价的主体分类

根据参与评价的主体不同，将教育评价分为内部评价和外部评价。内部评价是指评价者根据一定的标准对自己进行评价；外部评价是指由被评价者之外的他人进行的评价。例如，教育部近年来组织的本科教学工作水平评估要求被评院校必须完成学校的自评报告，即内部评价；而由专家组进驻学校考察后所作出的评价就属于外部评价。

6. 根据评价对象的复杂程度分类

根据评价对象的复杂程度不同，将教育评价分为单项评价和综合评价。单项评价是指对教育评价对象的某个侧面进行的价值判断，例如，学校思想教育工作、体育工作、实验室建设等的评价；综合评价是指对教育评价对象完整性的系统的价值判断，例如，对学校办学水平、综合实力的评价。

（三）教育评价的功能

教育评价功能是指教育评价工作所发挥的整体效能。其具有较强的目的性，即不同目的的教育评价最终所产生的评价结果不同，评价所发挥的功能也不同。教育评价的功能大致有导向功能、鉴定功能、改进功能和服务功能。

1. 导向功能

导向功能是指教育评价本身所具有的引导评价对象朝着理想目标前进的功效和能力。在教育评价活动中，一般依据评价目的和评价理论设计评价标准和评价内容，再根据评价标准和评价内容对评价对象做出价值判断。因此，特定的评价标准和评价内容就会引导被评价对象朝着特定的方向努力，由此评价标准像一根"指挥棒"发挥着导向功能。

2. 鉴定功能

鉴定功能是指教育评价认定、判断评价对象合格与否、优劣程度、水平高低等实际价值的功效和能力。在教育评价中，鉴定大致分为三种类型：一是水平鉴定，即根据一定的标准，鉴定评价对象达到标准的程度；二是评优鉴定，即通过对评价对象相互之间的比较，评定优者；三是资格鉴定，即对评价对象是否具有从事某种活动资格的鉴定。

3. 改进功能

改进功能是指教育评价本身所具有的促进评价对象为实现理想目标不断改进和完善行动的功效和能力。主要是通过评价及时获得教育过程、教育结果的信息，及时强化正确的、有利于教育目标和教学目标实现的教育行为，及时调节和纠正不良的、不利于教育目标和教学目标实现的教育行为，从而控制教育活动和教育工作的过程，促使其不断地完善和优化。

4. 服务功能

服务功能是指教育评价为教育决策服务的功效和能力。为了更好、更科学地管理教育事业，准确把握教育的未来、减少失误，教育评价为教育决策服务的功能已越来越被广大教育工作者重视。任何一项教育改革都应当有相应的教育评价作为重要的支撑和重要的依据。

二、医学教育评价原则

教育测量专家罗纳德·爱泼斯坦（Ronald M. Epstein）认为医学教育评价应该遵循如下基本原则：

（一）评价目标

（1）引导并激励未来的学习，包括知识、技能和态度。

（2）坚持高标准，保障合格医疗从业人员的培养。

（3）符合公众对医疗从业人员自律的期望。

（4）选择适合的人员进行高级培训。

（二）评价内容

（1）思维习惯和行为习惯。

（2）获取和运用知识的能力。

（3）交流能力。

（4）职业素养。

（5）临床推理和判断能力。

（6）团队精神。

（7）基于实践的学习和提高。

（8）基于系统的实践。

（三）评价方法

（1）使用多种方法，在各种情境任务下观察各方面的行为表现。

（2）将评价融入常规的、可持续发展的项目之中。

（3）适当运用复杂的、含有多种可能的真实情境考察推理、判断能力，综合考察知识、技能和态度。

（4）包括可以直接观察的行为。

（5）专家判断。

（6）使用适当的方法设定及格标准，以反映实际进展水平。

（7）及时提供反馈和指导。

（四）注意事项

（1）注意避免产生评价目的以外的结果。

（2）注意避免产生对应用快捷思维的专家医生的不利评价。

（3）不要以为定量数据比定性数据更可靠、更有效或更有用。

三、教育评价的发展历史与医学教育评价的发展趋势

（一）教育评价的发展历史

高等医学教育评价作为教育评价的重要组成部分，它的产生和发展以及成熟与否直接受到整个教育评价的影响。虽然教育评价作为一个独立的研究领域，形成一套较为完整的学科理论体系仅仅是近几十年的事情，但教育评价的思想却源远流长。美国知名教育评论家博塞克（P. H. Boseck）等人认为，教育评价的理论形成于美国，但教育评价的思想源于中国。早在公元前 2200 年，我国奴隶社会的教育已运用论文式测验，被公认为"开了教育测验之先河"；春秋时期的教育家孔子根据平时的观察、了解与考查，按照学生的差异将 3000 名弟子分为三等：中人、中人以上和中人以下，这表明此时的孔子已有了教育评价的思想；从我国隋朝开始实行的科举制度，以封建主义的价值观为准绳，把政治审查、学力测评与健康要求结合在一起，形成了一套完整的学历测验、评价制度。但由于历史原因，教育评价理论的真正形成还是在西方。

西方国家的教育评价的发展大致经历了四个阶段：测量运动阶段、教育评价阶段、教育评价发展阶段和现代教育评价阶段。

1. 测量运动阶段

19 世纪末 20 世纪初，美国兴起了心理测量和教育测量的热潮，它以客观

地确定个体所具有的能力、知识和理解水平为目的，对教育结果的判断采取科学量化的成绩考核方法。1890 年心理学家卡特尔（Cattle）发表的《智力测验与测量》；1905 年法国比奈（Blwet）发表了《智力测验常模表》；最具代表性的是 1940 年美国心理学家桑代克（Thorndike）发表的《精神与社会测量学导论》，他认为"凡是存在的东西都有数量，凡有数量的东西都可以测量"，介绍了编制测量的基本原理及统计方法。从此美国开始了教育测验运动，至 1928 年，美国的教育测量方法多达 3000 余种。

2. 教育评价阶段

19 世纪 30 年代至 50 年代，美国开始对"教育测验运动"进行批判，认为教育测验不是万能的，应予以研究改进。1933—1940 年在美国进步主义教育联盟会长艾肯（Alkin）的领导下，在 7 所大学和 30 所中学里进行了教育评价实验，历时 8 年取得了良好的效果，这就是著名的"八年研究"。这一时期最有代表性的是泰勒（Tyler）教授的评价委员会，以全面发展人的才能为目标，研究设计了教育方法和考察方法，1942 年发表了著名的 SmithTyler 报告，明确指出教育的成果不能单纯测量受教育者的某些能力的特征，而应该评定由于教育者因教育的作用而向目标发展和成长的状况，证明教育的有效程度，这一报告被后人称为"划时代的教育评价"宣言。至此，教育评价的思想与实践，很快被全美国的许多学校所采用。不久，它又相继被传播到西欧某些国家。这一阶段为"教育评价阶段"，又称泰勒时期。

3. 教育评价发展阶段

20 世纪 50 年代初，教育界注意到原有教育评价的理论和技术本身的不足，纷纷研讨改革之策，这就促使了教育评价的理论与技术有了新的发展。其中较为突出的有三种：一是泰勒的行为目标模式，它把教育方案、计划的目标用学生的特殊成就来表示，并把这一行为目标当作教育过程和教育评价的主要依据；二是斯塔尔比姆（L.D. Stufflebeam）的决策类型模式即 CIPP 模式，它是在对泰勒行为目标进行批判的基础上提出的，即把背景评价、输入评价、过程评价和结果评价结合起来进行评价的一种模式；三是斯克里文（Scrivan）提出的目标游离模式，他认为实际进行的某种教育活动除了收到预期效果外，还会产生某些非预期效应，因此他主张要把教育活动的预期效果和非预期效果都进行全面评价，以获取关于评价方案的全部效果的信息。除上述三种模式外，常见的还有对手模式、医疗模式、应答模式、差异模式等。

4. 现代教育评价阶段

现代教育评价阶段主要从 20 世纪 70 年代起至今，教育评价的领域开始明确，教育评价的理论和技术也较成熟。在这一阶段，斯塔克（Stake）主张要使评价结果真正产生效用，评价者必须关心教育决策者与实施者关心的问题，评价应反映大多数人的愿望，斯塔克提出的教育评价新模式包括评价目标达到的程度、决策和判断。人们普遍认为这一模式较适用于一个多元的复杂的教育系统。

（二）医学教育评价的发展趋势

随着教育评价理论和技术的发展与成熟，各层次、各专业的评价活动也应运而生。高等医学教育评价作为教育评价的一部分，其评价理论和实践研究越来越受到世界各国的普遍重视。联合国教科文组织把是否具备相当程度的教育评价技术水平，作为衡量一个国家教育水平的尺度。当前国际和国内医学教育评价的发展趋势主要体现在以下三个方面：

1. 在评价方法上更倾向于运用综合评价方法

目前，国内外比较常见的医学评价方法包括以客观多选题为主的笔试、上级医生评价、直接观察或录像观察、临床模拟（如标准化病人、医学模型、计算机模拟等）等多种评价方法。所有这些评价方法都有各自的优势，但同时都存在一定的不足。例如，医学考试中的多选题具有考试程序简便，覆盖范围广泛，应试时间短，评分客观等特点，但是仅适用于认知领域的评价，而不适用于考察交流能力等情感或精神运动领域的评价。因此，通过综合运用多种不同的评价方法可以克服单独使用某种评价方法固有的缺陷，实现在不同的临床情境下及不同的评价内容领域中广泛地考核各方面的能力。

2. 信息技术在医学考试中的应用

近年来随着科学技术和信息技术的迅速发展，计算机硬件功能越来越强，而价格却越来越低，计算机技术的发展和应用得到普及，计算机辅助考试（CBT）也随之应运而生。美国执业医师考试早在 1999 年就正式使用计算机辅助考试，把纸笔考试移植到计算机上进行，实现多选题在计算机终端上直接回答。其优势体现在多个方面：①计算机辅助考试提高了考试的安全性；②通过应用多媒体技术，丰富了试题的形式；③通过网络技术扩大了考试地域覆盖范围，提高了考试效率；④而且计算机辅助考试的灵活性也方便了考生参加考试，同时也能够尽快地把成绩报告提供给考生。

3. 评价新方法的出现

尽管有些方法对于一些发达国家来说已经是应用多年的医学教育评价方法，但是对于我国来说可能还是刚刚处于起步阶段的新评价方法，例如，计算机模拟病例考试（CCS）、档案评价以及电子档案评价等，这些新方法都是应医学教育对不同内容和领域评价的需求而产生的。计算机模拟病例考试侧重于对诊疗思维和诊疗决策能力的评价；档案评价适用于多种能力的测量，尤其适用于评价基于实践的学习和提高以及基于系统的实践；360° 评价则在测量职业道德、行为习惯、交流能力、团队精神方面有其独到的优势。

第二节 课堂教学质量评价

高等医学教育教学工作的教学环节非常多，大致有课堂讲授、课堂讨论、实验课、课间见习、集中见习、轮回实习、临床实习、毕业实习、早期接触临床、预防战略实习、科研训练、社会调查、毕业论文等，对这诸多环节的教学质量评价是有所差异的。目前在这些环节当中，课堂教学是整个教学过程的中心环节，课堂教学质量关系到人才培养质量。

一、课堂教学质量评价的含义

课堂教学一般是指以班级为单位的课堂讲授，习惯称为大课或讲课，是高等学校教学工作的基本组织形式。课堂教学质量评价是以教师的课堂教学活动为研究对象，依据一定的方法和标准对教与学的过程和效果进行客观的衡量和价值判断的过程。

自 17 世纪杰出的捷克教育家扬·阿姆司·夸美纽斯（Johann Amos Comenius）提出并论证了班级授课制以来，课堂教学就是学校教育教学工作的前沿和主渠道。教师通过课堂教学向学生传授知识，启发学生思维，培养学生的能力和个性品质，同时通过言传身教影响学生的成长与发展。学生在学校里的绝大多数时间也是通过课堂学习获取知识、培养能力、完善自我的。学校课堂教学质量直接影响学生的整体素质，关系到学校的教学质量和学校的可持续发展。

课堂教学质量是教师和学生在教与学的过程中各自质量动态综合的结果，因此，课堂教学评价既要重视教师教的质量，也要重视学生学的效果和质量，二者缺一不可。从课堂教学质量评价的含义来看，课堂教学质量评价应当包含以下两个方面的内容。

（1）对教与学的过程和水平进行评价。教与学的过程评价主要是指对教师课堂教学目标的确立、教学内容的取舍、教学活动的设计、教学方法的选择、教学手段的应用、教学能力的表现等方面进行的评价。

（2）对教与学的效果进行评价。对教与学效果的评价主要通过教师课堂教学所预定的各项目标的完成情况、学生对课堂所须学习内容的理解和掌握程度、学生学习的积极性、课堂气氛以及学生的学力水平等方面进行评价。

教学过程评价和教学效果评价虽然是构成课堂教学评价的两个层面，但它们之间并非相互孤立，而是相互联系、相互补充、相互渗透的，二者之间的评价结果也应当是一致的。

二、课堂教学质量评价的目的

进行课堂教学质量评价的目的主要体现在以下三个方面。

（一）促进教学改革

1998年，联合国教科文组织把以学生为中心的教育思想和办学理念写进了世界高等教育大会宣言，这标志着以学生为中心成为世界高等教育发展的指导思想。在这一思想指导下，以学生为主体、以教师为主导的教学理念充分地体现在课堂教学质量评价的体系中。

长期以来课堂教学评价基本上是以教师为中心，以教论教，评定的结果也多是从教师的角度出发去评价的。若要把以学生为主体、教师为主导的教育思想具体地落实于教学过程中，必须在课堂教学质量评价体系中突显出来，积极采用这个评价体系引导教师树立正确的教育观、人才观和质量观，促使教师转变教育思想、更新教育观念，精心确定教学目标，巧妙设计教学过程，充分发挥教师在课堂教学中的主导作用，突出学生的主体作用。教师借助课堂教学质量评价，可以从不同层面获取教学的反馈信息，既可以肯定所取得的成绩并总结经验，又可以及时发现存在的问题并找出差距，有针对性地采取各种有效措施进行教学改革，从而达到提高教学质量的目的。

（二）促进教师和学生的共同发展

课堂教学作为教学活动过程，是师生共同参与其中的互动性活动，在这个活动中学生主体性的发挥依赖于教师的主导作用。通常情况下，主导作用发挥得越好，学生学习的主动性、自觉性就越高；反之，教师的主导作用发挥不当，学生主体性的发挥就会缺乏实质内涵。因此，通过课堂教学质量评价所提供的信息，可以促进师生的共同的发展，主要表现在以下三方面：

（1）可以使教师和学生了解到教与学存在的优势和问题所在，促使教师和学生进一步发扬优点，弥补缺失，教学相长，促进课堂教学的改革和提高；

（2）可以使教师对照评价标准不断地自我评价来反省自己的课堂教学活动，促使教师不断调整教学观念，完善和提高自身素质，努力提高课堂教学质量；

（3）促进学生和教师的发展，课堂教学质量评价不仅评价教师的教学行为，还关注学生和教师的发展，特别是提高教师的教学能力与学生的学习能力。

（三）促进学校管理工作的优化

课堂教学质量评价是教师工作评价的重要组成部分，也是学校评价体系的核心内容。通过开展课堂教学评价，不仅能促进教师改进教学，还能为决策者提供决策信息。对一个学校的决策者和管理者来说，通过课堂教学质量评价获取有价值的信息是进行教学工作决策的前提条件。如果缺乏有关教学质量的信息，对学校教学现状、师资的教学水平、学生学习状况没有一个清晰的认识，就难以对学校的各项管理工作进行科学的决策。因此，作为一个有效的学校管理者，应该充分认识到课堂教学质量评价的重要性，并善于从教学质量评价活动中捕捉到各种有价值的信息，经过仔细分析，找出当前学校教学质量上存在问题的症结，并及时采取切实可行的提高教学质量的对策。可见，只有充分发挥课堂教学评价的决策功能和鉴定功能，才能逐步使学校的管理工作系统化、决策科学化，并始终坚持正确的办学方向。

目前，我国高等医学教育的课堂教学质量评价比较注重发挥课堂教学评价结果的激励作用，把它作为对教师进行评优、申报职称和奖惩的依据，而忽视其对教学过程的诊断作用，没有完全发挥评价应有的作用。因此，将课堂教学质量评价用于改进教师的教学是非常有限的，利用课堂教学质量评价促进教师和学生的共同发展还需要继续努力。

三、课堂教学质量评价的主要内容

总结我国近年来各医学院校提出的各种课堂教学质量评价指标体系，其基本内容大致相同，主要从教学目标、教学内容、教学方法与教学手段、教学能力、教学效果等几个方面进行课堂教学质量的评价。

（一）教学目标

高等医学教育的人才培养是按照专业进行的，不同的专业有不同的培养目标，学校是根据专业培养目标来确定专业人才培养计划和教学计划的。教学计划是用来体现教育目的和教育目标的，包含专业培养目标、学习年限、课程设置及其主要的教学学时（学分）、总学时（学分）和各学期学时分配、毕业要求等。教学计划的主要组成部分是课程体系或课程结构，这是高校为达到培养目标所应当学习的基本内容；而课程体系是由一个专业所设置的课程相互间的分工和配合构成的，课程体系是否合理，直接关系到所培养人才的质量。

实现专业的培养目标，不是仅仅依靠一门或几门课程所能够达到的，而是依靠全部开设课程的协调、补充和优化来实现的。课程体系的核心由各门课程组成，各门课程又围绕着课程体系所设计的教学目标来组织教学内容，从而确定各部分内容的教学目标、教学学时（学分）、教学形式、教学方法与手段以及评价方法等。

在进行课堂教学质量评价时，应当考虑教师和学生是否达到了本次教学内容所要求的教学目标，并使学生按照预定的目标发展；注意将知识目标、技能目标及态度目标等综合起来进行分析。

（二）教学内容

教学内容组织得好，有利于学生学习，故而教学内容也是课堂教学质量评价的重要方向之一。然而，涉及教学内容的评价因素较多，设计评价目标时不宜面面俱到，可以根据学校的实际情况有所侧重。通常情况下，在进行课堂教学质量评价时，对于教学内容的评价可从对学生知识的掌握、技能的提高、态度的培养三个方面进行分析。

1. 知识的掌握

（1）紧密结合教学目标和教学大纲组织教学内容。

（2）重视教学过程各环节的整体优化。

（3）注重基础理论、基本知识和基本技能传授。

（4）教学内容反映或者联系学科的新思想、新观念、新成果，在教学大纲要求范围内，尽量多地向学生提供各种观点。

（5）善于找出新旧知识间的联系，引导学生用已知去"发现"未知。

（6）注重理论联系实际，注意把国内外、校内外以及自己的科研成果充实到教学内容中。

（7）善于运用教学理论指导教学等。

2. 技能的提高

（1）注重学生思维能力的培养。

（2）不仅要教给学生科学知识，更重要的是讲述科学结论产生的过程，从而启迪学生的探索精神。

（3）重视发挥理论的指导作用，使学生善于运用理论解决实际问题。

（4）注意启发学生思维，培养学生分析问题、解决问题的能力和创造思维能力。

（5）注重培养学生的自学能力等。

3. 态度的培养

（1）重视挖掘具有思想教育性的内容，进行必要的组织和充实，扩大对学生的教育作用。

（2）注意找出本次课中的方法论因素，特别是本学科特有的方法论因素，使学生受到方法论的训练。

（3）注意通过所授内容对学生进行社会责任、社会道德等的教育。

（三）教学方法与教学手段

教学方法和教学手段的合理选择、组合和运用是完成教学任务的重要途径，也是促进学生掌握和理解知识、培养技能、提高素质的保证。适当的教学方法有利于教学目标和教学内容的顺利实施，有利于激发学生学习的兴趣和求知欲，有利于引导学生掌握好的学习方法。

1. 教学方法的运用

教师根据学科特点、课程要求、教学目的和授课对象的不同，合理地选择各种教学方法。

（1）注意选择恰当的范例以及运用学生的已有知识造成的问题情境，引导学生积极主动地学习。

（2）在传授知识的同时，重视调动学生的注意力，激发学生对学习的兴趣。

（3）注意培养学生敢于和善于提出问题的能力。

（4）注重结合传授学科知识的同时，教给学生好的学习方法。

（5）因材施教，既照顾多数学生，又注重个别指导等。

2. 教学手段的选择

根据教学的需要，恰当地使用挂图、图片、实物等直观教具以及多媒体等现代化教学手段，使教学内容直观化、形象化和立体化，使学生充分理解和掌握新知识、新概念。

（四）教学能力

教师教学能力所涉及的内容比较广泛，但从课堂教学看，教师的教学基本功、激励学生的方法以及教学中的组织与应变能力是教学能力的集中体现，也是讲好课的重要基础。

1. 教学基本功

在课堂教学过程中，教学基本功主要体现在教态、语言与板书上。

（1）教师的教态要做到亲切自然、精神饱满，服饰得体。

（2）教学语言规范清楚、准确简洁、生动形象、富有逻辑性，并能与非语言的表达方式有机配合，达到具有感染力和启发性的效果。

（3）由于多媒体的使用，目前高等学校教师板书已经有相当一部分被幻灯片代替，当然对于高等数学等具有较多推导运算的课程，仍建议使用板书。对于幻灯片，应设计合理、重点突出，注意多种媒体的共同使用以及色彩协调等。

2. 激励的方法与手段

（1）注重采用多种方式和手段，引发学生的学习兴趣，调动学生的学习积极性。

（2）注意采用有效措施，使学生变被动学习为主动学习等。

3. 组织与应变能力

（1）充分发挥教师的主导作用，很好地组织教学、驾驭课堂。

（2）能够沉着冷静机智地处理教学中的偶发事件，因势利导，使课堂教学始终保持和谐的氛围。

（五）教学效果

教学效果是根据一定的教学目的和任务，对教与学的效果进行评价，它是课堂教学质量评价的核心。教学效果可以通过教学目标的实现和教学过程的完成情况来进行评价。对教学效果的评价主要从以下几个方面进行：

（1）教师的授课是否达到预定的目的和要求。

（2）绝大多数学生能理解和掌握教学内容。

（3）学生在课堂上勤于思考问题，善于发现问题，敢于提出问题，主动解决问题，同时各方面的能力得到了培养。

（4）充分调动了学生学习的积极性和主动性，学生积极思考，课堂气氛活跃。

在进行教学效果评价时，并非要求任何一节课都必须达到以上罗列的所有方面，而是要求教师应在这些方面加以注意，有意识地进行培养。课堂教学质量评价应该是一个不断发现价值、判断价值和提升价值的过程，通过对课堂教学中教师的每一种行为表现的评价，发现和判断教师的价值，并为教师提升自身的价值提供指导和帮助。

四、课堂教学质量评价的主要方式

课堂教学质量评价的方式很多，目前主要是通过学生评价、同行评价、专家评价、领导评价、自我评价和学生成绩分析等六种方式来搜集评价信息的，各种评价方式都有其优缺点。

（一）学生评价

课堂教学是师生互动的过程，学生作为教学的对象，参与整个课堂教学过程，是教学直接接受者和体验者，教学效果可直接在他们身上得到体现。因此，通过学生来评价教师的教学已成为课堂教学质量评价信息资料来源的一个重要渠道。

在美国医学院校中，学生评价是最常用的评价教师课堂教学质量的方法，其用途排在前三位的是：

（1）为教师提供反馈；

（2）改进教学计划；

（3）作为教师聘任和晋升的参考依据。

在我国高等医学院校开展的学生评价工作大致有以下三种形式：

（1）通过统一的课堂教学质量评价表，由学生对授课教师进行评价；

（2）通过召开学生座谈会或问卷调查的形式征询学生对教师课堂教学的意

见和看法，这种形式使用比较广泛，但对参加座谈会的学生要求相对较高；

（3）通过对学生随堂测验的结果进行分析评价，用测验的结果说明教学效果，但这种方法存在一定的局限性，在实际应用中是有限的。

对于采用评价量表的方式进行的学生评价，关键是要研究和设计出适当的评价指标和评价量表，确定哪些项目最适合于学生评价，哪些项目的学生评价最能提供有价值的参考信息。目前各高等医学院校学生评价的方法是编制大同小异的学生评价量表，给出相应的指标体系，每个指标体系赋予相应的等级，如"优秀""较好""一般""差"四个等级，每个等级同时又给出相应的分值。学生通过填表或者网上打分等形式完成对教师的评价。

学生评价的主要优势是学生比较全面地了解教师的授课情况，学生的学习过程就是对教师教学质量全程监控的过程，而且学生的思想相对比较开放，勇于实事求是，这样就能够比较真实地反映教师的整体风貌，从而增加学生评价的可信度。另外，学生评价活动旨在激发教师的授课潜能，鼓励他们时刻不忘倾听学生的呼声和意见，不断提高自身授课水平，因此学生评价能够促进教师的自身发展。

学生评价过程中也可能存在一些问题，例如，学生对评价工作的目的和意义认识不够，把它作为学校布置的一项任务来完成，敷衍搪塞。还可能出现评价不够客观，出现打感情分的现象等。

（二）同行评价

由于同行教师对教学过程比较熟悉，其学科专业大致相同，相互之间的情况比较熟悉且有丰富的教学经验，所以同行也是教学评价中不可缺少的主体。同行对教师的专业知识和能力水平、教育教学思想的合理性、教学方法与教学目的的适合性等方面，常能做出恰当的评价。尤其是教授同一门课程的教师之间的互评可以帮助教师相互切磋教艺、取长补短、互相学习，在教学上相互观摩、交流与研讨，有利于全面提高教学质量。当然，同行评价虽然权威性较高、可信度较高，但多为宏观信息，也难免出现印象分或感情分，而且评价时间不能保证。

（三）专家评价

由于专家在学术上有较高造诣和威望，因而能够从整体上和宏观上把握教师的教学态度和教学效果，能够合理评价教师的研究能力和学术水平，并能坚持严肃认真、秉公办事、实事求是和客观公正的原则，准确地发现教学中存在的问题并提出改进的措施。因此，专家评价对教师课堂教学水平的提高可以起到积极的促进作用，是评价中不可缺少的一环。但专家评价也有其局限性，主要表现为：由于专家听课次数有限，对教学情况了解不全面，有时容易以偏概全；可能更注重教学的一般规律，容易忽视教学的特性和个性；有时可能考虑的非教学质量的因素较多，如教师的职称、学术地位以及感情因素等。

（四）领导评价

高等医学院校的各级管理部门直接参与课堂教学的评价活动，是督促教师不断提高教学质量的有效方式之一。许多院校，校领导和各级管理者参加听课、查课，并参与对教师教学质量的评价是一项教学管理制度。目前一般高校采用的做法是编制一些量表，给出相应的指标体系，并赋予相应的等级和分值。

通常情况下，院校各级管理者往往是某学科领域的专家学者或是有一定管理经验、熟悉教学对象的内行。因此，他们对教师教学情况的评价具有一定的权威性，教师也会对此比较重视，无形中增强了教师搞好教学工作的意识。由此可见，领导评价有利于增强教师的责任感。另外，通过领导评价，领导层可以真实地了解教学第一线教师的教学水平，还可以从与学生的交谈中了解学生对教师的评价以及教师对学生学习状况的分析及评价，从中了解到影响教学质量的原因，并及时加以调整。当然，由于管理者不可能都是教育家，由于教育观念、专业背景、个人喜好等方面的差异，管理者对课堂教学质量的评价也会有一些偏差；同时由于时间和精力的限制，管理者不可能系统而全面地听课，也不可能熟悉各个学科，这样或多或少会对评价的准确性和客观性造成影响。

（五）自我评价

教师自我评价是指教师依据一定的评价原则、评价标准和发展目标，主动对自己的知识、能力、道德品质、教育教学工作等做出评价的活动，是课堂教学质量评价的常用方式之一。教师自我评价意味着对教师的尊重和信任，鼓励教师积极参与评价过程，提高自我评价结果的可信性和有效性，使自我评价的过程成为一个连续不断的自我教育、自我改进、自我提高的过程，最终达到自我评价的目的。因此，教师自我评价既是一个批判反思的过程，又是一个自我提高的过程。

目前，教师自我评价主要是通过三种方式进行的：其一，根据统一的评价量表评价自己的教学效果；其二，通过与他人的对比来评价自己；其三，通过自我剖析来评价自己。当然，教师自我评价也会有其自身的不足，例如，教师自评往往有"当事者迷"的现象，主观色彩浓厚，因而不能真实地反映自身的教学水平。

（六）学生成绩分析

根据学生的成绩分析来评价课堂教学质量也是一个重要的方式。学生完成一定学时的课程之后，知识、技能和态度是否提高是评价教学是否达到设定教学目标的重要标准。而综合试卷分析和学生成绩分析所获得的结果，可从一个侧面反映出教师课堂教学水平的高低。

课堂教学质量评价的目的是使教、学、管三方面对教师的教学工作有一个清楚的认识，找出不足，改进并提高教学质量，使学生在课堂教学上充分发挥自主性、主动性和创造性。一般来说，在课堂教学质量评价中，学生评价实际意义最大。学生作为教师课堂教学最直接的对象，能够根据自身的体验评价教师，在某种程度上评价的较为准确；同时，由于学生评价人数多，有利于解决因价值观或认识水平不同所带来的评价偏倚现象。但学生评价易受到课程性质、学科的认识、感情色彩以及对评价指标的理解差异等因素的影响，因而学生评价结果不能作为评价教师课堂教学质量的唯一依据。而同行评价、专家评价、领导评价虽各有优势，但往往不能经常性地进行；教师自我评价可以使评价对象变被动为主动，但易出现"旁观者清，当局者迷"的现象。因此，在实际的课堂教学质量评价中常常是将几种评价方式联合使用，实行多渠道、多元化、多样性的评价，激励和引导教师将传统的"以教师为中心"模式转变为"以学生为中心"模式，使评价结果更加全面、客观、准确，从而全面提高人才培养质量。

第三节　学业成绩评价

在教育评价领域，有关学生的评价研究最为丰富，通常包括学业成绩的评价（即认知的发展）、思想品德和行为规范的评价（即品德的发展）、体格和体能的评价（即动作技能的发展）、学生态度和兴趣及个性心理特征的评价（即个性的发展）等方面。其中，学业成绩评价是教学过程的重要组成部分，是衡量学生学习和发展水平的重要方面，也是正确评价和检验学生对所学知识掌握程度的重要手段。

一、学业成绩评价的目的

学业成绩评价是指以国家教育教学目标为依据，运用恰当的、有效的工具和途径，系统地搜集学生在各学科教学和自学的影响下认知行为上的变化信息和证据，并对学生的知识和能力水平进行价值判断的过程。它是教学工作必不可少的环节，是督促学生全面、系统地复习与巩固所学知识和技能的有效方法，也是检查学生对所学基础理论、基本知识和基本技能掌握情况的一种手段。通过学业成绩评价所获得的结果，可以使学校、教师和学生了解教学效果，改进教学方法，加强教学管理，提高教学质量。

（一）评价教学质量，促进学校教育和教学改革

（1）为学校主管部门决定学生升留级、授予毕业证书和学位证书、参与各种奖励评审等提供客观依据。

（2）通过对不同年级同一学科、同一年级不同学科、同一年级同一专业不同班级等的教学结果进行对比分析，从而对学校教学计划的设计、课程安排的设置、教学内容的选择、教学方法的效果、教学资源的使用等进行评价，总结成绩，发现问题，改进教学，规范管理，从而提高教育教学质量。

（3）为政府主管部门提供高校办学质量方面的反馈信息，例如，国家执业医师资格的考试结果可以从某种程度上反映医学院校培养学生的质量情况。

（4）学校可依靠学业成绩评价信息，有针对性、有目的性地开展教学改革。例如，如果从2017年医师资格考试学科成绩分析报告中发现，该校2016届临床医学专业学生的儿科学平均成绩低于全国平均水平，且学生在儿科学知识的综合应用上的平均掌握率低于全国，就要考虑导致这届学生成绩不高的原因是什么，找到原因后要解决问题，以提高教学质量。

（二）检验教学效果，促进教师改进教学工作

学生在学业上所获得的成绩是衡量教学效果的主要标志。一般来说，学生共同的错误或欠缺之处，往往提示教学上的不足，特别是国家执业医师资格考试所反馈的各校信息，更能提供可靠的信息。

目前，高等医学院校在教育部本科教学工作水平评估的引导下对学生考试都进行了试卷分析和试题分析，对检验教学效果、促进教师改进教学工作有一定的作用。但是，由于我国高等医学教育大多数以学科为基础设置课程，每完成一门课程就会进行考试，考试之后该门课程的教师基本上不再会为这一级学生上课，而这届学生成绩所反馈的信息和问题可能对下一级学生又不实用，因此，以考试成绩刺激教师改进教学工作的力度是有限的。基于这些，可考虑教师在教学过程中应适当增加形成性评价，并适当弱化总结性评价，真正达到教与学相长的结果。

（三）检验、鉴定并帮助学生进步，促进学生全面发展

学业成绩评价结果可以激发学生学习的积极性和主动性，考试中得高分的学生会从考试中得到鼓励，进一步激发学生的学习动机和提高学习效果，争取达到更高的水平；而考试中得低分的学生可以从考试成绩的比较中找出差距，明确不足，改变学习方法，从而达到提高学习效果的目的。此外，学校还把学生学业成绩评价的结果作为鉴定学生的标准，例如奖学金、三好学生等的评选都主要依赖于学业成绩。

目前在高等医学院校，依据学业成绩评价结果达到检验和鉴定目的的占绝大多数，而利用学业成绩评价的结果帮助学生改善学习、促进学生全面发展的还十分有限，因而未来医学教育在进行学生学业评价时应注意评价结果对学生发展的反馈作用。

（四）利用评价结果，为学生学籍异动提供依据

学业成绩评价的结果是学校管理的重要方法之一，它在学校管理机制运转中起着"指挥棒"的作用。学校管理者通过入学、期中、期末、毕业等考试，使学校教学工作紧密进行。目前高等医学院校主要依赖学业成绩评价的结果，决定学生是否继续学习、是否升留级、是否颁发毕业证书和学位证书、是否具有推荐免试研究生资格等。

二、学业成绩评价的类型

在医学教育教学过程的不同阶段，学业成绩评价有不同的目的、要求和重点。

（一）根据评价标准可分为常模参照评价和标准参照评价

1. 常模参照评价

常模参照评价是以学生团体测验的平均成绩作为参照标准，说明某一学生在团体中的相对位置，将学生分类排队。它着重于个人与个人之间的比较，目的是用来区分高分组学生和低分组学生，主要用于选拔、编组、编班等。例如，高校对新入学的学生通常进行外语的分班分级考试，以便根据不同层次的学生开展教学。常模参照评价要求试题有一定的难度且区分度高，尽量对所有学生都有较强的鉴别力。

2. 标准参照评价

标准参照评价是以体现教育教学目标为标准，看学生是否达到标准以及达到标准的程度。这个标准即为教学目标所反映的学生必须达到的知识、技能和态度方面的标准。标准参照评价主要不是用于比较个人之间的差异，它所关注的是试题能否准确地反映教学目标的要求，评价学生是否达到教学目标的要求等。高等医学院校课程考试大多数属于这个范围。

（二）根据评价目的可分为形成性评价和总结性评价

形成性评价和总结性评价可指导评价体系的设计。在形成性评价中，评价的目的是改进完善；而在总结性评价中，评价的目的在于进行判断，例如好与差，及格还是重修、补考等。根据评价的目的不同，所选择的评价方式也不同。如果评价目的在于选优或是升级，首选总结性评价；如果评价目的是把信息反馈给学生、教师或者学校，最适合的方法是形成性评价。

不同的评价方法对评价工具的选择、评价实施的方式、人力的需求数量、分数的解释以及评价结果的应用是不同的。在医学教育中，最适合的形成性评价是学习记录、实习手册、实验报告、随堂考试、床边考试、客观结构化临床考试、多项选择题、观察法等。一个总结性评价也可以包含给学生进行信息反馈的形成性评价的部分，当然这对总结性评价的设计策略要求相对较高。在设计考试时，应该不断地问这样一个问题："这次考试能够体现哪种学习经历，是在临近考试之前、考试中间，还是考试之后？"当评价逐渐成为一种学习经历时，学生和医学实习生将会喜欢这种评价经历，重视这种额外的学习机会。

随着世界医学教育联合会《本科医学教育国际标准》的颁布和教育部、卫生部《中国本科医学教育标准》的制定，高等医学院校将越来越重视形成性评价在医学生培养中的重要作用。

三、学业成绩评价的方式

医学生学业成绩评价的方式通常由考试和考查两种组成。一般以考试为主，考查为辅。这些评价方式通过发挥各自的功能和作用，可以从不同的侧面反映医学教育教学目标实现的情况。

（一）考试

考试是考核、测定医学生学业成绩的最基本方法。根据考试的形式可分为笔试、口试和实践考试；根据试卷的要求可分为闭卷考试、开卷考试、半开卷考试；根据考试的时间可分为平时测验、期中考试和期末考试。

1. 笔试、口试和实践考试

（1）笔试。笔试是让学生以书面的形式回答考试内容的一种考试方法，是目前医学生考试中最为常用的方法。这种方法能够在同一时间使用同一份试卷考核众多的对象，搜集大量可供比较的信息资料，简便易行、成本低廉，结果比较可靠，但对试题的水平要求相对较高。

（2）口试。口试是让学生口头回答考试内容的一种考试方法，目前在医学生的考核中较多地应用于毕业论文答辩上。口试具有较大的灵活性，能够充分调动学生的学习积极性，杜绝作弊行为，培养学生的口头表达能力，便于判断学生对考核内容掌握的程度以及了解学生对某些内容进行分析、综合、评价的思维过程。但口试的评分标准难以保持统一，受主试者个人喜好的影响较大，客观性差，且工作量大。因此，通常笔试能够有效测量时，应避免使用口试。

（3）实践考试。实践考试是让学生通过动手操作完成考试内容的一种考试方法，在医学生学业成绩评价中占有重要地位。目前很多高等医学院校在对学生的成绩管理中，明确规定实践考试不及格的学生是没有资格参加理论课程考试的，即实践考试没有通过者，该门课程也就没有通过考试，必须重修。基础医学形态学科的实践考试一般以辨认标本、识别显微镜下组织等为主，机能学科以实验室的操作为主；临床医学的实践考试一般有床边考核，体格检查，书写病历，切开、缝合、穿刺，OSCE等的考核。

2. 闭卷考试、开卷考试

根据医学学科的特点，在考试形式的选择上，有的采用闭卷考试，有的采用开卷考试。

（1）闭卷考试。是指学生不携带任何与考试有关的资料，凭借自己对知识的理解和掌握，独立地完成书面试卷。这种考试通常由多种题型组成，考核的面比较广，知识点比较多，有统一的评分标准，评分客观。目前高等医学院校大多数的课程考试采用闭卷考试方式。

（2）开卷考试。是指由学生在规定的时间内，通过查找相关资料来完成书面考试。这种开放式考试往往采用论述题，没有现成的答案，学生可以根据自己对题目的理解，利用各种资料回答问题，这有利于培养和提高学生综合分析问题、解决问题的能力。同时这种考试会增加教师阅卷的难度，影响评分的客观统一性。

3. 平时测验、期中考试和期末考试

（1）平时测验。是指在教学过程中进行的非正式的考核。

（2）期中考试和期末考试。是在阶段（学期中或者学期末）结束时的正式考核。

根据课程设置的情况，可采用不同的考试方式。例如，有些课程学时数相对较少，为非核心课程，通常仅进行期末考试；有些医学核心课程（内科学、生物化学、生理学等）学时数多，内容较多，往往会增加平时测验或者期中考试，督促学生对课程的学习和掌握。

（二）考查

考查是对学生的学业情况进行的一种经常性的小规模的或个别的检查与评定，也是教师对学生平时学习情况进行检查的结果，如课堂和课外作业、实习或实验报告、讨论课发言、课堂考核和小测验成绩等。这种方式有助于及时了解医学生平时的学习情况并获得教学的反馈信息，有助于改进教师的教和学生的学。

四、考试命题

命题是考试的关键环节，它的质量不仅直接影响着考试的信度和效度，而且还直接或间接地影响着学生的学习态度和学习行为。

（一）命题原则

1. 高效度

试题内容应与教学目标相符合，应与教学大纲要求相符合，并能够检验学生是否达到了教学目标的要求，以及达到该目标的程度。

2. 高信度

试题应保证测出的成绩与学生的真实水平相一致，或尽可能降低测试误差。在实际考试中，可通过增加试题的数量来提高考试的信度。

3. 全面性

试题应有相当的知识覆盖范围，并能体现对学生的知识、技能掌握情况和学习态度都有体现，以便全面反映教学目标。

4. 客观性

客观性是反映评分方法与评分标准的一致性程度。在一次考试中，不同的教师对同一份试卷评定结果的一致性越强，客观性也就越大。

5. 区别性

试题应当难度适中，符合学生实际，难度过大或者过小都会降低区分度，既不能反映客观情况，又容易造成教学的盲目和混乱。

（二）命题程序

考核是一项复杂而严肃的工作，应该依照一定的程序进行，其程序一般包括明确评价目的、确定考核范围、确定考核的目标层次和考核方法、编制命题双向细目表、根据双向细目表编写试题、制定评分标准、确定评分方法、实施考核和阅卷、考核结果的统计分析等。

1. 明确评价目的

由于考试目的不同，试题的形式和要求也相应不同。用于诊断性目的的考试，主要是为了帮助学生改善学习，对试题的区分度要求不高，难度也较低；而用于总结性评价的考试，需要试题有一定的区分度和难度。

2. 确定考核范围

考核范围应按照教学大纲和考试大纲的要求来确定，一般不宜扩大或缩小。由于医学是一门实践性很强的学科，通常在考核中要注重知识、技能和态度三个领域的内容，因此，考核时不同教学内容所占的比例应根据内容的相对重要性进行合理分配。既要考虑到考核内容的广泛覆盖面，又要对重点内容有所侧重，以提高考核的效度。

3. 确定考核的目标层次和考核方法

根据教育目标分类，一般按照知识、理解、应用、分析、综合、评价六个层次进行考核，考核方法的选择可以根据目标层次的设定进行。例如，国家执业医师资格考试理论考试部分均采用选择题，并将认知领域分为四个层次，即记忆（10%）、理解（15%）、简单应用（25%）、综合应用（50%）。

4. 编制命题双向细目表

在考核范围、目标层次和考核方法确定以后，需要编制一个双向细目表，在该细目表中应当能够确定教学内容、题型、题量、分数分配、目标层次、难度、区分度等。其目的在于进一步明确所测量的学习结果与教学内容之间的关系以及不同内容所占比例、对应采用的考核方法以及所属的目标层次。

5. 编写试题形成试卷

根据命题双向细目表的要求编写试题并组成试卷。有的学校建设有试题库，可以根据双向细目表的要求抽取试题并组成试卷。

6. 制定评分标准和确定评分方法

在编制好试卷的同时，要制定试卷的评分标准和评分方法，为教师评阅试卷提供标准，使评价有据可依。

以上基本完成了命题过程并形成了试卷，然后实施考核、组织阅卷，最后将学生的考试结果进行试卷分析和成绩分析，根据分析结果总结命题经验，发现不足并及时纠正。

（三）试题类型

题型选择是以能否真实测量出学生达到教学目标为标准，教育测量使用的题型一般分为客观性试题和非客观性试题两大类。

1. 客观性试题

客观性试题是高度结构化的试题，仅需给试题提供正确和错误的答案，由学生从中选择出自己认为正确的答案即可。客观性试题又分为需要学生简单填写答案和选择答案两种，通常包括选择题（单选和多选）、配对题、判断说明题、填空题等，以及在此基础上的多种变形和多种类型组合。客观性试题容量大，覆盖面广，经过精心设计的试卷可以考核学生多种认知层次的能力，适用于各种层次学习结果的测量。它的评分标准统一、客观、准确，不受阅卷人主观因素的影响，易采用计算机阅卷，提高阅卷速度。目前国家执业医师资格考试、硕士研究生入学考试西医综合等均采用客观性试题。但是这种试题无法考核医学生交流沟通能力、信息处理能力等。

2. 非客观性试题

非客观性试题又称主观性试题，没有标准答案，正确答案可以用多种方式表述，阅卷主要依靠阅卷人的主观判断，可用来测量学生理解、思维能力和其他复杂学习的成果，特别是需要有学生创新性的回答时，可促使学生关注问题的宏观方面和强调学生组织、综合和有效表达思想的能力。一般包括简答题、论述题等，通常测试只需要几个问题，编制比较容易，但不足之处是，考试内容覆盖面小，阅卷费时费力，因缺乏严格的客观标准而容易造成主观误差。

总之，客观性试题和非客观性试题作为考试题目的两大基本类型，其自身特点使它们在许多方面出现互补作用。客观性试题有助于促使学生全面学习和掌握教学内容，非客观性试题有利于促进学生深入学习教学内容。因此，在评价医学生知识、技能和态度等各方面的实际水平时，有赖于两种题型的联合运用、取长补短。

五、医学生常用考核方法

目前，使用的医学考试方法很多，包括笔试、口试、直接观察、病例讨论、床边考试、临床实践日常考试、处理病人问题、计算机模拟考试、标准化病人、客观结构化临床考试、检核表和等级量表等。

国际医学教育专门委员会（IIME）制定的本科《全球医学教育最低基本要求》，不仅对医学生的职业价值、态度、行为和伦理，医学科学基础知识，沟通技能，临床技能，群体健康和卫生系统，信息管理，批判性思维和研究等七大领域60项指标做出了要求；而且提出了相应的测量方法和工具，对每一条标准都规定了具体的评估方法，包括对医学生的全方位观察，客观结构化临床考试，笔试主要是多项选择题等三种形式。IIME在全世界范围内对各国的多所医学院校采用这种评估方法进行了评价，而且这种评价方法已经被各国际教育机构和国家（地区）认同，目前，这三种评价方法已成为国际上评价医学教育的基础。

（一）多项选择题（MCQs）

多项选择题简称多选题，具有考试程序简便、覆盖范围广泛、应试时间短、评分客观等特点。目前，美国等西方国家医学考试已经部分或全部采用多选题，而我国国家医师资格考试医学综合笔试全部采用多项选择题。

下面用中国国家医师资格考试的题型来说明多项选择题的类型。

1. 最佳选择题

最佳选择题简称 A 型题，是最常用的多选型试题，其结构是由 1 个题干和 5 个选项两部分组成。题干是试题的主体，可由一段短语、问句或不完全的陈述句组成，也可由一段病例、图表、照片或其他临床资料来表示；选项由可供选择的词组或短句组成，也称备选答案，备选答案只有一个是最佳选择，其他 4 个为干扰答案。最佳选择题又可分为 4 种类型：

（1）单句型最佳选择题（A1 型题），其题干以肯定的形式进行表述，从提供的 5 个备选答案中选择一个最佳答案；

（2）病例摘要型最佳选择题（A2 型题），它的形式是开始以一个小案例出现，然后根据小案例提出一个问题，从 5 个备选答案中选择一个最佳答案；

（3）病例组型最佳选择题（A3 型题），它的形式是开始描述一个以病人为中心的临床场景，然后提出多个相关问题，通常一个病例组试题包括的问题不超过 3 个，病例中提供了回答问题所需要的相关信息，要根据病例回答问题；

（4）病例串型最佳选择题（A4 型题），它的形式是开始描述一个以单一病人或家族为中心的临床场景，然后提出 3 ～ 6 个与病例有关的问题，当病情逐渐展开时，可逐步增加提供的信息，病例中提供了回答问题所需要的相关信息，要按照题目呈现的先后顺序来回答问题。

2. 配伍题

配伍题的基本结构是先列出一组用字母标明的备选答案，然后提出一组问题，要求学生给每一问题选配一个最合适的答案。配伍题是一种难度稍大的多选题，可有效地测试知识的相关性，目前常用的为最佳选择题即 B 型题，其形式为开始是数目不定的备选答案，一般为 5 个，备选答案后提出一定数量的问题，要求学生为每一试题选择一个与其关系最密切的答案，每组试题中的每个备选答案可以选用 1 次或多次或不选用。

（二）客观结构临床考试

由于医学是一门实践性很强的学科，必须重视医学生能力的培养，它是医学教育的主要目标之一，尤其是临床能力的培养更是培养合格医学生的重要内容。因此，临床能力评价是测试医学毕业生是否合格的一个重要手段，也是评价医学生质量的一个客观依据。

客观结构化临床考试是指通过一系列考试站测试学生掌握各种不同临床能力的考试，是极少几种能够评价搜集资料能力、医患沟通技能的方法之一，又是能在临床真实环境高度一致的条件下评价上述能力的唯一方法。

（三）观察法

观察法是指有计划、有目的地直接观察学生的日常活动情况，写出记录，作为评价资料进行评价的方法。该方法主要用于评价学生的技能和情感领域，例如，对学生的态度、习惯和技能等方面的评价。而对于医学生来说，态度和技能是非常重要的，是医学教育的重要目标，因而国际医学教育专门委员会主要利用观察法来评价医学生的职业态度、沟通技能和批判性思维，例如，临床实习时通过一段时间反复仔细观察学生对病人疾病的认真态度和处理技能、与医护人员关系的处理、对未知内容的探索态度等，观察其各种表现，可以作出比较客观的评价。

六、试卷评定后的质量分析

为使考试达到正确评价学生学业成绩、改进教学工作、检查教学效果、提高教学质量的目的，必须对考试的质量予以客观分析和评价。一般从考试成绩分析和试卷试题质量分析两个方面进行。

（一）考试成绩分析

我国高等医学院校对考试成绩的分析通常用均数、标准差和正态分布等几个变量进行描述。

1. 均数

均数是分析计量资料的最基本指标，它表示一群变量值的集中趋势，即平均水平。按其性质及计算方法的不同，均数可分为算术平均数、几何平均数等。

其中，算术平均数是考试统计研究中描述数据集中趋势的最常用、最有意义的统计量，指所有变量值之和除以变量值的个数所得的商。均数在成绩分析中简明易懂，受抽样变动影响较小，且反应灵敏，既有利于学生推测自己在班级中的位置，又有利于班级之间进行比较。

2. 标准差

标准差是方差的算术平方根值，常用来描述一组数据的离散程度。标准差的值越大，表明该组分数的离散程度越大，即学生之间的成绩差别很大；标准差值越小，表明该组分数的离散程度越小，各分数整齐集中，分布范围小，说明学生之间的成绩差别不大。

3. 正态分布

正态分布是一种两头低中间高的钟形曲线，一种重要的连续性数据的概率分布。用正态分布曲线来分析考试结果是一个较好的方法，当考试结果为正态分布时表明能够比较客观地反映教学情况和学生掌握知识的程度；当考试结果出现偏态分布时，正偏态可能是由于题目难度过大，学生学习水平有限造成的；负偏态可能是由于题目比较简单，绝大多数学生对所测试的内容掌握较好。

（二）试卷试题质量分析

对试卷试题的质量分析一般可从两个方面进行：其一，采用信度和效度对整个试卷进行分析；其二，采用难度和区分度对每个试题进行分析。

1. 信度

对试卷整体质量的分析，首先必须考虑测验结果的准确程度或可靠性程度，即测验的信度。信度是衡量实测值与真值差别程度的统计量，实测值是通过某次考试所得分数，真值是学生被考知识或能力的真实水平分值。在经典测量理论中，信度是由真值方差与实测值方差之比而得到的。而真值是一个理论上的不可直接测量的值，因此大部分实际的信度资料是以相关系数来表示的。医学考试中计算信度的常用方法主要包括重测法、复本法及折半法等，重测法的程序为以相同的考试在两个不同的时间内对同一群体测量两次而获得稳定性信度系数；复本法的程序为以两个等值的考试（题型、题量、难度、区分度相同）在最短时间内测量同一群体而获得等值性信度系数；折半法的程序为用一个考试将测验分为等值的两半而获得内部一致性信度系数。

信度系数需要进行统计学的显著性检验，检验结果若有显著性差异，信度系数越大，说明考试结果越稳定，考试信度也越好。

2. 效度

效度是指测验测量的内容与其所要测量的内容的符合程度，其是一个相对程度的概念，即只有高低之分，没有"有""无"之分。对于任何一种考试来讲，只有当它的考试结果真实，能正确地反映所要测量的功能或特性时才能认为这种考试是较为有效的或效度是较高的。

效度通常包括三种类型，即内容效度、结构效度和预测效度。内容效度是指一份试卷的内容对所要考查的全部内容的代表程度，代表性越好就越能达到测量目标，它所涉及的实质是一个考试内容的抽样问题；结构效度是指测验所能测量的心理特质或内在特征的程度，它是用心理学的理论观点对考试结果加以解释和探讨；预测效度是指考试结果对未来的行为能够预测的程度，主要用于选拔性考试的质量分析。

3. 难度

难度一般是反映试题质量的重要指标之一，表示试题的难易程度。客观性试题难度的计算方式为正确回答试题的人数与参加考试的总人数之比；非客观性试题难度的计算方式为某一题全部考生的平均分与题目满分之比。

当参加考试人数较多时，可以根据测试总成绩取被试的高分组（一般取分数最高的27%被试）和低分组（一般取分数最低的27%被试），分别求出这两组被试的通过率，再求难度。

4. 区分度

试题的区分度是指试题区别考生能力的程度，是判断试题质量的另一个重要指标。对于相同的一道试题，如果学业水平和实际能力均较高的考生都答对，而学业水平和实际能力均较差的考生都答错，则可以认为这道题具有较好的区分度。区分度的计算方法有很多，例如，点二列相关系数法、积差相关法、比较区分度指数等。

第四节　操作技能评价

一、客观结构化临床考试

（一）客观结构化临床考试的发展进程

客观结构化临床考试（Objective structured clinical examination，OSCE）并

不是某一种具体的考核方法，只是提供一种客观的、有序的、有组织的考核框架，每个医学院、医院、医学机构或考试机构可以根据自己的教学大纲、考试大纲在这个框架中加入相应的考核内容与考核方法。它是通过模拟临床场景来测试医学生的临床能力，同时也是一种知识、技能和态度并重的临床能力评估的方法。考生通过一系列事先设计的考站进行实践测试，测试内容包括标准化病人（Standardized patients，SP）、在医学模拟人上实际操作、临床资料的采集、文件检索等；考站设置分长站、短站，时间从 5 分钟到 20 分钟不等；由主考人或 SP 对考生进行评价。

鉴于传统方法测量学生临床能力的局限，1975 年邓迪（Dundee）大学的 M. R. Harden（哈登）教授开发了 OSCE 方法，OSCE 开始仅被用作传统笔试的一个补充指标，在接下来的 25 年里，这项临床能力测试方法被广泛采用。自从 1993 年加拿大医学委员会把 OSCE 应用于医师执照考试以后，美国国外医学毕业生教育委员会在对国外医学毕业生资格认证考试中也使用 OSCE，近来美国也把 OSCE 应用于医师资格考试的第二部分临床能力测试中。实践证明，经过设计的 OSCE 以其高度的有效性和可靠性，得到医学教育界的认可，被认为是目前评价学生临床能力的最好方式。

（二）客观结构化临床考试的可靠性

20 世纪 90 年代人们正式把 OSCE 作为一种考试手段，然而由于文献报道的 OSCE 的可靠性很不一致，从而引发人们对 OSCE 可靠性的研究。马斯特尔（Mastel）、若拉布其（Joorabchi）、希利亚德（Hilliard）和塔列特（Tallett）等通过不同的研究项目发现，不同站点任务的一致性增加了 OSCE 的可靠性，增加站点数目和任务的多样化也增加了站间的可靠性，若站点少，则各站的任务要近似，若站点多，则各站的任务便可多样化，这样都能保证一定的可靠性。

范·弗卢滕（Van der Vleuten）和斯汪森（Swanson）通过对大量文献的回顾与总结，发现以下因素可提高 OSCE 的可靠性：

（1）应用评分量表，训练 SP 来评分。

（2）测试时间最短为 3 ～ 4 小时。

（3）站点用 SP 来评估实践技能而不是用答卷方式。

（4）用一般标准分而不是用非标准分，虽然非标准分可能更恰当，但作为能力标准其可靠性却下降。

（三）客观结构化临床考试的有效性

与可靠性相比，OSCE 的有效性直到 20 世纪 90 年代才作出了评价。有两项研究共用 30 站点来确定 OSCE 的内容有效性，并且得到专家们的认可。范·弗卢滕和斯汪森回顾了 20 世纪 90 年代运用 SP 的一些考试后发现，培训水平不同，成绩也不同；还发现 OSCE 水平可以区分训练水平。内容有效性要有足够的站点来支持，而结构有效性可随应试者实践经验的增加而提高考试成绩来支持。

影响考试有效性的一个重要因素是 SP 记录受试者行为的准确性，为确保测试的准确性，常用方法是用内部监督者，就是说，精确地制定被测试的能力，精确记录一个已知值，使测试标准化及合法化。

（四）客观结构化临床考试的作用

传统的临床能力考试多为床边考试，学生通过抽签选定一个病人，由 2～5 人组成的考评小组根据学生诊查病人、撰写病历及对问题的回答等来评定成绩，虽然考评小组事先制定了评分原则，但不具体，人们的认识又有一定差异，因此评价的主观因素影响很大。同时，对一个学生来说，通过内、外、妇产、儿科病人中的一个完整考试，覆盖面窄，偶然性较大。而且应用的病人都是真实病人，因病史叙述和自我感觉的不同会影响学生的综合判断，导致评价结果不能反映真实水平。OSCE 减少了主考人的数量，由 SP 来担任评估者，并且制定了以诊查病人过程为主的非常具体的评分标准，从而保证了评分的客观性，并增加了考试内容，使评价结果比较全面准确。在 OSCE 中采用 SP，使得每个学生面对同样的问题，病人的病史和体征都是标准化的，而且评价的病种在一定程度上是稳定的，从而使评价公平、真实，而且可对不同时间、地点的评价结果进行比较。经 20 余年的研究与实践，应用 SP 和 OSCE 对医学生进行临床能力评价，已得到医学教育界的共识。OSCE 提供了其他测试方法无法提供的信息，可找出医学教育课程中的弱点。OSCE 的结果可作为信息反馈给教学部门，以加强相应知识的传授和对学生能力的培养。

OSCE 在医学教育中的应用是多方面的，例如，鉴定、教学和评估等。学生认为 OSCE 是有积极意义的实践，认为 OSCE 适合他们的要求，能够从中得到有用的反馈信息，并且面对解决患者医疗问题的挑战能极大提高自信心。研究表明，学生的自信心和 OSCE 得分具有显著的相关性，而且 OSCE 能很好地评定学生的临床能力。

Miller（米勒）把临床能力分成金字塔形式，无论框架如何选择，临床能力及对此的考评都是由多方面构成的。美国医学考试委员会运用专家评估、病历分析等方法研究，认为临床能力应包括：①收集病史；②体格检查；③运用诊断性辅助检查；④临床诊断；⑤做出医疗决定；⑥执行医疗决定；⑦连续的治疗护理；⑧正确处理医患关系；⑨职业态度等。不同目的的 OSCE 可以对这 9 个方面做出不同程度的评价。

SP 用于教育和评价的优点是以病人为中心的评定方法和对临床技巧观察的结合，教育者有可能控制每一临床诊断及其教育内容。

（五）OSCE 费用分析

对一个专门教学机构来说，开发并实现 OSCE 所用的费用可分为三类：工作人员费用、SP 费用和管理费用，费用随考生人数和站数点而发生变化。其中，工作人员的费用是可变的，而 SP 费用和管理费用基本上都是固定的。经过众多研究发现，大多数作者都认为每次有效的 OSCE 必需包括 8 个或更多 SP，并且考试站点大体上要多于 8 个。此外，对于一个要发展和维持 OSCE 的机构来说，最有效的节约办法就是建立一个具有多种用途的 SP 系统，集授课、评估、机构的天职于一身的整合成分，并将 OSCE 合并入这个系统，这将消除工作人员费用，无论从实际还是从智力上来判断，开发这种系统都会有效地提高 OSCE 的效率。管理费用最低化，费用主要花在 SP 身上，这样开发和管理 OSCE，从经济上来说是可行的，预计每个应试者所花费用为 90 ～ 100 美元。而开发一个与整个教学任务整合在一起的广泛的 SP 系统对达到此目的十分重要，当然学校管理部门的热点支持也对成功发展这一系统起至关重要的作用。

（六）OSCE 发展前景

加拿大、美国的医学执照考试中引入 OSCE，充分预示了医学教育的发展方向。而临床能力及其测量标准的国家试验性项目也为住院医师训练计划树立了一个典范。只要在使用过程中注意设计，其会成为有效、可靠的测试手段。

21 世纪面临的挑战是如何建立以能力为基础的课程及其评估手段。所有研究证明，OSCE 在评估上扮演了重要角色，而 OSCE、笔试及直接临床观察的合并使用是目前测量医学生临床能力的"金标准"。

二、计算机模拟病例考试

随着科技的发展和社会的进步，信息技术已经逐渐渗透到各行各业，引起了整个社会生产、生活方式的变革。在医学教育与考试领域，美国等发达国家在医学命题技术、题库建设、计算机模拟教学与考试等方面的研究和应用一直处于世界领先地位，在20世纪90年代末就已经实现了国家医学考试的计算机化和计算机模拟病例（Computer-based case simulations，CCS）考试的实际应用。

CCS是由计算机软件来实现的对患者的诊疗环境进行的复杂的、没有提示的、动态的、人机交互的对患者疾病状况的模拟。其起源于美国，有多例用于医学测试目的，例如，西尼尔（Senior）于1976年研究设计的INDEX，哈威（Havless）等人1971年设计的CASE，弗里德曼（Friedman）1973年设计的CBX，舒马切（Shumachei）和伯格（Burg）1975年设计的CPMP，西尼尔1976年设计的CRISYS等。其中，CBX最终演变为CCS，并且CCS考试得到美国国家医学考试委员会的支持，于1999年11月被正式引入美国执业医师考试的第三部分中，而且认为这种考试形式对考生管理患者的能力以及临床思维和诊疗决策能力的准确评价是其他现有的考试方法无法替代的。

CCS作为成绩评定的一种工具，其目的是用来在一种逼真的环境下通过模拟时间的推进和临床病例情境的逐步展开来测量管理患者的能力。病例一开始，在屏幕上会呈现患者的病情简介和来诊时的病例信息，考生通过进行病史和（或）体格检查，制定实验室检查、诊疗操作和会诊来获取信息。然后考生以文本方式输入医嘱，考生必须平衡可以得到的临床信息与临床问题的紧急程度来决定开始什么治疗以及何时开始；需要使用病史、体格检查和实验室检查来监控疾病的进程和治疗的效果；还需要识别疾病的并发症并对其进行合理的治疗。

模拟考试系统要在病程的不断演变过程中对考生的临床能力进行评价。在考生完成对患者的治疗后，计算机记录了考生管理患者的每个步骤，并为其表现评分。计算机系统可对由专家组制订的诊疗方案和考生的诊疗记录进行比较，当考生的行为与专家所制订较理想的方案相近时，得分就会比较高。在评价过程中要结合病例的实际情况，同时还要注意，不能因为临床经验不足的考生诊疗行为过分细致而加分，也不能因为临床经验丰富的专家诊疗行为注重效率而扣分。此外，模拟病例的评分也要注意考生所做的错误诊断的严重性，系统跟踪考生的冒险、危险或者其他没有适应证的医嘱以及严重的遗漏行为，而且这些行为可能会潜在地影响其最终得分。

第五节 文档评价

标准化考试是将学生的成绩用数字呈现出来，强调对学生成绩进行横向比较，它是一种强调竞争的评价方法，其认为学生各方面的条件都是相同的，考试结果能使学生中的学习最佳者显露出来，也能使低质量的教学被辨别出来。与标准化考试相比，文档评价能包含更多的信息，如批判性，创造性思维以及问题解决的过程；参与讨论、小组报告等口头交流技能；在学习活动中与他人和谐相处的技能等。

多年来，艺术和建筑领域一直应用文档评价展示作者的作品。相反，文档评价作为一种评价工具在近年才引入卫生领域，但其发展迅速。目前，文档评价通常应用于大学生、研究生以及继续教育的评价当中。文档评价又称"成长记录袋"、"卷宗评价"等，其以学生为中心，以教学民主化的教育思想为理论根源，该理论以始于 19 世纪 80 年代的评价改革理念为思想基础。

一、文档的基本要素

（一）文档的定义

目前国内外对其概念和内涵尚无统一的表述。国外有些学者认为，文档是"学生作品的有意收集，以反映学生在特定领域内的努力，进步或成就。它必须包括内容选择过程中学生参与选择的指南、评分的标准以及学生自我反省的证据"；而国内有些学者认为，"文档评价是有目的地将学生资料收集在一起成为一个档案，由作品展现学生学习过程中的发展与成果，包括学生参与选取文档的内容、文档作品的选取标准、文档评量的标准及学生的自我反思等内容"。

尽管不同的学者对文档的见解不完全相同，但他们在以下几点已经达成共识：

（1）文档里的主要内容是学生的成果。只要包括测验卷、作业、学习心得、反思材料、小组评价、教师建议等。其表现形式可以是文字，也可以是图像，甚至是实物材料。

（2）文档里的内容是经过筛选的。不是学生的任何东西都可以放进文档集合之中。文档要重视收集体现学生发展的作品样本、成绩的证据，即发生过的事实、体现学生进步的标志性的事实，用以展示学生进步的状况。其中要以学生进步的事实为主。

（3）文档具有反思的功能。收集材料的过程必然伴随学生的反思，它也是反思的过程。在这一过程中收集材料的活动转化为有意义的学习经历，为学生的成长提供了重要的契机。

（4）文档的内容要保证真实性。即提交的内容必须是真实的，不能弄虚作假，伪造事实证据。这也是采用文档这种评价方式的基本前提和保证。

（5）文档的内容要有个性。文档的内容不能千篇一律，是提交者经过反思之后选择的最能代表其水平与进步过程的内容，是提交者的个性特长的展示。文档的实质在于"教与学"的整合，过去我们将教与学截然分开了，"教师教，学生学"成了口头禅，而实际上二者是一个整体。

在医学教育学领域里根据现有的观点可以总结为，文档材料是指学生的学习成果与进步、临床实践情况以及工作情况的汇总，其能够体现学生在一定时期内的自我反思情况，提供医学知识、临床技能、学习及工作态度、理解力和职业发展等方面进步的证据，是教师及指导人员为促进教学过程良好发展而收集、评审的重要信息。

（二）文档资料的结构与内容

1. 文档的结构

如果文档资料是以评价为目的，就必须有一个框架，以确保文档资料包含能评价学生的学习成绩的适当证据，而且框架应该足够灵活，允许包含学生个人选择的材料。

现有文档资料的结构一般包含如下四个模型：

（1）一网打尽式。资料中详细记录授课中学生经历的每一件事件；

（2）半结构化式。资料中罗列出所要填写的方面，具体的内容由学生按照自己的实际情况填写；

（3）自主填写式。资料中没有限定所要填写的内容及其格式，学生可以综合自己的文档中的材料，填写能够显示自己最近学习进程完成情况的佐证；

（4）随笔式。资料中列举出学生自己在某一方面能力提高的证据，显示自己在该方面的进步，而且每一部分材料仅针对某一特定的能力提高，各部分材料之间没有明显的关联。

2. 文档的内容

从总体上说，每份合格的文档其内容应该大致包括以下几个方面：正在进行的学习过程（或正在进行工作的资料）；学习经历中的进步与成果（或工作中的成绩与改进之处）；相应的反思部分。但是，由于每个人的学习阶段、学习经历以及个人理解能力的不同，再加上个性化的填写方式，导致文档中的具体内容往往因人而异，不尽相同。

医学教育各个阶段文档大致会包括的内容：

（1）用于医学本科教育评价目标的文本资料。包括病例报告、从事实际操作的检核表、看病的录像资料、研究项目报告、发表的作品、其他成绩的证据、反思材料等。

（2）用于研究生教育目标的普通实践性评价的文档资料。包括受培训者同病人互动中重要事件的报告、学生对培训期间困难和成绩的反思等。

（3）用于继续教育的文档资料。包括医生个人医疗实践的描述、参加有质量保证的继续教育活动的证据、临床实践中遵守相关医疗条例的证据、能够证明合格行医的证据、证明自己在六大核心能力方面有所提高的证据等。

（4）教学文档内容应该涵盖。自我反思的纲要、教学能力的凭证、对教学团队的整体看法、提出对教学改进的意见等。

（三）文档的类型

由于文档的设计者、文档结构、参与者以及使用目的的不同，文档类型也是不同的，了解这些不同的类型有助于我们选择运用，为我们的决策服务。

文档的类型多种多样，主要有以下五种类型。

1. 展示型文档

完全由学生负责选择自己最好的或最喜欢的作品，它里面包括学生个人在家里或学校制作的作品，每个学生的展示型文档里面的内容和其他学生是不同的。教师对文档里的内容控制较少，文档的主要使用者是学生自己，其主要目的是学生对自己作品的反思，让教师以一种新的视角来探寻学生对作品的反思以及他们学习的方法。

2. 文件型文档

最早来源于幼儿教育，包括系统的、正在进行的记录和学生进步的样本。材料往往是教师放进文档的，其目的是记载学生一段时间内的学习情况，采用的方法是教师观察、逸事记录、访谈以及学生活动。该型文档极少用于评估，主要是描述学生一段时间内的进步以及教师的期望，是教师与学生联系的一个工具。文档的主要使用者是教师和学生，通过这些信息了解学生成长的更全面的信息，以帮助学生设定今后的目标，制订教学计划以及其他必要的支持。

3. 评价型文档

该型文档的动力往往来自于一个群体所进行的大规模的评价活动，有时是替代或补充基于标准化考试的评估；按照特定目的或学习者的特点进行可靠的评分或赋予等级，其主要目的是收集事实以便系统评价学生课堂之外的学习情况。然而，当文档里面的内容不同时评分往往是非常复杂的，因此，评价型文档试图通过简化评价任务、统一评价要求以及指导文档里面应该放什么材料来保证评价过程的高信度，有的甚至把特定的评分表也放入其中。文档的内容主要由教师选择，评分者大多也是教师，教师在评分的过程中需要遵循一定的标准，以客观反映学生的学习成果及对学习成果的反思情况。

4. 过程型文档

包括对作品本身产生过程的记载以及对作品的反思两个方面。在完成作品的每个阶段，都要预留一定的时间给学生进行反思，包括评价他们自己的工作，了解自己在一段时间内的成长或进步。文档的使用者更多的是在课堂之内使用它，像其他的文档类型呈现最好的或最终的作品，过程型文档更关注学习的过程，极少进行评分或赋予等级。

5. 复合型文档

是对上述几种文档的综合，包括三个方面的成分，即学生选择的作品；教师选择的作品；通用的反思工具。这些成分组成了一个文档和文档文化，这种文化用来构建学生的作品及自我反思、学生在一段时间内的成长、评价学生在重要学习结果上的表现，获悉课堂教学的进程并报告给其他人。学生选择的作品不仅包括作品本身，还包括对作品的反思及选择理由。学生通过选择使自己更善于思考问题，并学会如何评判作品，这是一个非常利于培养学生自我反思和自我评价能力的过程。

总之，每种文档类型都有各自的长处和局限性，也都有各自的适用目的及范围，因此，在实际应用中要根据评价目的、教学方式及教学设备等客观条件合理选择使用。

二、文档评价

文档评价是最为常用的过程性评价方法，其应用很好地解决了传统考试方法难以评价学生学习过程这一问题。学生不仅可以利用选取文档材料的过程体现个性化学习成果，同时也是在反思自己的学习，复习已学过的学习内容，发现自己的不足，从而可以进行有针对性的学习。当然，文档评价并不是万能的，在实施的过程中也会体现出自己的优势与弱点，因此，文档评价与传统的考试性评价方式有机的结合使用才是正确的发展方向。

（一）评价实施前的准备工作

（1）明确参加此次文档评价的对象所处的教育等级（本科教育、研究生教育等），以及评价的目的。

（2）收集信度、效度以及可行性分析的证据，确定文档的类型、结构和内容并在文档上做出相应的说明。

（3）开发评价体系，设立评价标准，并对参与者进行培训，详细讲解文档评价的作用、意义以及一般的评价流程，使其对文档评价有初步的了解，减少他们实践新方法中的焦虑。

（4）选择文档评审人员，并进行相应的培训，使之能够准确、全面地应对文档内可能出现的任何资料。

（二）文档评价实施的具体步骤

1. 收集学习证据

学生在自己日常的学习活动、与病人的互动以及其他的学习活动中收集学习证据，这些学习证据是不受限制的，可以是任何对其完成学习课程有益的事，也可以是查房时的记录。但在收集证据的过程中需要学生对代表性证据的选择进行反思，详细分析每件事务对于学习结果和自身能力提高方面做出贡献的多少，避免遗漏更有意义的信息，以至于影响最后的评价。这样在保证学生文档资料个性化和创造性的同时，也达到了结构上及内容上的要求，促进文档评价顺利进行。

2. 对学习进行反思

学生在反思过程中需要经历四个阶段：①知道——能够实际回忆起所学知识；②知道如何做——能够回忆起如何应用所学的知识；③谋划如何做——在反思后能够将理论知识重新与自己的实践经验相结合；④做——在现实生活中进行再实践；这其实只是针对实践的反思。卫生领域中的学习成果有三种形式：①与卫生领域的工作相关的学习成果；②与卫生领域中进行工作所采取的方法和态度相关的学习成果；③与个人专业化相关的学习成果。文档的优势就在于借助它，可以评估与态度和职业发展相关的学习成果。真正的反思过程是与提高学习能力、个人实践能力、职业发展和提升临床水平密切相关的。在反思实践中，学生必须明白如何回答与学习经历相关的以下三个问题：①学到了什么；②还需要学习什么；③如果要进一步学习，还需要什么学习材料。借助这三个问题，希望学生能够懂得如何识别出怎样的学习经验有助于取得优秀的学习成果，以及需要努力的方向，并投入到相应的下一步学习过程中，如此往复循环前进。

3. 对提交的证据进行评估

评审者会对学生上交的文档材料进行甄别，并对学生的学习成绩进行评定，同时指出学生在学习过程中的优点与不足。为了避免评审者在评判过程中因主观意向而使评审结果出现偏差，每名学生上交的文档文件必须要经过多名审查官的检查，最后综合评定。当评审者意见统一时，将直接给出评价结论；反之，学生则要接受评审者的提问并进行答辩。

4. 对提交的证据进行答辩

考官针对学生上交的文档材料进行提问，用来检验文档资料反映其学习成果的程度以及材料的真实性，同时检验上一个过程中对该名学生优缺点做出的评定是否正确。这一过程往往只针对评定不合格者或者在几个评审者对某一学生意见分歧很大的时候使用。如果学生不能通过这一阶段，其这一阶段的学习成果将不能获得认定。

5. 给出评价结论

如果所有考官都认为某一学生上交的文档材料充分体现了其学习成果或者体现了其临床能力的提高，该学生就通过了文档资料的评定；反之，如果到最后仍有考官认为某学生的文档材料以及后来的答辩都不能消除考官这方面的疑虑，那么他将不会获得肯定的评价结论。

（三）文档评价的优点

1. 评价内容丰富，个性化学习特点突出

文档评价不仅包括知识、技能方面的内容，还包含非智力方面的因素、学生的学习过程和学习方法等多方面的内容，以及评价学生的学习态度、职业能力和个人的发展。凡是能体现学生学习成果和学习过程以及个性发展等方面的内容都可以放进文档之中，这样使得学生的自我表现力和创造力得到了充分的展现，使学习过程适合个人习惯，有助于提高学习效果。

2. 评价主体多元化，评价方式不拘一格

文档评价的评价者不仅包括教师还包括学生自己、管理者以及同学、同行等。更重要的是所有的评价主体不是相互孤立的，而是相互作用的一个评价整体，这样就减少了因个人主观因素造成的偏移；学生在评价的过程中也受到了锻炼，提高了自己的反思能力以及人际交往水平。在具体的评价过程中，依据评价对象、评价内容的不同，评价方式可以采用定性与定量的、形成性和总结性的以及客观和主观的，并且可以定时检测并评估学生的进程。文档评价其实是一种非常注重过程的一种评价方法，它是一种动态的、发展的评价，其对学生在每一个学习过程中的表现及进步都会进行全面的评价。

3. 评价过程的开放性

在这一过程中，可以依据理论在实践中的应用以实时的自然状况评价效能，能够充分体现评价的公正、公平和公开的原则，使评价结果保持较高的信度和效度。

（四）文档评价的缺点

1. 文档评价加重教师和学生负担的问题

文档评价需要教师和学生付出更多的时间和精力，这是一个不容忽视的重要问题。国外有学者调查研究发现，应用文档的最大障碍就是时间问题。文档内容的收集、编排、保存等工作是由学生在教师指导下完成的，文档会议则是由教师或者文档资料评审者亲自主持。一般来说，文档会议的内容主要是对学生的作业进行回顾与反思，教师要强调学生对自己的作品进行自我评价，并在必要时帮助自我反思能力比较薄弱的学生发展相应的能力，这样每次会议需要15～20分钟的时间。让教师为每个学生每月召开一次正规的文档会议，即使是在班额较小的美国，也需要花费教师大量的时间。

产生这些问题的原因，既有文档本身固有的局限，也有使用不当的因素。为解决这些问题，教师在使用文档时应该做到与教学阶段的具体目标相结合，选择合适的文档类型，把教学与评价有机地结合起来，做好时间与内容上的管理，使文档评价作为教学过程的一个部分，由此提高工作效率。当然，如果文档评价能得到教育管理部门的支持，并对教育系统做出相应的调整，教师负担问题就能得到更好的解决。

2. 文档评价针对不同学科的适用度问题

文档评价的效果取决于评价的学科、项目的性质、评价的目的、教师的工作安排和学生的精力等方面的因素。对不同的学科，文档评价的适用度是不同的，所以不能一概而论、统一要求，而要具体问题具体分析。针对不同的学科，设计有针对性的设计文档结构和内容，以及评价标准等。

3. 文档评价的可行性问题

采用文档评价方式明显比传统的纸笔测验方式更耗时、耗力，因而必然加重教师的负担，使得有些教师虽已认识到文档的潜在优势，但仍然驻足观望，没有主动将其应用于评价实践之中；有些教师虽已创建了文档，但收集起来的内容却没有时间去整理和分析，让本来很有价值的东西不能被很好利用；有些教师做得比较深入，已经尝试与学生一起回顾和反思所收集的作品，但因时间仓促而导致效果不理想。

另外，现今医学教育大多数都是按照传统的应试模式进行，引入文档评价模式需要该教育单位在课程设计、考试制度、后勤保证甚至当地的教育政策等方面大力的配合，同时要做好应对可能出现的新问题。

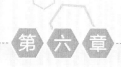

医学教育研究

第一节 医学教育研究的基本理论

医学教育研究的基本理论实际上是指对医学教育学基本理论问题进行的研究，并探求医学教育的一般原理和规律。医学教育研究能为医学教育理论的发展和教育改革提供综合性的研究成果。

一、医学教育研究的性质

医学教育研究的性质主要体现在文化性、价值性、伦理性及主体性四个方面，其可直接影响研究实践的活动。

（一）文化性

教育研究的文化性指教育研究是在文化境界基础上的价值有涉的研究。文化性是由教育实践本身的文化属性以及教育思想或理论的文化关怀所决定的。无论在教育实践过程中，还是在教育思想、理论、习俗的发展中，任何一种教育思想活动本身都带有鲜明的人文诉求，这种人文诉求不仅反映在具体社会的文化观念和价值取向上，还反映在文化传统的继承与延续上。目前，人们一致认为研究教育的文化性也应广泛涉入医学教育领域，文化意识在临床环境中的核价值已经被渗透到各个层次的医学课程及医学实践之中。

（二）价值性

医学教育研究是一个范围明确的研究领域，研究者通过研究能够积累较为丰富的研究经验并收获研究成果，形成自身的学术思想。同时，通过对医学教育的研究还可以提高医学质量，培养更多优秀的医学人才，促进人群健康，加速学科发展。无论对个人还是对社会，医学教育研究都充分地体现了其价值性。

（三）伦理性

伦理性是研究过程中必须遵守的规范和准则，而在以人为主要研究对象的医学研究中显得尤为重要。对于医学教育研究者而言，作为研究主体，无论在研究行为上还是在研究方法上，都要严格遵守医学伦理和道德规范。

（四）主体性

现代科学证明，主体性因素是在进行科学研究中不可缺少的组成部分，科学理论的构成实质上是主体在反映客体的基础上按照其内在的思维结构对科学观察事实所做出的解释和分析规定，而在观察事实中也包含着主体对于对象关系的选择，甚至包含着主体对于对象活动的干预，这种科学认识论方面的新进展，使得现代科学家越来越重视并自觉发挥主体因素在科学认识中的作用。

二、医学教育研究的对象

教育研究对象具有多面性，而确定教育研究对象既重要又复杂。综观国内外对教育研究对象观点的论述，目前教育界已基本达成共识，从广义上认为医学教育研究的对象是指"教育问题"。

从一个相对完整的研究过程来看，是以发现问题、提出问题为起点，以解决问题并提出新问题为终点的一个理性的探究过程，问题贯穿研究始终且引起研究主体与研究客体之间的相互作用，可见问题是连接研究主客体的中间环节，也就是说"没有问题，就不会产生研究"，教育研究的对象应是"教育问题"。而医学教育学是医学与教育学相结合而形成的一门综合性、交叉性、边缘性学科，也是一门研究医学教育活动及其规律的应用性学科。因此，在医学教育研究过程中，医学教育亦是以"问题"作为研究对象，即医学教育研究的对象为"医学教育研究问题"。

三、教育研究的类型

教育研究的类型是多种多样的，根据不同的研究性质、研究方法、研究问题的性质和研究的层次，可将医学教育研究分为四种类型。

（一）根据研究性质可分为基础研究和应用研究

1. 基础研究

基础研究也称"纯研究"或"理论研究"，是指研究教育的事理，揭示教育活动本身所固有的原理、原则或探讨医学教育中的普遍规律性的问题。例如，教育哲学、教育政治学、教育社会学、教育人类学、教育法学、教育现象学、教育经济学、教育工艺学、教育未来学、教育统计学、教育测量法等都属于基础研究。

基础研究旨在认识世界，增加科学知识本身，它不一定会产生直接有用的结果。基础研究的指向具有普遍性，它试图通过对高等教育现象的概括和抽象，确定或建立高等教育学科的基本事实和规律性的关系，并对他们做出理论解释，证实或证伪现有理论并提出新的理论。

2. 应用研究

应用研究将基础研究获得的原理和原则，以及基础研究所揭示的法则或规律运用于教育实践活动中，如医学教育的专业结构、知识结构、知识结构的合理组织等，以便直接指导或改进教育实践活动，并提高教育实践活动的有效性与合理性。

应用研究旨在改造世界，解决某些特定的实际问题，为实践者提供直接有用的知识。应用研究具有很强的针对性，是为了解决高等教育中具体的、现实的问题。

（二）根据分析方法的不同可分为定量研究和定性研究

1. 定量研究

定量研究是指研究者事先建立假设并确定具有因果关系的各种变量，然后使用某些经过检测的工具对这些变量进行测量和分析，从而验证研究者预定的假设。它主要侧重于用数字来描述、阐述所研究的事物，同时揭示其存在的各种问题，其本质就是运用统计模型来测试自变量和因变量之间存在的相关性，从而检验研究者对该事物的某些理论假设是否正确以及以此来推断事物间的因果关系。定量研究的应用遍及社会的各个方面，包括社会科学领域、环境生态和水资源问题、能源问题、农业问题、交通运输问题及科技教育与工程项目管理等。

2. 定性研究

定性研究就是对事物的质的方面的分析和研究。而定性研究方法是根据社会现象或事物所具有的属性和在运动中的矛盾变化，从事物的内在规定性来研究事物的一种方法或角度，继而对所研究的事物做出语言文字的描述，从而达到反映研究对象特征和本质的目的的研究方法。它以普遍承认的公理、一套演绎逻辑和大量的历史事实为分析基础，从事物的矛盾性出发，描述并阐释所研究的事物。进行定性研究要依据一定的理论与经验，直接抓住事物特征的主要方面，将同质性在数量上的差异暂时略去。

定性研究是在对定量研究的反思与批判中成长起来的，而实际上定量研究与定性研究各自都存在局限性。在实际研究中，若只局限于定量研究，只能实现对研究事物的局部把握；而若只局限于定性研究，就很难发现研究事物的规律以及对其进行科学的认识。而各自的缺陷又恰恰能被对方弥补。因此，在研究中将两种研究方法并用不仅可以达到相互取长补短、相互支持的效果，还能更加全面地满足医学教育科研的需要。

（三）根据医学教育研究的问题性质可分为教育哲学研究和教育科学研究

1. 教育哲学研究

教育哲学研究主要关注的是教育领域中的价值问题。而价值研究是通过价值的确认与分析直接面对价值问题，即解决诸如教育目的取向、课程知识选择及教育活动评价等核心问题，其中，教育活动评价是对教育现象、教育过程及教育方法等进行评价，包括获取信息、判断赋值和制定决策三个要素。价值研究的前提是在人类系统中价值观是所有行动和行为的主要决定因素。

2. 教育科学研究

教育科学研究主要是一种描述性、解释性的研究，以教育领域中的事实问题作为研究对象，以认识教育活动而不是改造教育活动作为根本目的。

教育科学研究包括两个基本类型：

（1）探索性研究。基本上是质化的，其目的在于探索需要研究的现象，进而创造和修改理论。这种方法是用来探索和理解一个需要研究的现象，调查者向参与者提出宽泛、一般的问题或进行深入的观察，以文字或影像的形式收集参与者的详细观点，整理观察的结果，然后分析这些信息，从而得到对所研究现象的描述与主题。

（2）验证性研究。一般是量化的，其目的在于验证已有的理论。这种方法是用来描述趋势以及检验理论中变量之间的关系。

（四）根据医学教育研究层次的不同可分为教育学研究和元教育学研究

1. 教育学研究

教育学是以教育现象或教育的实际问题作为研究对象，它所形成的理论属于"对象理论"。

2. 元教育学

元教育学是以教育学自身的研究状态作为研究对象，不对具体的教育问题作实质性探讨，只是关于教育理论或教育研究的一种形式化及逻辑化的研究，它所形成的理论是关于"对象理论"的理论即"元理论"。

四、医学教育研究的基本特征

医学教育改革与发展是在普通教育活动基础之上的具有专业性质的高等教育活动，因此，医学教育研究也有其自身的特性。

（一）教育研究主体的专门性及复合性

1. 专门性

医学教育研究的主体是针对医学相关专业的少数人群。然而，由于接受高等教育的人本身就属于少数人群，而将医学及相关专业的人群作为主体对医学教育问题进行思考、研究必然也不会像从事普通教育研究人群那样广泛，因而医学教育研究具有专门性。

2. 复合性

医学教育研究的主体分为医学教育研究专业人员和教育管理人员或教师。为促进教学的发展，需要学校的这两部分教育研究人员相互促进、相互依赖。学校的教育研究人员在进行教育研究的过程中不仅要了解教学，而且在必要时还需要参与到教学实践中；而作为教育管理人员或教师在从事教学实践过程中也需要对教学进行研究，改进教学方法，提高教学质量，才能为社会培养更多的素质型人才。

（二）研究方法的多元性

医学教育研究的方法是多种多样的，无论哪种教育研究方法都有其自身的优势及局限性。因此，在进行医学教育研究的过程中，研究人员要根据研究对象和研究问题的特性来挑选适当的研究方法，还可将两种及以上的方法联合选择、并用，这样不仅可以达到相互取长补短、相互支持的效果，同时还能更加全面、准确地进行医学教育研究。

（三）教育研究对象的综合性

教育是与政治、经济、社会、文化等方面交织在一起的，教育研究的对象具有多维性和层次性。对于医学教育研究而言，单纯掌握医学及相关专业知识很难胜任医学教育研究。因此，在进行医学教育研究过程中需要借助其他学科的研究结果或与不同专业或教育背景的人员通力合作，而研究成员则需要尽可能地掌握自身专业相关知识。

（四）医学教育研究的人文性

高等教育研究的对象相当广泛，既涉及自然科学领域的一些逻辑性很强的问题，又涉及社会科学和人文学科的很多问题。医学教育研究中，无论是研究主体还是客体都是人，研究过程中需要人与人之间的交流、沟通与互动，在研究中人可以运用它的直觉力与洞察力、运用他自己关于生命的体验去理解研究对象，同时在研究过程中还要充分考虑伦理道德的问题，例如，在进行研究时需要维护研究对象的知情同意权、隐私权等，这些都能够充分体现出医学教育研究的人文性。

（五）医学教育研究的价值性

1. 实践性

医学教育研究的目的不是进行单纯的理论阐述，而是通过教育研究转变成教学实践活动或指导教育实践的活动。

作为一项以一定的教育价值取向为基础的教育理论和方法的探究活动，教育理论研究既要对旧的教育理论和方法进行批判和革新，又要对新的教育理论和方法进行建构和倡导。虽然研究成果未必能直接付诸实践或直接在实践中得到体现，但其最终效果还是要影响到教育实践。教育理论在教育实践中形成并发展，同时教育理论也能够反作用于实践并指导实践活动，由此可见，实践性是教育理论的本质特征，也是教育理论的生命活力之源。

2. 实用性

医学教育研究的实用性主要体现在教育借鉴、教育交流、教育决策和教育发展等方面。

（1）教育借鉴。教育中的借鉴主要体现在对他国民族教育体制、教育思想以及教育模式等方面的借鉴，在借鉴国外教育经验时应首先了解该国教育经验的各种相关因素，再结合本国国情，这样才能更有效地促进本国教育的发展。随着国际化趋势的发展，单项式的教育借鉴已逐步发展为双向式、互动式的交流和指导。

（2）教育交流。是更高层次的教育借鉴。本国校与校之间的交流可以促进国内院校教育自身的发展与合作，能够促进教学的发展；而国际的交流既能服务于国家的整体外交利益，又利于中国教育自身的改革与发展。而国际的教育交流与合作既涉及浅层意义的人力资源开发又涉及深层次的国家合作以及文化上的互动和交流。

（3）教育决策。要依据本国的政治、经济、文化实际，考虑学校自身的各种因素、资源等条件，参考其他国家或其他本土院校的制度和经验，从既定的事实出发，保证以科学、实事求是的态度来分析评价自身的教育问题，让教育决策的科学化发挥其优势，最终保证教育决策的顺利实施和医学教育的健康发展。

（4）教育发展。教育借鉴、教育交流和教育决策的最终目的是为了促进教育全面、和谐的发展，以保证社会的全面进步和发展。

由此可见，医学教育研究是一门涉及多种类型的研究对象，需要运用多种研究方法和了解多种其他相关学科的知识，具有高度的人文性并能充分体现出其价值性的一种研究。

五、医学教育研究遵循的伦理规范

任何职业都必须有自己的伦理，而且职业伦理越先进，其发挥的作用也越先进。医学教育研究作为一种职业或一种科学活动要得到进一步的发展，就应当有自己的伦理道德规范。

（一）以人为本的原则

在进行医学教育研究中，以人为本的原则就是充分尊重研究对象的个人权益，采取合理的保密措施。即，研究应当是建立在研究参与者的知情同意权基础上的，如果要公开个人信息时，必须征得本人的同意；同时还要保证研究参与者的人身自由权。

（二）不伤害的原则

不伤害的原则是指有效保护研究参与者，避免给研究对象带来不利的后果，或给研究对象在身体或心理上造成伤害。在研究中应当尽量增加研究可能的好处，减少潜在的害处，通过教育研究使最大多数的人能够从中得到好处，虽然一少部分人并不能从研究中获益，但也要尽量使其免受伤害。

（三）公正的原则

1. 研究结果的公正原则

公正原则即是研究要保证对所有参与者都公平。如果研究出现积极的效益，那么这个效益必须由参与研究的所有人来分享，而不仅仅是少部分人。

2. 研究人员选择的公正原则

在医学教育研究中，对研究参与者的选择应体现出平等公正的原则。研究者不能根据自己的喜好来选择自己喜欢的人进行可能带来潜在益处的研究，或选择自己不太喜欢的人进行带有某种风险性的研究。

3. 客观性原则

医学教育研究是一门科学，科学的第一要义便是坚持研究的客观性。医学教育研究的客观性即中立性，强调研究要实事求是。

客观性原则要求教育研究者不能因为个人倾向而只注意收集一方面的资料，形成片面的结论，而是要对分析出来的结果无论其与所期望的是否一致，都应做到实事求是。

六、医学教育研究的趋势

（一）医学教育研究方法的联合使用

在医学教育研究中多种方式联合应用的四种"拱形设计模式"包括建立研究工具、说明与描述、多角度分析和纵向转换。与单纯使用定量或定性方法相比，多种方法联合使用的研究具有一定的优势。可打破研究方式之间的界限，能够互补各自研究方式的不足、增加所研究问题之间的相关性、增加研究的深度和广度，能够满足并达到研究的目的和要求。

（二）医学教育研究学科的多元化

从客观来说，每门学科都没有什么独立、自有的方法，方法是一个统一共同体，所有的学科都可使用，只是知识使用的程度和范围不同而已。因此，每一门学科的研究并不单纯只针对某一独立学科，在研究过程中要借鉴其他学科的发展经验，运用其他学科的方法来解决自己所面临的问题。显然，医学教育研究也并不是仅单纯使用该学科的方法，而是将所需的知识和方法联合运用，这样不仅利于开拓研究思路、开阔视野，而且能够促使研究更深入、更透彻。

（三）医学教育研究主体的多元化

医学教育研究中所涉及学科知识的多元化意味着在进行医学教育研究过程中，除本学科研究人员以外还要包含一些其他学科的专业人员，这些非本学科的研究人员在医学教育研究中以旁观者的角度发挥着重要的作用，因为每个学科都有自身观察问题的视角，往往能够从自身专业角度出发提出发人深省的问题，能够使研究达到意想不到的效果。研究人员的多元化不仅能够发挥各专业研究的优势作用，最重要的是能使医学教育研究更加全面、系统、合理。

（四）医学教育研究的多角度分析

多角度分析被广泛应用于多元化研究方法联合使用的医学教育研究模式中，该模式同时采用定量和定性数据，数据的采集通常在较短的时间内完成，涉及的样本群体比较单纯，最后对所有的数据进行综合分析。

采用多角度对医学教育研究结果进行分析，有时可能出现定量结果与定性结果相互矛盾的现象，这些现象往往容易使我们从中发现需要进一步探索和阐述的新问题或新理论。

七、医学教育研究的意义

医学教育研究是医学教育实践活动，是为了探寻有效的教育内容、方法、手段等来提高医学教育质量、改善卫生行业结构等，其意义主要体现在以下三个方面。

（一）医学教育研究对卫生事业发展起着积极的促进作用

卫生事业的发展是由不同专业、不同层次的卫生人员共同努力取得的成果。医学教育不仅要为卫生事业提供所需的专业人才，同时还要促进卫生事业的发展。在进行医学教育研究是在充分考虑我国经济、社会、科技的发展的基础上，制定医学教育发展策略和医学人才培养目标，使得所需卫生人才无论在结构、数量、能力以及应具备的素质等方面不仅能避免社会问题的产生，也能适时地促进卫生事业的发展。

（二）医学教育研究是开展医学教育改革的需要

医学教育研究实质上是对医学教育存在问题的研究，通过医学教育研究能够发现问题并采取积极的手段来解决问题，提高教学水平，促进教学发展，改善医学教育现状，为教育改革方向提供准确信息，由此可见，医学教育研究是医学教育改革实践的基石。

（三）医学教育研究对建立合理医学教育体系有重要意义

近几十年来，在借鉴国外先进经验、参考其评价方法并在结合我国社会、经济、医学教育本身等各方面因素的基础上，我国医学教育事业虽然已经得到长足发展，但总体来说我国医学教育整体水平不高。为提高我国医学教育的整体水平需要建立一个合理的医学教育体系，这就需要以合理系统的医学教育研究理论为基础，以实践为准绳，发挥我们自身的优势，取长补短，走出一条有中国特色的医学教育道路。

医学教育是一门科学，就像任何一门科学的进步要依靠科学研究一样，医学教育事业的健康发展也要依靠科学研究。医学教育规划的制定、政策的出台以及各项改革措施的推行等都必须以科学的论证为基础。医学教育既涉及医学、自然科学、人文和教学与科学，又与社会政治、经济、文化等密切相关，医学教育研究范围的广泛性、方法的多样性、关系的复杂性、教育科学的超前性、适应当代特点的开放性以及因办学周期长而不易短时产生效果的时效性等，都决定了医学教育科学研究的重要性和艰巨性。

开展医学教育研究是保障医学教育事业健康发展的需要；是搞好医学教育改革的可靠保证；是提高教师业务素质的重要途径；是实施医学教育科学化管

理，建立医学教育科学理论体系的主要措施。因此，重视和加强医学教育研究，对于发展我国的医学教育事业具有十分重要的意义。

第二节　医学教育研究的过程与设计

医学教育研究的一般过程是选择研究课题，再根据所选择的课题来查阅文献资料并制订研究计划，然后进行收集、整理资料和分析数据，最后撰写报告和形成论文。

一、选择研究课题

选择研究课题就是研究能够解决什么问题，即一个研究课题必须确定一个非常清晰的研究问题。

（一）选择课题的原则

1. 价值原则

价值原则是指所选择的研究课题能够解决当前医学教育中存在的问题或者探索医学教育新的理论知识。

具体来说，价值可以表现在两个方面：其一，应用价值，例如，解决如何提高学生知识水平、如何提高学生的学习兴趣、如何加强师生之间必要的沟通和互动、如何改善学生对教学模式不适应等；其二，理论价值，例如，分析目前医学教育体系对医学教育理论的评价和发展、探索新的医学教育理论等。

医学教育研究课题一定要以当前解决教育现实问题或提出可行的理论价值为前提，立足教育实际，并密切关注医学教育发展新动向，将基础研究与应用研究联系起来，力争选择有价值的科研题目。

2. 创新原则

创新原则是指选题应具有时代意义，从新问题、新理论、新思想、新经验中选题，通过大量资料搜集，进行横向和纵向比较，了解本课题的研究现状和研究动向，选择那些尚未有人去探索或探索深度不够的题目。

创新是课题成立的基本条件，其体现形式有很多种，例如，提出一个别人从未提出的问题，从不同的角度分析别人所做过的研究，应用不同的方法去研究与别人相同的问题，或将别人的研究成果应用在不同领域进行研究等。在选题过程中正确认识创新的含义，可以保证研究成果具有较高的价值和意义。而医学教育研究的开展是为了探索医学教育领域的新道路，要使研究具有较高的价值，因此，创新是一个决定性的因素。

3. 可行原则

可行原则是指所选择的研究课题应该是能够实现的，因此，需要正确评价研究的难易程度，并确认此研究是否能够实现，所选问题是否存在被解决的可能性。

这就要求研究应具有以下三方面的条件。

（1）对研究人员的素质要求。一个科学的研究课题要求研究人员应具有一定的科研工作能力、知识结构基础、实践经验以及科研献身精神。课题申请者需要有学历、职称、研究能力、与课题有关的研究成果、研究时间和工作精力，课题成员需要对自己分工部分的工作有足够的工作能力，并且在课题进行中能够与相关学科的人员进行必要的沟通和合作。

（2）研究的物质条件。包括研究所需的时间、经费来源、科研设备、科研仪器和科研技术等。

（3）研究对象的可操作性。医学教育的研究对象许多时候是人，这就要求研究人员要保证研究对象能否配合研究，且对科学研究抱以谨慎的态度，否则，这个研究的进行就是没有意义的。

一个好的课题应同时具备以上三个原则，选题时就要对三者进行综合考虑，如果某个原则不具备，就可能导致此课题无法进行或研究结果无科学价值。但是，研究人员应该注意到，有些条件在某些因素的影响下是可以转化的，例如，科研人员的工作素质可以通过培训或加强科研队伍建设得到解决，物质条件也可以通过某些努力而得到满足，研究对象的配合与否也是有可能控制的。总之，只有正确认识所选题目的可行性，才能使科研少走弯路，获得丰硕成果。

（二）课题选择的步骤

1. 查阅相关文献，选定课题的范围

课题的选择可以来源于个人兴趣或者工作要求等，根据要研究的领域查阅大量与研究意向相关的文献。阅读和分析本领域其他研究人员的研究文献是课题确立的前提，有效的研究是建立在过去医学教育领域的研究成果和研究经验基础上的，将大量的相关文章综合整理出清晰的思路，总结概括公认的、权威的研究结果，使研究者熟悉现有的理论、研究的背景和问题的现状，选取那些关系密切的、确实有意义的研究文献，从而在研究计划中适当引用。

2. 确定课题研究焦点

在了解以前的研究后，对初步选定的课题范围进行细化，明确要解决的关键问题，使课题研究进一步清晰明朗。课题焦点的确定是在课题范围内根据选题原则，把课题研究具体化。

3. 确定研究课题

在确定研究焦点之后，研究者对于研究问题的性质、研究的范围与重点会有比较明确的认识，即研究者心中大体有了研究问题、问题的意义，以及研究问题的可行性、研究方向和研究方法来的基本框架。为了实施具体的课题研究，研究者还必须进一步确定研究目的或主题范围，作为研究行动的依据，然后收集研究资料，构思具体的研究计划。课题初步确立之后，就要把内容具体化，确定研究对象、研究领域、研究内容和研究方法都要进一步确定，这样才能保证课题的科学性和完整性。

（三）选择课题的意义

医学教育研究是一个不断发现问题和解决问题的过程，是医学教育研究工作的开端。在医学教育的过程中，待解决的问题层出不穷，但是研究者不可能解决所有的问题，必须按照一定的标准和原则在可供选择的所有问题中进行选择，所以选择课题决定着研究工作的主要方向、奋斗目标，规定着研究应采取的方法和途径，对科研工作具有战略性意义。大量的研究显示，选题的好坏直接影响课题的成果和价值。

二、研究计划的设计

研究计划是解决怎样研究的问题。研究者在此阶段首先要针对所选题目确定研究的类型，然后为需要解决的研究问题提出有意义的、可以进行检验的假设，同时选择恰当的研究方法和工具，制订出一个科学合理的研究计划，并做好实施计划的各项准备工作。

（一）研究设计的分类

根据课题研究的目的，可将医学教育研究课题分为应用性研究课题、理论性研究课题和开发性研究课题三大类。

1. 应用性研究课题的设计

应用性医学教育研究课题是运用教育基础理论研究得出的一般知识、原理、原则，即针对某具体实际问题，研究某一局部领域的特殊规律，提出比理论性研究更有针对性的理论和方法，主要用于解决实际问题。它把医学教育的基础理论知识转化为教育技能、教育方法和教育手段，使医学教育理论知识同实际教育教学衔接起来，达到某种预定的实际目标。

应用性课题在课题设计时要重点突出课题的应用价值，即它能够对医学教育实践提供可以解决问题的具体方式；要注意对时间的严格要求，不同的时代出现的问题不同，研究的价值也就有较大的差异；还要注意课题的效益，要考虑投入和产出的问题，灵活选择课题的设计形式，这样才能保证研究的价值和意义。

2. 理论性研究课题的设计

理论性研究课题指以揭示教育现象的本质及其规律，形成或发展以教育科学理论为目的而进行的研究课题。是在教育实践的基础上，利用科学的研究方法认识和剖析各种教育现象，探索教育的本质和规律。

理论性研究课题在课题设计时要明确科研目的，有意识的运用医学教育的理论知识和相关研究方法，依据科研思路，有计划、有目的地搜集相关理论知识资料，从而总结出创新的理论认识，揭示医学教育理论规律。

3. 开发性研究课题的设计

开发性研究课题建立在前两种研究的基础上，是在一定教育理论或假设指导下通过实验探究变量关系揭示教育规律的活动。在医学教育研究中是以开发能使用的教学产品为目的的课题研究，医学教育研究产品可以分为有形产品和无形产品，有形产品包括一些可利用的教科书、影视资料，无形产品包括可操作性的教育教学方法、医学教育策略、医学教育或评价软件等。

开发性研究课题的研究者在设计之前应该有解决某个问题的设想或预测产物，研究设计要严密，组织管理要清晰，便于重复验证，还要明确研究变量，对研究的事物下可操作定义。其中，设计的严密性是开发性课题成功的关键。

（二）研究计划的设计步骤

1. 提出研究假设

研究假设是指对课题涉及的主要变量之间相互关系的设想。医学教育研究通常是要探讨教育教学中变量之间的相互关系，研究者在研究设计时，在没有获得研究结果之前要先对研究问题提出一种有待验证的、暂时的设想答案，然后通过收集相关的资料来验证研究前设想的答案，这就是所谓的研究假设。

假设的确定是建立在前人研究基础上的，在医学教育研究设计时，建立一个适当的假设可以进一步明确课题研究的本质及研究的思路，利于指导整个研究过程。

（1）假设的作用。医学教育科学研究的过程一般以假设验证为主，因此研究假设在科学研究中具有重要作用，概括起来假设的作用包括：

①确定研究的核心：研究假设使研究目的更明确，整个研究过程实际上就是围绕着验证假设展开的，假设会为研究指明方向，使研究不偏离研究目标；②决定研究的过程：假设对研究起到一种纲领性作用，使研究者能够根据假设的内容和收集数据的性质等方面合理设计研究方案、选择研究方法、设计研究结果的框架，既便于研究者确定研究的重点，指导研究深入发展，又易于别人理解课题内容；③保证课题研究直指成果：课题研究的直接目的就是为了验证假设，假设是关于事物本质和规律的合乎科学的猜测，是对课题中所提问题尝试性解答，它的设置直接针对研究成果，因此，提出合适的研究假设是研究成功的基本条件。

（2）假设的陈述特征。在现实的教育研究中，研究者必须明白如何陈述研究假设。其表述上的特征可以概括为：

①假设要陈述研究变量之间的假想关系：在假设中必须明确设想变量之间的某种关系，如果假设只描述某个变量，但没有反映变量之间的可能关联，这样的研究假设则是不规范的；②各变量具有明确的定义，并且可被研究和测定：假设中无论是自变量还是因变量，都必须能够明确的被定义和测量，研究假设必须是可以研究和验证的，否则研究者无法验证它的有效性，还必须指示变量之间的关系和变量的测量方法，作为检验假设及判断事实的基础；③用陈述句形式简洁明确地描述：假设是研究者对研究结果预先赋予的答案，是一种对研究问题可能的解释和说明，所以研究的假设应该用陈述句表述，而不是用疑问的方式，假设的表述应尽可能简明、清楚，直截了当，用简单的表述说明变量间的关系，尽可能避免用使用含义模糊的词语，研究假设的结构要规范，有逻辑性，一般一个假设用一句话来表述。

（3）假设的形成方式。假设是建立在事实依据和理论基础上的，它的形成必须经过一个严密、艰苦的逻辑思维过程。医学教育的发展就是在不断地提出假设、检验假设、发展假设的过程。假设的形成可以有以下几种方式：

①利用归纳与演绎法提出假设：归纳是演绎的基础，演绎是归纳的指导，归纳与演绎相结合是科研中重要的基本逻辑方法。归纳是由一系列具体的事实概括出一般原理，即以个别事实为基础推论出普遍原理的过程，其前提是个别事物或现象，结论则是对事物或现象的普遍性判断，而演绎是由一般原理推出关于特殊情况下的结论，即以理论或普遍性原理为基础，推论出特定的个别结论。②根据直觉方法提出研究假设：形成假设不一定必须遵循一定的逻辑束缚，研究者可以根据自己的工作过程或研究经验产生研究灵感，当灵感产生后研究者可以凭借已有的经验和研究现状猜测所想问题的研究结局。③根据前人的研究成果类推出研究假设：类推是指把以前的研究成果应用在相似的研究领域，或将同一领域的研究应用在不同的研究对象上，由此所产生的新的研究假设。类推可以将一种资料中抽取的特征应用到另一现象，大多数的假设都是出自类推。

（4）形成研究假设的注意事项。①既要从事实出发，又要敢于超越事实。②既要遵循原有的理论，又不要被其束缚。③既不要轻易放弃假设，又要勇于接受现实。

2. 变量设计

研究变量是指研究者所要研究测量的，随着条件的变化而变化的因素，医学教育的研究就是要探讨变量之间的相互关系。在一项研究中可能涉及多个变量间的相互关系，这些变量交织在一起，所以研究者在研究计划中必须确定变量之间的关系，决定研究的主要变量。

（1）确定变量。研究中最重要的变量就是自变量、因变量和无关变量。自变量是引起或产生变化的原因，是研究者能够操作的原因变量；因变量是自变量作用之后产生的效应变量，是研究者能够测定的结果变量；无关变量是指在确定好自变量和因变量后，研究者不想研究的，但会影响研究过程的其他变量。不同的医学教育研究课题中变量的数目也是有差别的，问卷、访谈等所涉及的变量数目较多，而实验研究相对较少，所以在选择确定自变量和因变量时，要根据研究目的客观决定；而对无关变量要认真分析哪些会对研究过程和研究成果产生影响及影响的程度大小，最后还要考虑如何控制研究的无关变量。

（2）给研究变量下定义。在确定好要研究的变量之后，就要使这些研究变量可操作化，这时就要定义变量，目的是明确研究变量的概念和含义，使课题的思路清晰，以便于别人理解该研究的目的和成果。医学教育研究中常用的变量下定义的方法有条件描述法和指标描述法，条件描述法就是通过陈述对要达到某一结果的特定条件做出规定，指出用什么样的操作引出什么状态；指标描述法就是通过某些测量手段、判断标准来定义变量，这些变量通常都是能量化的。

3. 选择研究对象

在医学教育研究中，研究对象通常是人及与教育有关的现象和问题等。研究对象的选择是研究设计的主要内容之一，它与研究目标相呼应，而且还直接影响以后的资料收集和整理等研究过程。确定研究对象首先要确定研究的总体，有些研究对象总体数目较少，这种情况下就可以把他们看成研究的直接对象，但是大多数的医学教育研究对象总体较大，甚至趋于无穷，这时候对总体进行研究是不可能也是没有必要的。为了提高医学教育研究的信度与效度，更好地探索教育现象，完成教育研究过程，必须用恰当的方法选取研究对象，抽样方法则是较为常用的有效方法。

抽样是从所研究对象的全体中，按照某种规则抽取一部分被试的方法。抽样是有一定规则的。首先，总体的范围必须明确，由研究课题和研究目的决定总体的范围；其次，抽样必须是完全随机化的，每个个体都有均等被抽到的机会，这样可以避免研究中可能出现的人为造成的误差，保证了研究结果的科学性和合理性；再次，样本必须具有代表性，样本能够在很大程度上代表总体的性质，代表性越高，研究结果的推断程度就越高，否则，研究的结果不能外推到研究所设定的总体；最后，还要合理的确定样本量，若样本量过大，则会浪费大量人力、物力、财力，而样本量过小又会使样本代表性降低，因此合理均衡两方面的关系，选择合适的样本容量，是设计中需要着重考虑的。

4. 确定研究方法

医学教育研究中所使用的方法主要有问卷法、访谈法、观察法、文献法等。

（1）问卷法。问卷方式是指研究者为了了解某种情况事实或意见向研究对象分发问卷请其填写答案的方法，其针对性强、准确性高，可在短时间内进行大范围的资料搜集，且有利于搜集到真实的意见和建议。

问卷法收集资料的关键就是问卷的选择或设计，它直接关系到研究的信度和效度，可以选择现有的公认的问卷，也可以由研究者根据研究的目的自己设计，设计的问卷既要做到问题能体现研究者的目的，又要简洁明了，使答卷者乐意配合。

（2）访谈法。是指访谈者通过与被访谈者进行有目的的交谈或向其提出一系列问题来了解被访谈者的认知、态度和行为等情况的方式。

根据访谈法应用情况的不同，可分为定性研究类访谈法、定量研究类访谈法及定性定量混合性访谈法。定性访谈法是一种带有研究性质的非正式谈话交流，具有非结构化、探索性和深入式的特点，提问方式为开放式提问；定量访谈法就是完全的结构式访谈对所有被访者的提问都是统一的封闭式提问，问题的排列有严格的结构顺序，要求被访者按照事先预设好的回答类属进行选择回答；定性定量混合性访谈法旨在结合定性和定量的优点收集数据，常在研究中以并列形式或在不同阶段出现。

（3）观察法。是研究者通过感官在一定时间内有目的、有计划地考察和描述客观对象并收集研究资料的一种方法。观察是一种有目的、有意识的收集资料的活动，是在一定的科学理论的指导下并且对观察对象不加任何干预和控制的状态下进行的，其结果的解释也是以有关理论为前提的。

在教育教学研究中，研究者可以根据不同的目的、需要和问题特征进行多种途径的观察。例如，在教学过程中，研究者可以通过详细观察和记录学生在学习、考试、比赛、日常生活等各种情况下的表现，了解学生的各种心理特点；通过观察教师上课提问及学生回答情况，分析师生相互沟通交流的模式。

观察法可以分为结构观察和非结构观察，结构观察是指观察者根据事先设计好的提纲并严格按照规定的内容和计划所进行的可控性观察，多用于验证性研究；非结构观察是观察者预先对观察的内容与计划没有严格的规定，而是依据观察的实际进展所进行的观察，多用于探索性研究。

（4）文献法。在医学教育研究中，除了实地资料外，还要用科学的方法去收集与研究有关的各种文献资料，从中选取有效信息，以达到研究的目的，这种方法即文献法。此方法所要解决的核心问题是在大量文献群中选取适用于课题的资料，并对这些资料做出恰当分析和使用。

5. 确定研究时间表

教育研究课题中的各个工作需要有严格的秩序性，在研究期间设置一个合理的时间计划表，把研究的整个过程划分为不同的部分，计划各项工作需要的时间和完成的日期，这样不但使研究工作科学有序，也有利于研究者系统规划研究进程，提高研究效率。

在医学教育的研究课题中，有些单位对研究的时间和期限要求非常严格，或者要求研究者及时、分阶段的汇报研究成果，如果有了时间表的帮助，可以督促研究者有计划的进行工作，合理系统的安排自己的工作时间。在设立研究时间表时应注意，一般时间表的课题完成时间要提前于实际要求完成时间，因为在研究实施过程中有很多不确定因素出现，使研究进程并不能严格按照时间表进行，这样可以留有一定的余地，以防在课题要求结束期前不能完成任务。

三、研究课题的实施

研究课题的实施是指按照研究计划进行的搜集资料、整理资料、分析资料和概括结果的过程，在课题计划设计完成后即应进入课题的实施阶段，此阶段包括收集资料、整理资料和分析资料三部分。

（一）收集资料

收集资料是指围绕研究主题的指导思想，根据研究设计进行收集和采集基础资料及原始数据的过程。在这个过程中，研究者应遵循以下原则。

1. 客观性原则

科学研究中只有客观的收集资料，才能科学的获取可靠的教育事实，避免主观偏见或错误联想对收集资料产生的影响，因此，客观性原则是收集科研资料时要遵守的首要原则。

2. 完整性原则

研究者必须广泛收集与研究课题相关的各个方面的资料，只有对研究的问题有了充分的认识，才可能去解决问题，从而总结出教育教学的规律。以偏概全，没有掌握足够的资料就妄加进行的论断是没有科学意义的。

3. 目的性原则

每个教育研究课题都有一个特定的研究目的，在收集资料时要有针对性地进行，就某一课题而言，资料的范围是有限制的，只有有的放矢，才能得到有效的科研资料，达到某一特定的科研目的。

4. 真实性原则

收集资料的过程中要特别注意鉴别资料的真实性，只有通过可靠的事实资料才能真正认识到医学教育研究的本质和规律，并如实反映教育问题或现象。

（二）整理资料

整理资料是指把收集到的文献资料和采集到的数据资料进行一定的加工整理，审查收集到的资料的真实性、准确性、合格性、完整性等，并进行分类、分组和编辑汇总等，使其条理化和系统化。

整理材料的主要步骤包括以下几步。

1. 选择与课题有关的资料

按照本课题的需要，不符合本课题需要或不足以说明所要研究问题的材料要首先分出，另外保存。

2. 选择有真实性和代表性的资料

把不真实或不可靠的材料首先分出，对于一些有异议或代表性不强的材料单独存放以备参考，必要时还需要重新获得材料，以补足缺欠的部分。

3. 依据与研究的相关性将材料进行排队

属于解决本项研究课题的关键材料应特别重视并居首要地位，而其他材料应居次要地位，作为辅助之用。

4. 在可用材料中选用代表性最好且说服力最强的材料

判断自己所收集的材料，需要一定的工作经验、思考能力和本专业知识，必要时还要用别人的研究结果作为参考，来增强自己所选材料的可靠性。对于某些间接材料的来源，则应在撰写科研报告时加以注明。

（三）分析资料

医学教育科研分析可以分为定性分析、定量分析和综合分析三种。

1. 定性分析

定性分析是指对研究对象进行"质"的方面的分析。

2. 定量分析

定量分析是指对研究对象进行"量"的方面的分析，主要有统计分析方法和测量方法。

3. 综合分析

一般包括定性分析与定量分析相结合，理论分析与事实分析相结合，纵向比较与横向比较相结合，结果分析与过程分析相结合等。

四、研究课题的总结

（一）结果

　　研究结果是根据研究过程中收集到的资料、数据进行科学的整理、分析后所得到的客观事实，而不是原始数据。它是论证的重要依据，可以用图、表直观表达，也可用文字予以说明。结果应当客观完整且可靠，所有的结果项目均就应围绕研究主题有逻辑、有层次地列出，在材料与方法中列出的项目与标准必须在结果中反映出来。

　　结果表达时应当注意数据表达的完整性和准确性，报告结果的例数与所选研究对象的例数应吻合，剔除例数与剔除理由应交代，如有数据不全应作合理解释。

（二）讨论

　　对研究结果的分析讨论是指根据研究结果，结合对教育理论和实践的认识与理解，通过分析与思考，对当前教育理论和实践的发展所提出的认识、建议和设想。讨论的内容应当从实验和观察结果出发，实事求是，切不可主观推测，超越数据所能达到的范围，讨论的质量很大程度上取决于文献掌握的程度及作者的分析能力。

　　研究结果呈现的是研究中的客观事实，它应该是基本肯定的，并可以在相同的研究中重复出现；而分析与讨论则是主观的认识，是将研究的结果引向理论认识和实践应用的桥梁。归纳起来，讨论部分包含下列内容：

　　（1）结合研究的重要发现以及前人的研究结论，对结果揭示的情况进一步的说明和解释。特别是要对新发现、文献尚未报道的内容进行深入讨论，必须强调应紧密结合研究结果进行讨论，而且所做的推论必须恰当。

　　（2）比较本研究与其他研究的异同，指出研究的创新之处和研究的意义，并对各自的不足进行讨论。

　　（3）提出进一步的研究方向和设想，包括由研究结果而引发出的分析、思考，以及在研究过程中发现了什么新问题、新线索、需要进一步研究等。

　　总之，讨论中要紧密围绕研究的主题，不宜离题发挥或重复他人之见，而对自己的研究资料轻描淡写。

（三）结论

结论是指在研究结果分析或讨论的基础上，经过推理、判断、归纳而概括出对医学教育研究中教与学的意义，指出研究结果说明的问题及后续研究计划等，是整个研究过程的结晶。

第三节　医学教育研究结果的表达

教育科学研究中，与追求深刻的理论相比，回归现实显得更为重要，也更具有意义。所以，教育研究结果的表达要深入浅出的说明教育问题，为教育发展奠定基础。医学教育研究结果的表达一般包括结果分析、结果解释及结果呈现三个方面。

一、医学教育研究结果分析

教育研究最重要的是对获取的科研资料进行归纳、分析。归纳是从特殊事实中概括出一般原理的推理形式和思维方法；分析是把研究对象分解为各个部分、方面和要素，从而深入认识其本质的一种思维方法。

对于医学教育研究结果的分析不仅局限于微观的数据、案例、个人经验等微观及表面上的分析，还要正确的使用多种分析方法，借用社会学、经济学、统计学、哲学、心理学等相关学科的理论，对医学教育的不确定因素及非线性模式进行探讨。

（一）正确应用统计学分析方法

1. 准确概念界定

在医学教育领域内诸多改革措施需要进行可测量的、干预措施评价的和针对其运作机制的研究，因此，近年来实证主义发展迅速，大量借鉴使用社会统计学理论、心理学理论来研究分析医学教育问题，其使用前提是所涉及的抽象概念必须是可量化的。所以，在确定教育研究课题之后，需要明确研究变量的内涵和外延，即给研究变量下定义。在对概念进行界定时，我们必须将那些具有倾向性或经验性的模糊概念，以精确的操作定义加以严格界定，从而克服概念界定的随意性。

另外，统计推断的前提是样本必须对总体具有代表性，因而对研究对象进行分组时非常有必要采用随机分配的方法，抽样前就应该分解总体，计算出样本含量，并尽量增加随机性。而且统计方法只有被正确恰当地运用才能显示出它的作用和生命力，这就要求在研究过程中从自身的研究目的出发选择与已有数据特征相匹配的统计学分析方法，而不是选择那些看起来高级或新颖的方法，以达到恰到好处地说明问题的作用。

2. 数据必须满足统计分析方法的前期条件

在使用统计学分析方法时，尽可能选择检验效能高的检验统计量。同时，不要忽略所选择统计分析方法的前期条件。例如：

（1）误用正态分布描述性统计指标（如均数、标准差）描述非正态分布的资料。

（2）误用标准误描述数据变异大小。

（3）计算分类资料相对数的分母过小。

（4）误用 t 检验分析重复测量设计资料。

（5）不做方差分析就进行 t 检验（样本量较大且两组样本量相同除外）。

（6）t 检验分析小样本（如 n<20）资料数据。

（7）错误地将构成比当作率使用。

（8）错误地计算平均率。

（9）使用参数检验代替非参数检验、各种方差分析混用。

（10）误用卡方检验分析样本量小于 40 的资料。

（11）等级变量资料一律使用卡方检验。

（12）相关分析不关心相关系数的大小有无实际意义。

（13）用 Pearson 相关分析解释呈非正态分布的资料。

（14）对相关系数不做假设检验，依据数字大小下结论。

（15）只列出 P 值，未说明具体的统计学方法。

（16）误用相对数指标描述实验效应大小。

（17）多因素分析不考虑因素之间的交互影响。

（18）进行因子分析时不做 KMO 和球形检验。

3. 控制研究的偏倚

偏倚指在医学教育研究中由于某些因素的影响，使研究结果与真实情况存在的系统误差。选择性偏倚包括无应答偏倚及因学生的心理、家庭影响、学习动机、学习方法等造成的偏倚，通常采用分层随机抽样，保证适当的样本含量控制选择性偏倚；信息性偏倚包括回忆性偏倚、依从性偏倚、不接受测量偏倚、不敏感测量偏倚、霍桑效应和发表偏倚等；混杂性偏倚是由于某些非实验因素与实验因素同时并存的作用影响到观察的结果而造成的，它产生于总结分析阶段。

为防止信息性偏倚产生，通常应采取以下方法：对研究者进行培训，保证其科学态度；尽量选择客观指标；广泛收集各种资料，包括不能进行发表的第一手资料；尽可能采用盲法收集资料，若不能采用盲法，就需对研究对象进行教育和培训；做好沟通解释工作，提高研究对象的依从性。混杂性偏倚的控制方法为：限制、配比、分层、随机化、标准化、多因素分析。

（二）综合运用多学科知识分析

医学教育研究成果的特点包括：它不能直接转化为产品，只能产生渐进的甚至是隐性的效果；因研究对象、方法、手段、条件的特点而导致研究资料信效度很难确定，教育研究成果或然性较大；医学教育研究的对象和指导实践的范围往往是多变量的复杂大系统。所以，医学教育研究结果的分析不能仅局限于微观的数据、案例、个人经验等微观及表面上的分析，还要正确地使用多种分析方法，借用社会学、经济学、统计学、哲学、心理学等相关学科的理论，对医学教育的不确定因素及非线性模式进行探讨。

（三）定性分析与定量分析相结合

虽然教育具有一定的客观性，但教育并不是遵循客观规律而自然展开的事实，不是一个可以客观化到能让我们有条不紊地剖析、观察、计算，然后得出精确的教育"规律"。教育总是人们给出的活动，无论教育者还是被教育者都是人，因此教育必然牵涉到人的"态度"，教育研究必然牵涉"价值"。而且教育的目的、理念、制度和道德人格等价值关涉问题，不宜采取纯粹的量化研究方法，而是需要运用哲学思辨、历史、比较等方法或者综合运用各种研究方法进行考察。另外，教育研究软课题的研究周期比较长，影响研究的变量较多，且诸多变量是与人的活动因素密切相关，故不易控制，这就需要采用定性与定量相结合的系统研究方法进行研究。需要注意的是，这里所说的定性与定量相结合不仅包含通常意义上的既有定性分析又有定量分析，而且包含理论与经验、逻辑与非逻辑相结合的分析。

（四）宏观分析与微观分析相结合

如果没有对教育大前提的把握，就很难对具体问题做出富有成效的研究，而教育研究往往都是对具体问题的研究，因此，在进行教育研究时就要处理好具体问题与整个教育的关系，即部分与整体的关系。事实上，一般教育研究所注重的只是对研究对象本身的把握，容易忽视对具体问题与整个教育关系的思考；或仅仅分析教育与社会某个领域的直接关系，而忽视影响这种关系的其他社会背景。例如，研究以问题为中心的 PBL 教学方法时，研究者在讨论部分仅提到学生和教师对 PBL 教学方法效果的评价，而没有把 PBL 教学方法与其他教学方法做充分的分析比较，这样就容易导致读者无法明确 PBL 教学方法的优缺点及其在医学教育中的地位。因此，在进行教育研究时，要采用宏观分析与微观分析相结合的方法，充分考虑部分与整体的关系，使研究目的和研究价值能够充分体现。

二、医学教育研究结果的解释

教育研究的目的不只是要从客观量化的研究中了解事实，更重要的在于了解和解释这些事实背后的意义，以此作为批判、改进和超越不合理教育现象的基础。研究结果的解释是研究的精华部分，也是读者和资助者较为关心的部分，在科研论文中的讨论部分体现。首先要对已获取的科研资料进行科学、正确的估价，即在使用资料进行分析之前要对所收集资料的科学性、适用性、准确性和稳定性进行严格检查。然后，为保证结论的正确性和可靠性，在对资料进行分析后需要再次对资料进行审查。

（一）医学教育研究结果解释面临的问题

1. 解释的方向偏离医学教育实践

从事教育实践既是研究者的责任，也是教育研究所必需的，教育实践是教育研究者灵感的来源。而事实上，多数教育学研究者参与教育决策的意识不强或不重视科研成果应用价值的推广和应用；还有些教育研究者不重视同行或医学教育实践者的反馈意见，而且也不通过适当的渠道提出问题，不能引起管理者和教育实践者的重视，形成相应的改善措施。结果导致研究者往往只停留在解决"是什么"问题的研究上，即往往只对教育事实进行研究，描述教育现象，并没有解决怎么办的问题。

2. 教育研究者分析解释问题不深刻

在教育实践中大体存在两类问题：一类是需要解答的问题；另一类是需要解决的问题。对于第一类问题要提供答案，而对于第二类问题则要提供方案。但在人文社会科学中，研究者们往往拥有丰富的理论见解，但却缺乏充足有力的主见，因而并不能用理论研究去指导实践、去改造现实。这种研究取向对教育科学研究是不利的，因为教育科学研究的结果只有对于本国教育的改造具有圆顺的解释力与强劲的引导力，才能保持自身的生命力。

3. 影响教育实践的因素多

医学教育现象是一种复杂的社会人文现象，引入干预措施的环境是现实的世界，必然会涉及多种研究者很难控制的经济、政治、社会、文化、心理等因素。如果上述因素在研究期间发生变化，那么对研究结果的解释就会更加困难，所以，教育现象的解释既离不开自然科学理论的支撑，也离不开社会人文科学理论支持。

4. 应用统计学方法常犯的错误

（1）对研究结果中出现不符合预设的结论不进行解释。预设作为一个启发性的手段，对于研究分析可能有帮助，但研究结果有时也会出现与预先的假设不相符合的现象，有些研究者因受预设的禁锢而对这些现象不进行解释。但如果理论假设本身就是站不住脚的，此时若还一味盲从理论假设，偏颇的结论也就势必难免。另外，某些可贵的信息常隐藏在这种预想不到的结果之中，故而对获取资料中某些与原预想产生较大差异甚至是负性的结果，要有所解释并合理应用这一结果。

（2）以特殊群体样本推论一般群体样本。推论性统计的前提是建立在概率论基础上样本获取的随机性。教育实验基本上属于社会科学实验，所进行的一般是关于群体的研究，群体较大，则控制的难度越大；样本较小，则不足以将结论推广到总体。此外，由于种种社会因素的影响，实验往往只能在指定的学校和班级进行，这样的样本并不能代表更大范围的总体。

（3）认为相关关系必然反映因果关系。探索和检验因果关系是教育科学研究的重要目标之一，因此研究者总是希望能够观察到两个以上的变量之间所存在的关系，有时还会认为有相关性就存在因果性。然而统计学分析得出的变量之间相关关系，未必可以揭示群体之间的因果关系。要获得因果之间的相关关系，克服相关关系和因果关系之间的不确定性，一方面仍要依赖于以定量分析为基础的逻辑过程，另一方面也需要以定性分析为基础的人文阐释过程。

（4）偷换概念。概念界定往往是最能影响研究成果科学性的关键一步，也往往是最容易被忽视的一步。下定义的基本目的就是要正确理解这些概念的含义，若不能正确理解其含义而随便乱用，就会在不经意间犯下偷换概念的错误。偷换概念会导致研究结果解释的不可靠，因此要清晰、准确界定概念，避免偷换概念带来的弊病。

（二）医学教育研究结果解释

人的价值和地位始终是教育和教育研究的核心目标。教育研究结果的解释，必能追溯其研究背后的哲学根源；教育研究结果的应用，需要"圆熟的教育智慧"以连接教育理论与教育实践；教育研究结果的解释，需进行换位思考，站在学校管理者、教师、学生及其家长和用人单位等角度。

1. 以教育实践为导向

教育科学研究只有敢于直面教育现实问题，特别是关注热点、难点、敏感和盲点问题，更多地对教育实践问题进行细微而敏锐的把握，才可能体现其对教育实践活动的渗透力和影响力。因此，研究者必须深入学习相关教育理论，完成一些宏观的、有普遍指导意义的、有理论深度的研究论文，并让研究结果改进教育实践。

2. 研究者洞察力强

医学教育现象是一种复杂的社会人文现象，需要借助研究者敏锐的洞察力和极深的判断力。洞察力与研究者人生经验有关，主要依靠大量的工作实践、大量的阅读文献和及经常的思考而获得。只有洞察力强的教育研究者才能避免落入"依附"的陷阱，才能摆脱对科学的盲目崇拜和盲目信仰。作为人类未来的健康守护者，医学生应通晓自然科学和人文社会科学的全才，应接受精英教育。

3. 多角度解释问题

医学教育现象既包含着客观事实，又包含着价值和意义，所以教育现象的解释既要有自然科学理论的支撑，又要有社会人文科学理论的支持。例如，对教学方法的研究，涉及教师自身的教学技能、知识水平、教育观，容易忽视现阶段我国教育理论的研究、教师教育及对国外先进教学理论的引入等方面的情况；而考察教育与经济的关系时，则容易忽视教育与政治、文化、风俗等方面的关系以及这些关系对前者的影响。

4. 正确对待统计学结论

教育作为一种特殊的社会现象，是人不断进行价值选择和创造的实践过程，带有很大的主观性，科学主义的方法论并不完全适用于教育研究。首先，教育活动包含着人类的历史经验，这种经验时时更新，对经验的变化和参与的描述很难达到数学化和精确化。其次，人的主观能动性、情绪情感、心理意志的不确定性、个体差异性及其对教育活动的介入，使教育现象愈加错综复杂、千变万化。最后，由于教育内部联系的非线性，以及教育效果的主观性，必然呈现出现象的模糊性。因此，对所研究教育现象的关注，对数据资料背后教育鲜活生活的思考，应当贯穿于整个统计分析的全过程。

三、医学教育研究结果的呈现

医学教育科研成果表述方式要突破对学术理论的传统理解，以通俗易懂的语言和图表呈现出来，是表述与呈现教育科研成果的新路径。

（一）研究结果呈现

对教育研究成果的呈现应避免机械照搬或生硬套用新概念或新术语而出现的移植的痕迹，还应避免因产生新观点能力弱而出现表达方式贫乏的现象。在对医学教育研究结果的呈现时，要做到以下几点。

1. 简洁准确的语言

文字表达应用规范的汉语、简化的汉字、杜绝错别字，尤其是涉及医学专业性质较强的研究论文，更要注意常见的错别字和不确切的短语。文贵简洁，应避免文章烦琐冗长。英文摘要也要求信、达、雅，力求克服所谓中国式英语的弊病。

2. 深入浅出的内容

在教育科学研究中，与追求深刻的理论相比，回归现实显得更为重要、更具意义。理论的过度阐释只能造成文字符号的泡沫，进而会遮蔽研究者对鲜活教育现实的清晰认识和判断，因此，研究者若是把明显的道理或简单的事实经过浅入深出地精细加工后让人看不懂，则无疑是一种误区，是无益于指导教育教学实践的。真正的专家往往会深入浅出地将复杂的问题或道理以简单的方式阐述清楚，使读者受益。

3. 多元化的表达方式

对研究结果的表达形式应适当注重其灵活性和多样性，即在表述中可采用图文并茂、深入浅出的方式说明教育问题，以增强教育著述的张力和启发性。研究结果的表达要体现"艺术性"，新颖且恰当的表达方式是学术创新的外在体现，只有突破表达方式贫乏的瓶颈才能促进学术研究成果被更多的教育实践者理解和使用。

（二）书写研究论文的注意事项

1. 结果和讨论前部分

（1）标题是否贴切、简明、醒目，戒空、大、旧、长。

（2）摘要是否在允许的篇幅内概括了研究的主要内容，是否遗漏重要信息。

（3）中心论点是否正确、集中、鲜明、深，即是否有创新性。

（4）导言是否简练、准确地交代了所研究的问题和必要的背景材料。

2. 结果和讨论

文字部分应该强调最重要的观察结果，以表格或图形的形式简洁地给出重要结果。讨论部分常从总结研究方法与其他方法相比的优点和不足开始，讨论可能存在的偏倚及其影响，然后对本研究发现可以外推到其他人群程度的评价；对实验所得结果进行分析和解释，阐明自己的新发现与新见解；强调研究新颖和重要的方面，也应该对矛盾或者非预期结果进行讨论；还应描述研究结果对医学教育实践或进一步研究的意义。

3. 结论

结论是全篇论文的精髓，要措辞严谨，表达清楚，不得使用大概、可能之类的词。对医学教育研究论文来说，如果不是采用实验研究方法，结论可以单独列出，也可放在本论之后，在论点得到充分证明之后，得出的结果就是结论。

4. 整体核查

最后需要对整体进行核查，包括检查论点和论据是否一致，各部分的内容、材料、图表有无多余或缺漏，有无写进与主要信息无关的东西，文章各部分所引用的资料、数据等是否准确无误，正文与表格的数据是否一致，所引用文献是否必需，有无遗漏或排列错误，是否恰当应用统计学理论，统计学数据表达是否规范。

第四节　医学教育研究方法

在医学教育研究中可以采用多种研究方法对高等医学教育进行研究，本节就几种常用的研究方法做一简单介绍。

一、医学教育研究中的理论构思法

高等教育研究中，需要理论指导，经常提及"课程理论""教学理论""评价理论"等。理论可以包括从单一、简单的判断到复杂法则的组合。

（一）教育研究理论与教育实践的关系

理论与实践是对立统一的，理论的基本属性之一就是理性，而实践的基本属性之一就是感性。理性与感性的重要区别就在于，前者能透过事物的现象而深入本质，后者则囿于现象世界，囿于直观世界。任何事物、任何实践活动都有其具体的表现形态或形式，它们与事物内在的本质并不是等同的，理论终究需要直面实践，在实践中体现自身存在的意义和价值。

改革开放以来，教育改革和发展的每一步都离不开教育研究的先行探索和理论总结，许多在改革开放以前根本没有进入社会进步和教育发展视野的问题，经过相关的研究与实验受到了前所未有的重视，甚至成为教育教学改革的重要领域。例如，以往很少有人会意识到学业成绩不良的学生还会有其复杂的原因，但随着心理学、脑科学、人才学、教学法、多元智能等的研究却使全社会开始逐渐转变思想，对教育对象的认识也更加全面、深入和多元化，与之相关的课程改革、教学改革、教材改革、考试和评价改革、用人制度和终身学习制度的改革等都得到了相当程度的推进。

高等医学教育研究的目的是知识的拓展和问题的解决。知识的拓展是积累理论，而问题的解决是实践，理论最终还是要解决教育改革的实际问题。高等医学教育改革的三大动因包括：科学技术发展，信息爆炸；社会的医疗卫生服务系统的变化，医学模式转变对医学人才的新要求；高等教育自身发展规律的变化。近百年历史的传统的医学教育理论有些已经不能适应实际变化，医学教育研究的目的也就是改革不能适应的教育理论，解决高等医学教育的实践问题。

（二）医学教育研究的理论构思

理论在医学教育研究中的作用为，理论能提供一个框架，研究者以此为起点来追寻研究问题。具体表现为：理论能鉴别出最重要的因素；能为系统地、相互联系地展示研究的各个侧面提供一个准则；理论能较好地鉴别出需要进一步研究的空白点、弱点和不一致点；理论的发展也能指明继续进行现象研究的道路。

理论构思指的是对所要研究问题的现象、过程、本质或原因的一种理论解释及假定性说明。它是以一定的科学理论为指导，在已有的客观现实材料及理论研究成果基础上运用科学思维方式形成的一个有待检验证明的科学假说，有可能被证实、证伪，或部分地证实、证伪。理论构思反映研究者对研究问题客观过程的理解所达到精确性、完备性和深刻性的程度，这种程度不仅取决于研究者自身的知识经验、思维方式及科研能力，而且取决于教育理论与教育实践的发展水平。

理论构思不同于对个人感性经验总结的描述，而是通过一系列的概念形成一个较完备的理论体系对所研究的教育问题做出的理论思考，是一个有待研究证实的理论假说。一般应该包括以下内容：准确地表述研究问题；界定该研究课题的核心概念；形成初步的研究思路。规范的理论构思调节着教育研究的过程，可帮助研究者提高教育科研的科学水平。教育现象及其过程极为复杂，涉及诸多因素，而一项研究课题只能涉及其中一定范围的一个方面，研究者正是根据理论构思，设计具体的研究步骤、选择研究方法，使研究有目的、有计划地开展，增强研究的目的性和自觉性，避免盲目性和随意性。

二、医学教育研究中的行动研究法

行动研究是从实际工作需要中寻找课题在实际工作过程中进行研究，由实际工作者与研究者共同参与，使研究成果为实际工作者理解、掌握和应用，从而达到解决实际问题、改变社会行为的目的。行动研究法是一种适合于广大教育实际工作者的研究方法，它既是一种方法技术，又是一种新的科研理念和研究类型。目前，已成为广大教育实践工作者从事教育研究的主要方式。行动研究包括许多操作模式，这些模式都可作为医学教育研究方法的参考。

（一）行动研究的操作模式

1. 勒温螺旋循环模式

勒温是行动研究的一位重要先驱，他不仅首先提出行动研究这个名词和方法，还提出行动研究包含计划、行动、观察和反省四个环节的概念，并建立行动研究螺旋循环操作模式。后来，进一步把反思后重新修改的计划作为另一个循环的开始，从而把螺旋循环模式作了修正，并成为行动研究操作的基本架构。

2. 埃伯特行动研究模式

埃伯特行动研究模式的主要步骤包括以下几步。

（1）一般概念的形成。包括问题的形成、问题原因的诊断、问题情境脉络的分析等。

（2）考察阶段。即资料收集阶段，需要对资料收集做出计划，如收集资料的方法、收集资料的范围及此项工作的负责人等。

（3）拟订整体计划。即拟定有效的行动方案，此方案会根据评价结果，适当加以调整。

（4）采取行动。即把方案付诸实施。

（5）行动监控与自我评鉴。方案实施的结果若依据原先概念无法获得答案，问题没有得到解决，则应该修正概念，亦即重新分析问题、重新诊断原因、重新收集资料、重新计划，重新行动。

（6）修正概念、重新探测、重新计划，重新行动。

3. 麦柯南行动研究模式

麦柯南行动研究模式是一个时间进程模式。模式指出按时间的发展，行动研究应包含几个行动循环，每一个循环包括确定问题、需求评价、提出设想、制订行动计划、实施计划、评价行动、做出决定（反思和对行为的反思）7个基本环节，根据行动结果再次确定第二行动循环需要研究的问题。

4. 德金行动研究模式

德金行动研究模式以勒温的螺旋循环模式作基础，是目前行动研究广泛采用的操作模式，包含计划、行动、观察和反省4个环节。这四个环节的内容与教育实际相结合，并用实际例子说明，使模式内容更形象化、具体化。

（二）行动研究的过程

1. 确定问题

（1）从学校实际工作出发，提出教育教学以及管理方面的亟待解决的问题和改变的初步设想。

（2）收集有关资料，明确研究目的和意义。

2. 制订计划

（1）首先要制订系统的总体计划，包括研究的目标内容，途径方法，管理评价等。

（2）还要制订具体的行动计划，安排好活动的先后顺序等。

3. 行动实施

（1）要组织参与研究的人员进行学习和培训。

（2）要按计划所制定的措施采取行动，组织活动。

（3）要注意活动资料的收集和整理，注重实际效果和问题的解决。

4. 分析与评价

对研究所获得的数据和资料要进行系统的科学处理，及时对研究的成果进行分析和评价。

5. 提出报告

报告的内容应该包括研究背景，理论依据，目标内容，实践操作，效果结论及思考与建议等。

（三）行动研究的关键环节

1. 行动

行动就是指计划的实施，是行动者有目的、负责任、按计划的行动过程。在行动中，要按计划、有控制地进行变革，在变革中促进工作的改进，包括认识的改进和行动所在环境的改进，并要考虑实际情况的变化，进行不断的行动调整。

行动环节包括：

（1）获取反馈信息。行动是在获得了关于背景和行动本身的反馈信息，经过思考并有一定程度的理解后的有目的、负责任、按计划采取的实际步骤。这样的行动具有贯彻计划和逼近解决问题的性质。

（2）实际工作者和研究者一同行动。在教育研究中，家长与社会人士和学生均可作为合作的对象，要协调各方面的力量，保证实施到位。

（3）依实际情况而调整行动。要重视实际情况的变化，随着对行动和背景认识的逐步加深以及各方面参与者的监督观察和评价建议而不断调整行动，因而行动是灵活的、能动的。

2. 反思

反思是一个螺旋圈的终结，又是过渡到另一个螺旋圈的中介。

反思环节包括：

（1）整理和描述。即对观察到、感受到的与制订计划、实施计划有关的各种现象加以归纳整理，描述出本循环过程和结果，勾画出多侧面的生动的行动过程。

（2）评价解释。即对行动的过程和结果作出判断评价，对有关现象和原因做出分析解释，找出计划与结果的不一致性，从而形成基本设想，阐明总体计划和下一步行动计划是否需要修正，需作哪些修正的判断和构想。

（3）写出研究报告。行动研究的报告有自己的特色，允许采取很多种不同的写作形式。

三、医学教育研究中的调查法

调查法是按照一定的目的和计划，间接地搜集研究对象有关的现状及历史材料，从而弄清事实，分析、概括，发现问题并探索教育规律的研究方法，是高等医学教育研究中最常用的方法。调查法一般是在教育自然的过程中进行的，通过访问、发问卷、开调查会、测验等方式去搜集反映研究现象的材料。在调查的过程中，经常利用观察法作为调查和核对材料的手段，而且在必要时还可同历史研究法、实验法等配合使用。

（一）调查法的基本原则

1. 掌握课题研究的第一手材料和数据以加强课题研究的针对性

作为医学教育研究的对象和现象是复杂的，各种因素不断变化。因而，要研究解决某些问题，就必须掌握课题研究的第一手材料和数据，加强课题研究的针对性。

2. 为课题研究提供事实依据

医学教育研究的目的包含要为行政决策服务、为做好工作服务、为教育改革实践服务等，所有这些服务都要以事实为依据。因为只有以事实为依据所获得的研究结果才具有可靠性，才能更好地服务。

3. 发展新问题、解决新问题、敢于创新

因为所要研究的问题涉及面很广，所以必须要了解和把握现实情况，而且要善于提出新见解并形成新理论，以推进医学教育科学的不断发展。

（二）调查的方式

在调查过程中，要有明确的目的，还要制订具体的调查方案；调查对象总体的选择要恰当，要运用科学的抽样方法进行选样；要利用多种手段收集具有典型性、客观性和真实性的调查资料，还要对调查资料进行系统化整理，并尽量运用数理统计的方法和图示的方法进行分析。

一般采用以下三种调查方式。

1. 问卷法

问卷法是调查者将调查的内容编制成问题或表式，由调查对象填写答案，然后回收，进行整理、统计、研究的一种调查方法。

在采用问卷法进行调查时，很重要的一点就是做好问卷设计。写好问卷导语，即简要写明问卷的目的、意义和要求；主体内容是做好问题设计，题目要具有科学性、合理性和针对性；既能明确地反映出调查者的意图，又能让答卷者真实、准确地进行回答；可有选择题、是非题、填空题、回答题等；题目的组成和顺序都要有一定的安排；还要注意问卷结果要便于统计，并充分考虑利用现代化手段进行统计。

2. 访谈法

访谈法是调查者针对某一特定研究目的，通过与调查对象面对面的谈话方式了解情况并收集所需要资料的方法。

访谈的内容大致可以分为三类：

（1）事实的调查。旨在要求被访者提供确实知道的一般情况。

（2）意见的征询。即征求被访者对某一个教育问题的看法、意见和建议。

（3）了解被访者的内心世界和心理动机。包括个人的认知、经历、体验、兴趣、爱好、抱负、信仰、思想特点、个性特征、心理品质乃至家庭情况、社会关系等。

谈话的对象可采用个体访谈，也可以对有相同看法和经历的一组人进行访谈。谈话结构可采用封闭型，既有明确的答案；也可采用开放型，即完全没有明确的答案；或半开放型。谈话方式可采用答辩访谈法也可采用叙事访谈法。

采用访谈法进行调查时，基研究者亲自访谈会使调查工作亲切、深入、全面、准确。在访谈时易出现的障碍是被调查者常有"警戒心理"。

3. 作品分析法

作品分析法是对调查对象的各种作品（如笔记、作业、日记、文章等）进行分析研究，了解情况并发现问题，把握特点和规律的方法。

作品分析法需要有明确的目的和计划，对要分析的作品要确定范围和分析的重点，多用于个案研究或群体的心理品质和个性特征等方面的研究。

（三）调查法的步骤

1. 准备

（1）选定调查对象，确定调查范围，了解调查对象的基本情况。

（2）研究有关理论和资料，拟订调查计划、表格、问卷、谈话提纲等，规划调查的程序和方法，以及各种必要的安排。

2. 开展调查活动并搜集材料

按计划进行调查活动，通过各种手段搜集材料，必要时可根据实际情况的变化，对计划做出相应的调整，以保证调查工作的正常开展。

3. 整理材料

对调查中所获得的材料进行整理，包括对材料进行分类、统计、分析及综合，最后写出调查研究报告。

无论采用哪种调查方式，调查实施后都应写好调查研究报告。一般调查研究报告的内容包括：调查背景；调查目的；调查对象；调查进行的时间和方式；主要数据统计及结论分析；对策和建议；主要参考文献等。

四、医学教育研究中的统计分析法

统计分析常指对收集到的有关数据资料进行整理归类并进行解释的过程。凡是以数据形式呈现资料，基本上都离不开统计分析。统计分析方法常与实验、观察、测量、调查所得结果相联系，为研究做出正确的结论提供科学的途径和方法，是医学教育研究者从事科学研究的必备工具之一，换句话说，统计分析法是数理统计方法在医学教育方面的应用，可用于对学生成绩的科学比较，实验组与对照组的统计比较等，它是指通过观察、测验、调查、实验，把得到的大量数据材料进行统计分类，以求得对研究的教育现象做出数量分析的结果。

在医学教育实际工作中，统计法经常使用描述统计来研究情况，例如，整理调查来的大量数据，并找出这些数据分布的特征，计算集中趋势、离中趋势，相关系数，因子分析等，然后将大量数据简缩，并找出其中所传递的信息。

（一）统计分析法的内容

根据不同的分类标志，可将统计分析方法划分为不同的类别，而常用的分类标准是功能标准，依此标准进行划分，统计分析可分为描述统计和推断统计。

1. 描述统计

描述统计是将教育研究中所得的数据加以整理、归类、简化或绘制成图表，以此描述和归纳数据的特征及变量之间的关系的一种最基本的统计方法。其主要涉及数据的集中趋势、离散程度和相关强度，最常用的指标有平均数、标准差、相关系数等。

2. 推断统计

推断统计指用概率形式来决断数据之间是否存在某种关系及用样本统计值来推测总体特征的一种重要的统计方法。其包括总体参数估计和假设检验，最常用的方法有 Z 检验、t 检验、X_2 检验等。

描述统计和推断统计二者彼此联系，相辅相成，描述统计是推断统计的基础，推断统计是描述统计的升华。在具体研究中应根据具体的研究目的，决定采用哪种统计方法，例如，研究目的是要描述数据的特征，则需描述统计；若还需对多组数据进行比较或需以样本信息来推断总体的情况，则需用推断统计。

（二）统计分析的基本步骤

统计分析大致可以分为三个步骤：

1. 收集数据

收集数据是进行统计分析的前提和基础，可通过实验、观察、测量、调查等获得直接资料，也可通过文献检索、阅读等来获得间接资料。收集数据的过程中不仅要注意资料的真实性和可靠性外，还要特别注意区分两类不同性质的资料，一类是连续数据（也叫计量资料），指通过实际测量得到的数据，如对学生考试测验中所得的分数等；另一类是间断数据（也叫计数资料），指通过对事物类别、等级等属性点计所得的数据，如学习成绩在优、良、中、及格、不及格各个等级中的人数等。

2. 整理数据

整理数据就是按一定的标准对收集到的数据进行归类汇总的过程。由于收集到的数据大多是无序的、零散的、不系统的，因而在进入统计运算之前，需要按照研究的目的和要求对数据进行核实，剔除其中不真实的部分，再分组汇总或列表，从而使原始资料简单化、形象化、系统化，并能初步反映数据的分布特征。

3. 分析数据

分析数据是统计分析的核心和关键，是指在整理数据的基础上，通过统计运算，得出结论的过程。数据分析通常可分为两个层次：其一，是用描述统计的方法计算出反映数据集中趋势、离散程度和相关强度的具有外在代表性的指标；其二，是在描述统计基础上，用推断统计的方法对数据进行处理，以样本信息推断总体情况，并分析和推测总体的特征和规律。

（三）应用统计分析方法注意事项

（1）医学教育系统很复杂，诸多因素常纠缠交错在一起，仅依靠统计分析方法去控制和解释这些因素及其相互关系，是不全面、不深刻的，因此，还要应用定性思考方法去研究事物的性质。

（2）统计分析方法的运用是有条件的，它依赖于数据资料本身的性质、统计方法的适用程度和研究者对统计原理及统计技术的理解、掌握程度与应用水平，若方法选择不当，则易得出错误的结论。

（3）由于统计决断以概率为基础，所以难免会存在误差，因而可以说，统计决断的结论并非绝对正确，应正确看待这个问题。

五、医学教育研究中的教育测量法

近些年，医学教育研究中教育测量总是占很大分量。教育测量学是一门发展较早、应用较多、内容较丰富的教育科学分支，是针对学校教育影响下学生各方面的发展，侧重从量的规定性上予以确定和描述的过程。学校教育实践活动的客观需要，促进了教育测量科学研究及学科发展。

（一）医学教育测量的含义

教育测量是指根据教育目标的要求，按一定规则用数字对教育效果加以确定的过程。教育的目的在于引起人的行为、知识、能力的变化，而人的知识能力是通过学习实践获得的。在同样的学习和实践过程中，因个别差异的存在而导致个人获得的知识也会存在各种差异。教育测量就是用来确定学生各种知识能力增长的变化情况，表明其现状及差异等，并把这些结果用数字表现出来。

教育测量运用到医学教育中就是对医学教育的特征、属性及其运动、发展规律的定量描述，对医学学生的精神特性进行数量化测定。因而，医学教育测量就是对医学生的学习能力、学业成绩、兴趣爱好、思想品德、身体素质以及医学教育措施上的许多问题的数量化测定。

实现教育测量的方法为：以考试与测验引起学生的某种行为，并对行为的结果作定量描述，这一定量描述就是教育测量的结果。

（二）医学教育测量的目的

（1）教育测量活动最原始的动机以及教育测量学科发展的最早的立足点是促使医学生发展。在学校教育背景下教师和学生通过课程相互作用，无论是教育者还是学习者，都需要了解学习者学到的内容及掌握程度、学习者的变化、考核记载的方式等，而这些基本的原始教育需要，都要借助于教育测量活动加以实现。

（2）医学教育测量也是检验医学院校的教学效果，而教学效果是教与学双方共同作用的结果。因此，教育测量结果在用于评定学生学习效果的同时，还被用于了解教师的课堂教学效果，可见，教育测量反馈是教与学两方面的信息。

（3）医学教育测量在促进医学生掌握学科的知识与技能的同时，还可促进医学生的道德、情感、态度、价值观、兴趣、思维能力、实践能力、创造能力等方面的发展。教育测量涉及学生的许多方面，然而，由于学生身心特性存在着复杂性和模糊性，使得教育测量比物理测量困难大，因此，教育测量的结果也不像物理测量的结果那么直接，还要进行深入分析与考证。

（三）医学教育考试的测量理论

医学教育考试是医学教育测量的核心，它是以医学教育考试为主要手段，对医学教育活动的过程和结果进行测定、分析、比较，并给以价值判断的过程。

目前，医学教育考试中多数是运用经典测量理论，它是我国心理计量和教育测量领域中广泛应用的，而且对教育范畴中心理现象的认识也基本上都是建立在经典测量理论的基础之上。到了 20 世纪中叶，项目反应理论才开始施行，它以其完全不同于经典测量理论的新概念、新策略，使人们能够测量潜在的心理特质并预测未来行为，它的应用将会对大规模教育测量的统计和评价带来深刻影响，并使我们能够比前人更准确地描述和评估心理现象。

经典测量理论和项目反应理论都是指教育测量的统计理论，而任何一种统计理论只有与测量内容相结合才有意义。通常情况下，统计模式一经建立，其运作是相对稳定的，而医学教育测量内容则往往处于经常变化的状态之中，这主要反映在医学教育测试目标与统计数据的关系上。因此，确定合理的医学教育测量内容以及建立科学的测试目标，是取得有效性、可信性统计的前提，也是充分利用先进统计系统的基础。

六、医学教育研究中的比较法

高等医学教育研究中经常运用比较法，这是由医学教育本身特殊性决定的。

（一）比较法的内涵

比较法是根据一定的标准对某类教育现象在不同时期、不同社会制度、不同地点、不同情况下的不同表现，进行比较研究，以揭示教育的普遍规律及其特殊表现。比较本身包含着一定的分析与解释，没有分析与解释，比较是不可能进行的。

比较既是认识事物的基础，也是一切研究的基础。一般说来，比较就是确定研究对象的异同点。按照不同角度可将比较分为纵向比较与横向比较两类，纵向比较是在事物发展变化过程中研究事物并借以分析事物发展变化规律的比较，它可以是一个国家或地区的教育在不同历史时期表现的比较，也可以是两个或两个以上国家或地区的教育在不同历史时期的表现的交叉比较；横向比较是对同时并存的事物进行比较，它是对两个国家或地区、多个国家或地区的一个教育问题或几个教育问题，甚至整个教育体系所进行的比较。

（二）比较法的步骤

在运用比较法时，应当注意可比性规范，严格掌握统一的概念标准、统一的统计标准和统一的比较基础。

进行比较法的一般步骤如下。

1. 选择问题

在进行比较时，问题可以用假设的方式提出，但多数是对教学现象的抽象或从已被明显或隐约发现的诸多问题中进行选择，对问题的选择既可以是单数的，也可以是复数的。选择主要是依据问题是否有研究价值，是否具有代表性与实用性，是否具备充分的资料等方面进行评判。

2. 收集资料

主要是指查阅、筛选、鉴别、补充与处理同所选问题有关的一切现有文献资料。

3. 整理

把收集到的有关资料进行整理以梳理并明确这些资料的意义，例如，做出统计材料，进行解释、分析、评价，设立比较的标准等；必要时须研究某些材料在历史发展中的变化，以便深刻地理解所分析的教育对象的现状。

3. 描述

把所要比较的国家或地区的教育现象的外部特征加以描述，要求准确、客观，为进一步分析、比较提供必要的资料。

4. 比较

对资料进行比较和对照，找出异同和差距，并提出合理运用的意见。

另外，比较法的使用离不开其他方法的配合，进行比较教学研究时，既要特别注意它的基本研究方法，也要根据具体的研究问题进行选择与侧重，并将多种方法结合起来运用，以期收到最佳效果。

第七章

毕业后医学教育与继续医学教育

第一节　毕业后医学教育

教育应当是能够在每一个人需要的时刻以最好的方式提供必要的知识和技能，教育也是个人一生中连续不断地学习过程。随着科学技术的迅速发展和知识的激增，临床医师在校接受的教育已不能满足社会和专业的需要，必须不断更新知识和技能，接受继续教育。因此，医学教育界建立了由医学院校教育、毕业后医学教育和继续医学教育所组成的医学教育连续统一体。

一、毕业后医学教育的概念及任务

毕业后医学教育是医学教育体系的重要组成部分，是从医学生成长为合格医生的重要环节，它与医学院校教育和继续医学教育分工明确、相互沟通、彼此衔接，是医学院校教育过渡到继续医学教育的桥梁。

（一）毕业后医学教育的概念

毕业后医学教育（Graduate medical education，GME）是医生在完成基础医学教育以后实施的，以训练独立工作能力为目标，导师指导下的教育阶段，包括注册前培训、职业／专业培训、专科医师和亚专科医师培训以及其他正规的培训项目，在完成正规的毕业后教育以后通常授予学位、证明或证书。

（二）毕业后医学教育的任务

医生服务的对象是人，面对的是随时可能发展变化的病情，若稍有疏忽或处置不当，即可能造成不可逆转的损失，甚或危及病人的生命。医生职业的特殊性决定了医生群体有其独特的行业要求，包括思维方式、理论功底、专业技能、工作流程、职业素养、人文精神等，这些都需要经过长期的实践训练和经验积累方能做到。

众所周知，医学院校教育的任务是培养合格的医学毕业生，使他们掌握毕业后接受专业化培训所必需的知识、技能和态度。然而，医学毕业生要成长为合格的临床医师，则需要经过系统、规范的毕业后医学教育。因此，毕业后医学教育的主要任务是：结合岗位工作需要，以培养临床能力为核心，通过安排高等医学院校毕业生在符合一定资质、经过专业认可的基地中进行系统、规范的培训；充实专业知识，掌握操作技能，积累临床经验，提升独立从事临床工作的能力。

二、毕业后医学教育的范畴

我国毕业后医学教育起步较晚，比较制度化、规范化的开展始于 20 世纪 80 年代末。当前我国的毕业后医学教育主要包括住院医师规范化培训、全科医师规范化培训和专科医师培训。

（一）住院医师规范化培训

1. 住院医师规范化培训的概念及意义

住院医师规范化培训是指医学专业毕业生在完成医学院校教育之后，在认定的培训基地以住院医师的身份接受以提高临床能力为主的系统性、规范化培训。

住院医师规范化培训是毕业后医学教育的重要组成部分，是医学生成长为合格临床医师的必经基础训练阶段，是以提高临床技能为主的、系统规范的教育培训。推行住院医师规范化培训制度有利于为病人提供更优质、更均衡的医疗服务；有利于提高各级医疗机构临床医师的整体技术水平；有利于推进医疗卫生事业的可持续发展。

2. 我国住院医师规范化培训制度的设计

住院医师规范化培训制度是指对招收对象、培训模式、培训招收、培训基地、培训内容和考核认证等方面的政策性安排。

（1）招收对象。拟从事临床医疗工作的高等院校医学类专业本科及以上学历毕业生，或已从事临床医疗工作并取得执业医师资格证书而需要接受培训的人员。

（2）培训模式。"5+3" 是住院医师规范化培训的主要模式，即完成 5 年医学类专业本科教育的毕业生，在培训基地接受 3 年住院医师规范化培训。硕士和博士研究生根据其既往临床经历和临床能力测评结果，可相应减少培训时间，硕士研究生培训时间可减为 2 年，博士研究生可减为 1 年。

（3）培训招收。①培训规划计划：卫生行政部门会同有关部门制订中长期规划和年度培训计划，并建立培训供需匹配机制，加强部门协同，逐步实现临床医学专业毕业生数量、住院医师规范化培训基地培训容量与临床医师岗位需求量相匹配；②招收录取方式：培训基地依据核定规模，按照公开公平、双向选择择优录取的原则，主要通过招收考试形式，招收符合条件的医疗卫生单位委派人员和社会人员参加培训；③紧缺专业招收：根据区域卫生规划和医疗保健需求，各省、市、区可适当加大紧缺专业的招收规模。

（4）培训基地。培训基地是指承担住院医师规范化培训的医疗卫生机构，依据培训需求和基地标准进行认定，实行动态管理，原则上设在三级甲等医院，也可结合当地医疗资源实际情况，将符合条件的其他三级医院和二级甲等医院作为补充，区域内的培训基地可协同协作，共同承担有关培训工作，逐步构建起布局合理、设施配套、学科齐全、师资较强的培训基地体系。

（5）培训实施。①在内容设置上：针对住院医师的特点，着眼专业教育与人文教育的有机结合，传授知识、培养能力与提高素质的有机结合，系统建立公共科目与各临床学科的培训科目和技能要求，主要内容包括医德医风、政策法规、临床实践技能、专业理论知识、人际沟通交流等；②在培训方式上：以在临床有关科室轮转为主，培训对象在经验丰富的上级医师指导下从事临床诊疗，接受理论与实践紧密结合的教育培训，着重培育和提高临床医疗预防保健康复能力，达到能够独立、正确、规范处理临床常见问题，并为今后具备处理复杂疑难问题的能力奠定基础；③在考核认证上：推行形成性评价与终结性评价相结合考核方式，完成培训并通过过程考核和结业考核者，颁发国家卫计委统一制式的《住院医师规范化培训合格证书》。

（6）保障措施。①在培训基地的保障上：将承担住院医师规范化培训任务作为核定编制的统筹考虑因素；建立政府投入、基地自筹、社会支持的多元经费投入机制，政府对按规划建设设置的培训基地基础设施建设、设备购置、教学实践活动以及面向社会招收和单位委派培训对象给予必要补助，中央财政通过专项转移支付予以适当支持。②在培训对象的待遇上：单位委派的培训对象，培训期间原人事（劳动）、工资关系不变，委派单位发放的工资低于培训基地同等条件住院医师工资水平的部分由培训基地负责发放；面向社会招收的培训对象，其培训期间的生活补助由培训基地负责发放，标准参照培训基地同等条件住院医师工资水平确定；具有研究生身份的培训对象执行国家研究生教育有关规定，培训基地可根据培训考核情况向其发放适当生活补贴。③在培训学位的衔接上：建立住院医师规范化培训与医学硕士专业学位研究生教育相衔接的机制，逐步统一培训内容和方式，取得《住院医师规范化培训合格证书》并符合国家学位要求的临床医师，可授予医学硕士专业学位；符合住院医师规范化培训管理要求，按照住院医师规范化培训标准内容进行培训并考核合格的医学硕士专业学位研究生，可取得《住院医师规范化培训合格证书》。④在培训政策的引导上：将取得《住院医师规范化培训合格证书》作为临床医学专业中级技术岗位聘用的条件之一；鼓励住院医师下沉服务、就业；鼓励个体办医。

建立住院医师规范化培训制度，既是中国医师培养制度的重大改革，也是中国医药卫生体制改革的必然要求，是从整体上提高临床医师的职业素质和专业水平，是缩小地域之间、城乡之间医疗卫生服务水平的差距，使中国老百姓均等地享有安全有效的医疗卫生服务的根本途径。

3. 我国住院医师规范化培训面临的困境

（1）地区发展不平衡和优质临床教育资源分布不平衡。我国幅员辽阔，地区发展不平衡，优质临床教育资源特别是高水平的医学院校和大型医院大都分布在发达地区和大中城市。因此，决策层应加强统筹规划，积极开展边远艰苦地区和发展相对落后地区的住院医师规范化培训，推动发达地区与欠发达地区之间的优质临床教育资源共享，促进各地均衡发展。

（2）医学教育学制不规范。我国医学教育的学制有 3 年、5 年、6 年、7 年、8 年，研究生教育有科学学位和专业学位、博士学位和硕士学位，各培训层次的学制和学位与住院医师规范化培训的对接目前尚无统一标准。因此，决策层必须进一步加强统筹设计，切实厘清三个阶段的教育目的和内涵要求，使三者的定位更加准确、目标更加清晰、衔接更加顺畅。

（3）培训质量标准体系不完善。虽然国家和地方省市对培训基地、内容要求、考核认证作了一些统一要求，但由于培训基地的参差不齐，造成培养质量的差异化很大。住院医师规范化培训作为政府主导的毕业后医学教育，国家层面应建立统一的质量标准和考核办法，形成明确、细化、可操作性强的考核评价体系，特别是借助第三方评价，来确保培训的质量。

（二）全科医师规范化培训

1. 全科医学的概念及其意义

全科医学又称家庭医学，是一个面向个人、家庭与社区，整合临床医学、预防医学、康复医学以及人文社会学科相关内容于一体的综合性临床二级专业学科；其范围涵盖了各种年龄、性别、各个器官系统的各类健康问题和疾病。其主旨是以人为中心，以维护和促进健康为目标，向个人、家庭与社区提供连续、综合、便捷的基本卫生服务。

随着我国人口老龄化日益严重及生活方式相关疾病和疾病谱的变化等，对医疗卫生服务提出新要求。发展全科医学，对于落实预防为主方针，优化卫生资源配置，促进卫生服务模式转变，为群众提供连续协调、方便可及的基本医疗卫生服务具有十分重要的意义。

2. 全科医生的概念及其作用

全科医生又称家庭医生，即全科医疗服务的提供者，是一类重要的复合型医学人才，主要在基层承担预防保健、常见病多发病诊疗和转诊、病人康复和慢性病及健康管理等一体化服务，被称为居民健康的"守门人"。

培养大批合格的全科医生，建立以全科医生为核心的基层卫生服务团队，提供以预防为主、防治结合为特征的基层卫生服务，形成基层首诊、双向转诊、上下协作的医疗卫生服务体系，有助于重大疾病的有效防控、人群健康水平的提高和医疗费用的合理控制。

3. 我国全科医师规范化培训制度的设计

根据《国务院关于建立全科医生制度的指导意见》，我国的全科医生培养制度可以概括为"一种模式、两条路径、三个统一、四条渠道"。

（1）"一种模式"。"一种模式"全科医生培养逐步规范为"5+3"模式，前5年为临床医学本科教育，后3年为全科医生规范化培养。参加全科医生规范化培养人员是培养基地住院医师的一部分，培养期间享受培养基地住院医师待遇，财政根据不同情况给予补助；规范化培养期间不收取培训费。

（2）"两条路径"。"两条路径"由过渡期全科医生规范化培养采取"毕业后规范化培训"和"临床医学专业学位研究生教育"两条路径，逐步过渡到毕业后规范化培训的统一途径。参加"毕业后规范化培训"的人员主要从具有本科及以上学历的临床医学专业毕业生中招收。全科方向的临床医学专业学位研究生按照统一的全科医生规范化培养要求进行培养，培养结束考核合格者可获得全科医生规范化培养合格证书。

（3）"三个统一"。①统一全科医生规范化培养方法和内容：以提高临床和公共卫生实践能力为主，在国家认定的全科医生规范化培养基地进行，实行导师制和学分制管理；在临床培养基地规定的科室轮转培训时间原则上不少于2年，并另外安排一定时间在基层实践基地和专业公共卫生机构进行服务锻炼。②统一全科医生执业准入条件：注册全科医师必须经过3年全科医生规范化培养取得合格证书，并通过国家医师资格考试取得医师资格。③统一全科医学专业学位授予标准：具有5年制临床医学本科及以上学历者参加全科医生规范化培养合格后，符合国家学位要求的授予临床医学（全科方向）相应专业学位。

（4）"四条渠道"。"四条渠道"是指过渡期培养全科医生的四个主要途径。①大力开展基层在岗医生转岗培训。②强化订单定向免费医学生全科医学技能培训。③提升基层医生学历层次，符合条件后注册为全科医师或助理全科医师。④鼓励大医院医生到基层服务。

4. 推进全科医师规范化培训的关键环节

（1）注重政策联动。全科医生培养是一项系统工程，牵涉到教育培训、人事管理、财政投入等多个领域。需要国家、地方各级政府加强统筹协调、注重政策联动、形成推进合力，落实相关培训经费和在培医师的待遇保障，建立充满生机的全科医生使用管理制度和从业激励机制，为全科医生安心服务基层创造条件。

（2）提升培训能力。培养合格的全科医生，树立全科服务理念是基础，掌握规范扎实的临床和公共卫生能力是核心。要扎实推进全科医生培养基地的建设，切实把那些符合条件要求、教学经验丰富、热心全科医生培养工作的医疗机构优先纳入培养基地建设范畴；要发挥高等医学院校的综合优势，加大全科医学学科建设的投入力度，完善培训基础设施和临床模拟技能训练中心建设，提升培训能力，发挥示范效应；要加强全科医学师资队伍建设，开展全科医学理念和带教方法培训，完善激励导向机制，促进他们对培训工作的精力投入；要充分利用现代信息技术和现代教育技术，大力发展数字化模拟化、网络化教学，建设精品开放课程和资源共享课程，打造区域性、全国性乃至世界性的教学平台。

（3）强化质量控制。培养质量是全科医生规范化培训工作的核心。要建立临床基地、社区基地和公卫基地紧密合作的机制，确保培训工作的规范有序、无缝衔接；要完善培训质量保证体系，健全环节质量标准，加强督导检查，开展质量追踪，形成严格的培训基地准入、退出机制；要不断优化完善形成性与终结性相结合的考核评价方式，坚持理论与实践并重、医德与医术并重、专业与人文并重，通过考核导向，培养出合格的居民健康的"守门人"；要发挥全科医学行业社会组织的功能，加强热点、难点问题的研讨，发挥决策咨询和第三方监督的作用，促进全科医师培训、管理的持续改进。

（三）专科医师规范化培训

科学、规范、系统的专科医师培养和准入制度是卫生事业改革与发展和提高医院核心竞争力的需要，也是临床专科医师培训和管理规范化的需要。

1. 专科医师规范化培训的概念及意义

专科医师规范化培训是指已经完成住院医师规范化培训并取得住院医师规范化培训合格证书的执业医师，在经过认可的培训基地中接受以提高某一专科临床医疗工作能力为主的系统、规范的培训。

专科医师规范化培训的目标是培养具有良好职业道德、病人照护能力、人际沟通技巧和专业精神，扎实的专业知识和临床技能，以及临床导向的坚习与改善能力，能独立承担本专科常见疾病和某些疑难病症诊治以及危重病人抢救工作，具备一定的教学和科研能力，能对下级医师进行业务指导的临床医师。

推行专科医师规范化培训是适应医学科学快速发展，遵循医学人才成长规律的必然要求；是满足高质量医疗服务需求，提升专科医师执业水准的必然要求；是顺应医药卫生体制改革，接轨国际医学教育的必然要求。

2. 我国专科医师规范化培训制度的设计

（1）培训专业。包括心血管内科、呼吸内科、消化内科、内分泌科、血液内科、肾脏内科、感染科、风湿免疫科、普通外科、骨科、心血管外科、胸外科、泌尿外科、整形外科、烧伤科、神经外科16个专科和肿瘤内科、肿瘤外科、肿瘤放疗科、老年医学科、妇产科、儿科、精神科、麻醉科8个专科。

（2）培训实施。根据专业不同，培训时间为1～4年不等；培训对象在培训医院的带教医师指导下，重点加强从事专科相关临床实践技能训练；培训考核合格者获得卫计委统一印制的《专科医师规范化培训合格证书》。

（3）培训基地。2013年7月30日，上海市卫计委印发《上海市专科医师规范化培训医院和师资管理办法（试行）》，明确：专科医师规范化培训在经认定的专科医师规范化培训医院（简称培训医院）内进行；对培训医院实行动态管理，每 3～5 年进行一次重新认定；培训医院的培训基地必须为博士点，国家重点学科国家临床重点专科、上海市医学重点学科和领先学科、临床医学中心、临床专业质量控制中心的学科优先入选；临床带教医师应具有副高及以上专业技术职称，且各学科带教医师与专科受训医师比例不低于 1：2。

（4）培训计划。各培训医院在每年 9 月底前将下一年度拟招录培训对象报上海市毕业后医学教育委员会办公室。上海市毕业后医学教育委员会办公室根据全市专科医师需求和各培训医院带教能力，合理确定下一年度各培训医院专科医师招录计划。

（5）机制保障。①质量保证机制：2013 年 7 月 30 日，上海市卫计委印发《上海市专科医师规范化培训考核管理办法（试行）》，明确实行形成性评价与终结性评价相结合的评价办法，形成性评价包括日常考核、出科考核和阶段考核（或年度考核），终结性评价为结业综合考核，考核方式以客观评价应考专科医师的临床核心能力为原则，确保有效评价应考专科医师对培训内容掌握的深度和广度。②学位对接机制：上海建立了专科医师培训与博士研究生培养相对接的机制，取得《专科医师规范化培训合格证书》，成绩优秀并符合申请学位条件者，可以向有关学位授予单位申请临床医学博士专业学位。③激励导向机制：上海市卫生行政部门在制订和修订专科设置标准、相关技术准入标准时将医院拥有专科医师数量等指标予以纳入，并将专科医师规范化培训开展情况作为上海市医院综合评价、医院等级评审、医学重点学科、临床医学中心评审的重要依据之一。将《专科医师规范化培训合格证书》作为晋升临床医学类高级专业技术职务任职资格的优先条件。④经费筹措机制：培训所需经费按照多元化投入的原则，由委派单位、培训医院和政府共同承担。政府投入主要用于教学管理、考核和综合辅助教学平台的建设，培训医院在绩效工资框架内，对专科医师规范化培训的带教教师资予以合理补贴，考核发放。培训对象依法参加并享有养老、医疗、失业、生育、工伤、公积金等社会保障和相关福利待遇，其基本工资、绩效工资以及社会保障费用等均由劳动人事关系所在单位承担。

3. 建立完善专科医师规范化培训制度的重点环节

（1）坚持全面系统配套。要妥善处理住院医师规范化培训与专科医师规范化培训之间的有序衔接；要理顺专科医师规范化培训和学位与研究生教育、收入分配、职称评定、福利待遇以及人事制度等之间的一系列关系；要加强卫生、教育、人事、财政、社会保障等行政部门的政策联动与工作协调。在政策制订、实施和完善过程中，要立足中国的国情，从顶层设计入手，坚持改革的全面、系统、配套，从根本上保证专科医师规范化培训工作的健康、协调、可持续发展。

（2）加强成本效益控制。要充分发挥专业学会的决策咨询作用，既做好培训方案的论证，又做好培训需求的论证，确保本专科领域的人才供需平衡；要构建合理的培训成本分担机制，建立有效的资金筹措和运行机制，使承训者和受训者都没有后顾之忧，都能专心专注于培训工作；要严防训用脱节，确保培训对象在其本专科的执业范围内执业，培训结束后仍在其本专科领域工作。

（3）夯实基地支撑能力。要建立良好的培训基地运行与管理机制，坚持严格准入，定期考核，动态管理；要完善基地的投入建设机制，不断改善培训支撑条件，提升师资队伍的带教能力；要加强培训医院、培训基地之间的共建与合作，促进强强联合、优势互补，提高培训的质量与水平。

（4）适时推行资格再认定。获得专科医师资质只能表明该医师当前的专业水平，而不能证明他能始终根据需求，不断更新专业知识、提升专业技能和永久胜任工作。因此，有必要定期进行资格再认定，以维持专科医师的专业水准。目前，有很多发达国家以及我国的香港特别行政区、台湾地区已经实行了资格再认定制度，我国在专科医师规范化培训制度运行成熟定型后，也应适时推行资格再认定制度，以促进专科医师的持续提升，确保我国的临床专科诊治水平。

第二节　继续医学教育

继续医学教育是医学教育三阶段连续统一体的重要组成部分，在推动医学科技进步、提升卫生服务能力、促进卫生事业可持续发展等方面发挥着重要作用。

一、继续医学教育概述

（一）继续医学教育的概念

继续医学教育（Continuing medical education，CME）是指继毕业后医学教育之后，以学习新理论、新知识、新技术、新方法为主的一种终身性医学教育。

继续医学教育是卫生技术人员适应卫生服务需求、提升职业素质、实现终身教育和职业发展的一项基本医学教育制度。开展继续医学教育，不仅是医学科技进步和卫生事业发展的时代要求，也是每一个卫生人员提高自身竞争实力、跟上时代发展步伐的现实需要。参加继续医学教育是卫生人员应享有的权利，也是岗位职责所系，必须履行的义务。

（二）继续医学教育的提供者

各国提供继续医学教育的组织有很大差别，但多数国家把政府、医学会、医学院校和其他行业组织作为继续医学教育的主要提供者。

（三）继续医学教育的对象与内容

继续医学教育以服务需求为导向，以岗位职责为依据，以胜任能力为核心，以个人的实际素质能力为基础，通过适宜方式，分专业分层次对各级各类卫生技术人员实施针对性的业务技术培训。

（1）初级人员以本专业为重点，兼顾相关专业，着重加强基本实践技能和相关基本知识培训，培养独立正确处理本专业常见问题的能力，规范履职行为。

（2）中级及以上人员着重加强新理论、新知识、新技术、新方法的学习，加强教学科研相关知识技能培训，巩固和提高正确处理复杂疑难问题的专业技术能力。

（3）对其中的潜在创新人才和潜在学科领军人才，强化针对性培养培训。

（4）具有高级专业技术职务的卫生技术人员应当掌握本专业前沿动态和发展趋势。

在达到本专业本层次基本要求的基础上，根据工作需要，鼓励选修其他相关学科的有关内容，推进学科交叉融合和复合型人才培养。继续医学教育的内容要突出先进性、针对性和实用性，不仅注重卫生人员理论知识、创新精神、实践技能、科研思维等专业能力的培养，还要注重医德医风、职业道德、医学伦理、人际沟通、团队合作等职业素养的培育，倾力造就既有精湛医术，又有高尚医德的高素质卫生人才。

（四）继续医学教育的形式

根据学习对象、学习条件、学习内容等具体情况，以短期培训和业余学习为主，灵活采用培训班、进修班、研修班、讲习班、学术讲座、学术会议、访学交流，以及有计划、有组织、有考核的自学等多种方式。此外，为同行继续医学教育提供教学培训、学术报告以及发表论文、出版著作、考察调研等，也应该视为参加继续医学教育。还应鼓励有计划可验证的自学，广泛深入开展与本单位本科室本岗位业务教学科研工作紧密结合的团队学习，并将其作为继续医学教育的基础方式予以普及和完善。

（五）实施继续医学教育应遵循的原则

1. 全面性原则

（1）坚持全员培训，将各级各类卫生人员纳入继续医学教育范畴，保证继续医学教育的覆盖面。

（2）坚持全岗位培训，以岗位职责为基础，面向各个专业各个岗位开展针对性的培训。

（3）坚持全要素培训，培训科目和内容应涵盖公需、基础、专业和综合，袭括医德臣风、医学伦理、卫生法律、理论进展、专科技术、公共卫生、卫生应急等所有要素。

2. 实践性原则

医学是一门实践科学，专科技术的训练和实践，始终是继续医学教育的重要内容，也是提升卫生人员岗位胜任力的重要途径，在注重观摩演示、实际操作的同时，要探索更加科学、系统和较少依赖病人的技能培训模式，致力于创设一个环境逼真、设施完备、流程规范的仿真教学环境，着力加强模拟训练与考核，不断提高卫生技术人员的操作技能。

3. 前瞻性原则

"新"是继续医学教育的关键特征，无论是理论传授、还是知识普及，无论是方法训练、还是技术实践，都要着眼一个"新"字。尤其是国家级、省部级继续医学教育项目，要始终紧扣前瞻性，以提升医学创新能力和卫生技术水平为核心，加强重点领域、关键技术的教育培训，努力培养造就高素质创新人才和高技能实用人才。

4. 灵活性原则

（1）加强供需对接，推动继续医学教育的内容模块化、结构层次化、形式多样化、手段现代化建设，满足多元化的培训需求。

（2）解决工学矛盾，鼓励发展多种形式的远程医学教育，加大培训资源的开发力度，拓展新兴媒体技术的应用，满足卫生人员，特别是边远艰苦地区和基层卫生人员的培训需求，实现人人可学、时时可学、处处学可。

（3）不断创新培训模式，积极探索继续医学教育的新途径，使继续医学教育的形式更加灵活、手段更加丰富、互动更加热烈、交流更加便捷。

二、中国继续医学教育制度

（一）中国继续医学教育制度的概要内容

1. 管理体制

继续医学教育工作由各级卫生、人事行政部门负责规划、组织和领导，打破医疗机构的行政隶属关系和所有制界限，实行全行业管理；全国和各省（自治区、直辖市）继医续学教育委员会是指导、协调和质量监控的组织；各高等医学院校、医疗卫生单位和学术团体是继续医学教育的开展实施单位。

2. 法规制度

2000 年，卫生部与人事部共同颁布的《继续医学教育规定（试行）》是我国开展继续医学教育的主要法规依据，它明确了我国继续医学教育的组织管理、形式内容、考核评估、激励约束机制等。

先后颁布的《继续医学教育学分授予与管理办法》《国家级继续医学教育项目申报、认可办法》《国家级继续医学教育基地认可标准及管理试行办法》等制度，明确了项目申报审批、学分授予、项目管理、基地建设、评估考核、档案管理和远程教育管理等。

3. 项目管理

国家卫计委和省级卫生行政部门定期将认可的继续医学教育项目，按学科专业分类提前公布，供各地卫生技术人员选择参加；经审批认可的继续医学教育项目分为国家级和省级，全国继续医学教育委员会评审国家级继续医学教育项目，省级继续医学教育委员会负责评审省级继续届学教育项目；接受继续医学教育的卫生技术人员根据本人的实际情况和工作需要，选择参加与本人专业和岗位工作相关的继续医学教育活动。

（1）在继续医学教育的目标、任务上。一方面，使卫生技术人员及时跟踪了解世界医学发展前沿和新进展，引进和吸收最新医学科技成果；另一方面，面向广大基层技术人员推广适宜技术，规范临床操作，提高知识水平和业务技术。

（2）在继续医学教育的专业、对象上。除临床医学专业外，还涵盖了相关医学、护理学、公共卫生与预防医学、药学等学科专业及相应专业技术人员。

（3）在继续医学教育的领域、内容上。涉及领域广泛、内容多元，不仅包括专业理论、前沿知识、方法技术，还包括医学人文、职业素养、伦理道德等。

（4）在继续医学教育的考核、登记上。继续医学教育活动主办单位负责对参训人员进行考核，给合格者颁发学分证明；各单位负责审核本单位卫生技术人员每年参加继续医学教育活动的情况并登记获得的学分，建立继续医学教育档案。

4. 保障机制

在学分管理、配套政策及经费筹措等机制方面加强管理，为继续医学教育顺利实施提供相应保障。

（1）学分管理机制。卫生技术人员每年参加与本专业相关的继续医学教育活动所获得的学分数不低于 25 学分，其中 I 类学分 5 ~ 10 学分，II 类学分不低于 15 ~ 20 学分；省（区、市）级医疗卫生单位、三级医院和一级防保机构的继续医学教育对象，五年内必须通过参加国家级继续医学教育项目获得 10 学分，且两类学分不可相互替代。

（2）配套政策机制。卫生技术人员接受继续医学教育的基本情况作为年度考核的重要内容，继续医学教育合格作为卫生技术人员聘任、技术职务晋升和执业再注册的必备条件之一；各单位开展继续医学教育工作的情况，作为对领导干部政绩考核的内容之一；通过挂钩机制，强化了继续医学教育的约束力与强制性，使国家、单位和个人的利益有机地结合起来，卫生技术人员不参加继续医学教育就不能继续执业，达不到继续教育的要求就不得晋升，使开展继续医学教育工作和参加继续教育活动成为医疗卫生单位和卫生技术人员的自觉行为，形成了有效的、适应我国卫生改革与发展的继续医学教育运行机制。

（3）经费筹措机制。继续医学教育所需的经费，采取国家、集体和个人等多渠道筹集的办法解决。各级卫生行政部门将继续医学教育经费列入预算；各卫生单位保证一定的继续医学教育费用，并通过其他途径筹集资金；卫生技术人员本人也承担部分费用。

（二）中国继续医学教育工作中存在的常见问题

1. 发展不够平衡

受经济社会发展水平以及思想观念、文化背景、地区条件等的影响，地区、城乡、学科、单位之间及教育质量等方面差异较大。

（1）优质继续医学教育资源分布不够均衡。主要集中在东部沿海地区和大型城市，集中在高等医学院校和三级医院，基层特别是农村和城市社区的继续医学教育资源不足；

（2）继续医学教育工作地域发展不平衡。一些地区虽然开展了继续医学教育活动，但继续医学教育的组织机构不健全，卫生技术人员的参与度不够广泛，中西部地区、农村、基层、边远贫困地区的继续医学教育亟待加强；

（3）继续医学教育学科发展不均衡。在一些学科如全科医学等，继续医学教育活动相对较少；公共卫生、药学、护理学等学科的继续教育发展比较缓慢。

2. 落实不够严格

有的地区和单位把继续医学教育当作"软任务"，对其重要性认识不到位，特别是在落实配套政策机制方面不够严格，导致出现继续医学教育工作开展和不开展一样、继续医学教育活动参加和不参加一样的现象，极大地挫伤了卫生技术人员参加继续医学教育活动的积极性。主要体现在以下三方面：

（1）继续医学教育与卫生技术人员聘用、晋升、执业再注册等尚未密切挂钩。

（2）继续医学教育未作为领导干部任期目标考核的主要内容。

（3）继续医学教育经费投入不足或无专项经费。

3. 项目不够精致

有些继续医学教育项目的设计、提炼、升华还不够。

（1）有的缺乏新颖性，高、新、尖领域和前沿、进展性内容不多，缺乏创新的设计和项目的引领；有的缺少实用性基础性、普及性、推广性内容不足，不能满足基层、农村及边远地区卫生技术人员对基础理论、基本知识和实用技术的需求，没有起到应有的更新和普及理论、知识、技术的作用。

（2）有的缺乏针对性，由于受到各种条件的限制，对所有参加培训的学员统一教学，没有考虑不同年龄、学历、专业水平、工作年限、职称结构等的培训对象对于培训内容、形式、时间、教材、师资等要求的差异。

4. 组织不够灵活

继续医学教育活动的模式比较单一、形式不够丰富，不能很好地适应广大卫生技术人员多层次、多样化和个性化的学习需求，尚未凸显继续医学教育的性质和特点。

（1）方法仍以办班为主，局限于传统的讲授式教学模式。

（2）远程教育技术、模拟仿真技术等现代科技手段还没有得到广泛应用，不能很好地适应在职、在岗和农村基层及边远地区卫生技术人员就近、就便的学习需求。

5. 监管不够有力

在继续医学教育开展过程中还存在着监管不力的现象，不仅损害了教育的形象，还阻碍了工作的健康发展，因此，要切实加强监管，凡涉及者一经查实，必须严肃处理。

（1）一些地方和单位继续医学教育考核、登记和评估制度不够完善，执行不够严格。

（2）部分地区、单位、学术团体存在着乱办班、乱收费、乱发证、乱授学分等现象。

（3）有的举办单位随意更改项目内容，随意压减培训时间，培训工作水分多，质量低。

（4）有的卫生技术人员不考虑专业是否对口，只为拿学分而学习，甚至出现付费买证书、买学分等现象。

（三）推进中国继续医学教育发展的重要环节

继续医学教育工作的政策性强、涉及面广、协调难度大，在推进建设与发展过程中，需要重点关注下述三个层面的问题。

1. 转变思想、更新观念是关键

观念决定行动，思路决定出路。推进继续医学教育发展，关键取决于各级领导和广大卫生技术人员对继续医学教育地位和重要性的认识。

（1）要树立内涵发展的思想，切实把继续医学教育工作摆在卫生和教育事业发展的重要位置上，注重研究新情况、应对新形势、发现新问题、破解新矛盾，理顺组织管理、制度建设、经费投入等方面的关系，使继续医学教育工作不断适应新形势下卫生技术人员学习提高的需求。

（2）要强化终身教育的理念，充分认识继续医学教育是提高人才队伍素质和卫生服务水平的有效途径，不断创新管理方法、革新管理手段，促进继续医学教育的持续改进，真正调动起卫生技术人员参加继续医学教育的积极性，并使其转变为自觉行动。

2. 深化改革、确保质量是根本

继续医学教育关系着卫生人员技术水平和服务质量的提高，关系着医疗机构和卫生事业的发展，必须始终把质量作为生命线，聚焦质量这个永恒的主题。

（1）要深化教育改革，创新教育模式，拓展国际合作、国内交流，促进横向联合、纵向整合，推动资源开发、资讯共享，为广大卫生技术人员提供更丰富的学习机会、更多元的学习途径、更便捷的学习方式、更优越的学习条件。

（2）要深化管理改革，创新管理机制，询动和激发高等学校、学术团体、科研院所、医药企业及广大卫生技术人员广泛参与的积极性，着力构建左右协同、上下联动，丰富多彩、生动活泼的继续医学教育体系。

3. 强化法治、规范管理是保障

（1）在继续医学教育的管理中，要切实强化法治思维，运用法治方式深化改革、推动发展、化解矛盾，严格项目审批、严肃举办过程、严密考核环节、严谨发放证书。

（2）加强继续医学教育规划计划、申报评审、组织实施等全流程管理和质量控制，落实继续医学教育与卫生技术人员执业、任职、晋升、聘任、考核等相结合的政策，与领导干部任期目标考评相结合的政策，营造规范、有序的继续医学教育政策环境。

三、远程继续医学教育

随着卫星通信技术、计算机网络技术、多媒体技术等现代信息技术的发展，作为继续医学教育的新形式，远程医学教育以其可及性强、覆盖面广、不受时空限制以及方便、灵活、快捷等特点，逐渐成为继续医学教育的重要手段和信息化时代继续医学教育的重要途径。

（一）远程继续医学教育的概念和任务

1. 远程继续医学教育的概念

远程继续医学教育（Distance continuing medical education，DCME）是现代

信息技术与继续医学教育相结合而产生的一种新兴医学教育手段，具有高度的开放性、良好的交互性、彻底的自主性、广阔的覆盖性、形式的多样性以及传递的高效性等特点。

2.远程继续医学教育的任务

远程继续医学教育的主要任务是着眼提升卫生人员的岗位服务能力，以发展岗位胜任力为核心，使卫生人员借助远程教育技术平台，不断更新理论、知识和技能，以适应卫生事业的发展和卫生服务模式的转变，同时提升信息技术素养，学会终身学习。

（二）中国远程继续医学教育的技术平台

目前，我国远程继续医学教育的技术平台主要有两种。

1.基于卫星网的交互式远程演播系统（天网）

在主办地点建立地面卫星双向站、视频会议系统、卫星演播系统和远程多媒体教室，并在下属各学习中心建立卫星接收设施和学习基础设施，以"双卫网"为典型代表。其优势是通过卫星直播传递教育信息，实现快速、高效的音频和视频信息传送。

2.基于因特网的远程教育平台（地网）

主要是通过建设远程继续医学教育网站，开发符合因特网特点的教学平台、课程中心和教学管理系统，提供远程继续医学教育服务，以"好医生网"为典型代表。

两种远程继续医学教育形式各有优缺点，融合使用两种方式，可以实现优势互补，更好地满足不同地区和层次卫生技术人员接受继续教育的需要。

（三）中国远程继续医学教育的管理与组织构架

我国远程继续医学教育实行行业管理，在卫生行政部门的领导和继续医学教育委员会的指导下，由具有举办资格的远程医学教育教学站和网站负责实施远程继续医学教育管理与教学活动。国家、地方继续医学教育委员会组成二级管理架构。

全国继续医学教育委员会负责远程继续医学教育的制度建立、规划制定、督导检查和资格审批。地方各级继续医学教育委员会依据上一级政策制度，组织制订本地区远程继续医学教育规划、实施细则，协调、督导、检查本地区的远程继续医学教育工作，负责审批和管理当地的教学站。

（四）实施远程继续医学教育的关键问题

1. 教学资源的开发

继续医学教育的对象来自不同层级的医疗机构，其服务的人群不同，培养目标也因此有所差别，在教学资源开发时，要针对不同层次学员的学习需求，使之符合不同的培养目标要求。

（1）课程内容的编排要考虑学习者的年龄特点认知结构和心理特征，建立在他们已有一定理论知识和实践经验的基础之上。

（2）在保证教学内容完整性和系统性的同时，要突出重点、聚焦难点，合理运用图像、文字、动画、音频和视频等多种媒体，化抽象为直观、变枯燥为有趣。

（3）要因地制宜、按需施教，突出地区特色，增加针对性强的实用内容和适宜技术。

2. 技术环境的保障

远程继续医学教育是以远程教育技术为依托的，技术环境对教育质量的影响很大。

（1）在技术环境建设上，要大力发展基于卫星网络通信和互联网络通信的智能媒体终端，集成视频点播、实时直播、智能下载、频道定制、同步异步交互、网上测试评估等功能。

（2）互联网带宽资源有限的地区，要利用卫星链路提供实时、双向的远程教学，确保远程继续医学教育的可靠性。

（3）互联网发达的地区，要利用新兴媒体技术，以学习者为中心，发展"讲、学、练、考、辅"一体化教学平台，提供视频公开课、资源共享课、电子期刊库以及在线辅导、网上讨论远程考试等支持服务。

3. 教学质量的控制

远程继续医学教育是一种开放型教育，采取以学生自主学习为主、教师辅导为辅的教学模式，需要学生具有很强的自律性，他们能否主动地学习、能否认真地对待课程，是影响教学质量的关键因素。

（1）要利用现代信息技术手段，构建基于网络的教务管理信息系统、基于学习平台的考勤系统、考核系统，坚持远程教育与集中面授、现场操作与辅导答疑等相结合，实现从项目计划、学籍注册、学习过程、技能训练、学业考试、学分查询等的全流程质量管控。

（2）要重视学生信息反馈和海量后台学习数据的分析，促进资源建设、技术服务、项目管理等的持续改进。

（3）要严格远程继续医学教育资质认证，健全违规退出机制，保证教育质量。

参考文献

［1］孙宝志.实用医学教育学［M］.2 版.北京：人民卫生出版社，2011.5.

［2］黄亚玲.现代医学教育方法学［M］.武汉：华中科技大学出版社，2009.10.

［3］许劲松.实用高等医学教育管理学［M］.北京：科学出版社，2014.11.

［4］路易斯·潘加罗.医学教育的领导力［M］.曾学军，黄晓明译.北京：中国协和医科大学出版社，2017.3.

［5］肯尼斯·卡尔曼.卡尔曼医学教育史［M］.管远志，潘慧译.北京：中国协和医科大学出版社，2014.10.

［6］约翰·登特，罗纳德·哈登，丹·亨特.医学教师必读：实用教学指导：第 5 版［M］.王维民译.北京：北京大学医学出版社，2019.1.

［7］吕传柱，孙宝志.医学院校教师发展导论［M］.北京：人民卫生出版社，2017.4.

［8］王景英.教育评价理论与实践［M］.长春：东北师范大学出版社，2011.

［9］阮绪芝，王配军，朱名安，等.我国医学课程整合改革的问题与思考［J］.基础医学教育，2019，21（1）：82～84.

［10］蔡述铃.反思教学过程，提高教学素养［J］.课程教育研究，2018（38）：132～133.

［11］董冉.反思性教学：激发教师专业发展信念［J］.江苏教育教师发展，2018（9）：28～31.

［12］马骏.中国医学教育发展中的文化特点［J］.中国医院药学，2016（36）：160～161.

［13］程桂荣，刘丹，许浪，等.医学教育整合课程改革现状及建立评价体系的思考［J］.教育教学论坛，2019（8）：148～149.

［14］徐磊，王永梅.提高医学影像专业研究生学术演讲能力的探讨［J］.中国医学装备，2012，9（10）：68～70.

［15］孙宝志.世界高等医学教育研究的现状和趋势及其借鉴［J］.中华医学教育杂志.2006，26（5）：1～4.

［16］呼海涛，刘宾，雷敬卫.高校教师教学质量多元化评价体系的研究与探索［J］.中医药管理杂志，2014（08）：1240～1241.

［17］韦森.西方PBL理论的发展与热点问题研究［J］.教育教学论坛，2014，15：185～186.

［18］梁进.从教育理论的角度看医学教育中以成果为基础的课程存在的问题［J］.复旦教育论坛，2005，3（3）：91～93.

［19］张丽.基础医学课程整合对推进学生素质教育的意义探讨［J］.中国校外教育，2019，3：39～41.

［20］张玉侠，倪芳，卢海妹，等.以器官系统为中心的基础医学课程整合的探索［J］.基础医学教育，2017，19（5）：354～356.

［21］郑仕敏，郑晓丹，尹健斌，等.演讲教学法在医学英语教学中的应用体会［J］.中国医学教育技术，2017，31（5）：609～611.

［22］张国华，涂小莲.医学生自主学习能力培养的理论探索与实践［J］.高教学刊，2016（8）：69～71.

［23］范华凤，杨庆玲.发达国家高校教师教学评价模式探析［J］.世界教育信息，2010（2）：46～48.

［24］吕力，贺加.医学教育研究领域的发展趋势与思考［J］.医学教育探索，2007，6（6）：481～482.

［25］刘坤，陈军，凌冰，等.PBL教学法结合循证医学在本科实习医师带教中的探讨［J］.中国继续医学教育，2018，10（33）：21～24.

［26］陈宸，蒲军.自媒体应用于医学教育的可行性及教学方法分析［J］.现代医药卫生，2019，35（11）：1744～1746.

［27］闫跃，王冬冬，杨清.医学教学方法刍议［J］.继续医学教育，2018，32（12）：90～92.

［28］梁丽，赵琪，芦起.PBL在医学教育教学方法中的研究［J］.中国继续医学教育，2018，10（26）：18～20.

［29］王胜国.浅谈临床教学中学生临床思维能力的培养［J］.现代医药卫生，2012，28（10）：1582.

［30］陈廷，杨凤荣.反思性教学——提高医学院校课堂教学质量的有效途径［J］.西北医学教育，2008，16（2）：219～220.

［31］李悦，郭爱叶，高岚.医学教育教学改革的研究［J］.河北医科大学学报，2018，39（4）：469～472.

［32］罗文浩，吴小冉，韩忠宇，等.论新时期青年医师毕业后医学继续教育的发展［J］.

医学教育研究与实践，2017，25（5）：680～683.

［33］王金月，于婷婷，卢菲，等．远程继续医学教育的现状及思考［J］．中国卫生产业，2018（14）：116～118.

［34］赵琳，徐加英，刘朝晖，等．混合式教学方法推动高校医学教育改革的实用性探讨［J］．教育现代化，2018（20）：281～283.

［35］刘秀峰，王晓晖．医学生人文素质教育的内涵及实践［J］．文教资料，2018（17）：153～154.

［36］石廷玉，王园媛，涂星．谈医学生人文素质教育的现状及可能的解决途径［J］．教育教学论坛，2018（44）：86～87.